Irene Dalichow
Die Blütenapotheke

GOLDMANN
Lesen erleben

Irene Dalichow

Die Blütenapotheke

Über die Heilkraft von Lavendel, Veilchen, Rose
und anderen essbaren Blüten

GOLDMANN

Die in diesem Buch vorgestellten Informationen und Empfehlungen sind nach bestem Wissen und Gewissen geprüft. Dennoch übernehmen die Autorin und der Verlag keinerlei Haftung für Schäden irgendwelcher Art, die sich direkt oder indirekt aus dem Gebrauch der hier beschriebenen Anwendungen ergeben. Bitte nehmen Sie im Zweifelsfall beziehungsweise bei ernsthaften Beschwerden immer professionelle Diagnose und Therapie durch ärztliche oder naturheilkundliche Hilfe in Anspruch.

FSC
www.fsc.org
MIX
Papier aus verantwortungsvollen Quellen
FSC® C011100

Verlagsgruppe Random House FSC-DEU-0100
Das für dieses Buch verwendete FSC®-zertifizierte Papier, *LuxoSamt* liefert Sappi, Biberist, Schweiz.

1. Auflage

Originalausgabe April 2011

Umschlaggestaltung: UNO Werbeagentur, München
Umschlagmotiv: FinePic®, München
Redaktion: Ralf Lay, Mönchengladbach
Bildredaktion: Dietlinde Orendi
SB · Herstellung: cb
Satz: Uhl + Massopust, Aalen
Druck: freiburger graphische betriebe
Printed in Germany
ISBN 978-3-442-21940-7

www.arkana-verlag.de

Die Erde drückt ihr Lachen durch Blüten aus.
Ralph Waldo Emerson (1803–1882)

Blüten sind die Liebesgedanken der Natur.
Spruch im Fenster eines Blumengeschäfts in Gangkofen bei Landshut, Bayern

Die Seele ernährt sich von dem, woran sie sich freut.
Aurelius Augustinus (354–430)

Inhalt

Kalifornischer Lavendel 11
Beobachtungen auf dem Farmers Market in San Francisco

TEIL 1 19

Essbare Landschaften 20
Wie man am Wegesrand essbare, heilkräftige Blüten findet und dann zu Hause mit ihnen umgeht

Historische »Stilblüten« 30
Interpretationen des Themas aus vergangenen Kulturen

Selam, Sprache der Blumen 39
Die hohe Kunst, »durch die Blume« zu kommunizieren
Extra: Die Blumensprache entschlüsselt 42

Marienblumen 49
... sind Pflanzen mit einer besonderen Beziehung zur »Himmelskönigin«

Kräuterbüschel 59
Ein uralter Brauch wird neu belebt

Frauenkräuter 66
»Mit Heilpflanzen lassen sich fast alle Frauenleiden günstig beeinflussen«

Flower-Power 73
Natürliche Antibiotika, Aromatherapie – Welch starke Heilkräfte in Blüten stecken können
Extra: Was sind eigentlich Flavonoide? 76
Extra: Hiermit lernt man richtig »dufte« 85

Guerilla Gardening 92
Über den Erhalt der Artenvielfalt und das Gärtnern ohne Garten
Extra: Kurzanleitung Guerilla Gardening 96

TEIL 2 103

Die Erde lacht Blüten 104
Einführung in die Pflanzenporträts
Extra: Grüne Welle Vegetarismus 111

Borretsch 114

Dill 120

Gänseblümchen 129
Extra: Blaue Stunde mit Pflaumen 136

Geranie/Rosengeranie/Rosenpelargonie 139

Holunder 145

Jasmin 151

Kamille 156

Kapuzinerkresse 166

Klee/Rotklee 171

Lavendel 177

Löwenzahn 189

Majoran/Oregano 195

Minze/Katzenminze 201

Ringelblume/Calendula 209

Rose 216

Extra: Alternativen zu »schmutzigen« Kosmetika 226

Rosmarin 229

Salbei 236

Schafgarbe 244

Sonnenblume 252

Stiefmütterchen 258
Extra: Luxuspizza – Blütenpizza 263

Thymian 266

Veilchen 276

Trinkbare Blütenträume 283
Prächtig bunte und köstlich aromatische Drinks mit einem floralen Kick

Adressen 301

Literatur 305

Register der Symptome 309

Kalifornischer Lavendel

Beobachtungen auf dem Farmers Market in San Francisco

Jeden Samstag findet am Ferry Building von San Francisco, gelegen am Embarcadero, ein Bauernmarkt statt, der jeder Beschreibung spottet. Genauer gesagt, verspottet die bescheidene Bezeichnung »Farmers Market« das Ereignis. Denn was man hier anschauen, probieren, erschnuppern, kaufen, essen, trinken, hören, erleben, mit allen Sinnen in sich aufnehmen und genießen kann, ist kaum zu übertreffen. Frisch zubereitete Sandwiches aus getoastetem Sauerteigbrot, belegt mit Avocadostücken, gegrilltem Gemüse, Käse, Kräutern und anderen delikaten Zutaten. Bunte Blumen der Saison, die in lässig und charmant zusammengestellten Bündeln einfach in Eimer gepackt auf Interessenten warten. Käse, Brot, Oliven, süßes Gebäck in allen nur vorstellbaren Variationen und Geschmacksrichtungen. Gemüse, Obst, Kräuter, Gewürze, frisch und getrocknet, von Hand gemachte Seifen, ätherische Öle und Hydrolate, abgefüllt in minimalistisch-elegante Fläschchen… alles geerntet in der Gegend beziehungsweise mit »lokalen« Grundzutaten und in hier ansässigen bäuerlichen, handwerklichen Betrieben hergestellt. Es ist das komplette Kontrastprogramm zu dem Klischee, das viele Europäer von Amerika im Kopf haben. Ja, hier läuft es durchaus »alternativ«, biologisch, naturnah, hausgemacht, individuell, kostengünstig, und die Leute mögen es sehr. Wobei – das sollten wir nicht vergessen – Ende der sechziger Jahre San Francisco schon einmal das Zen-

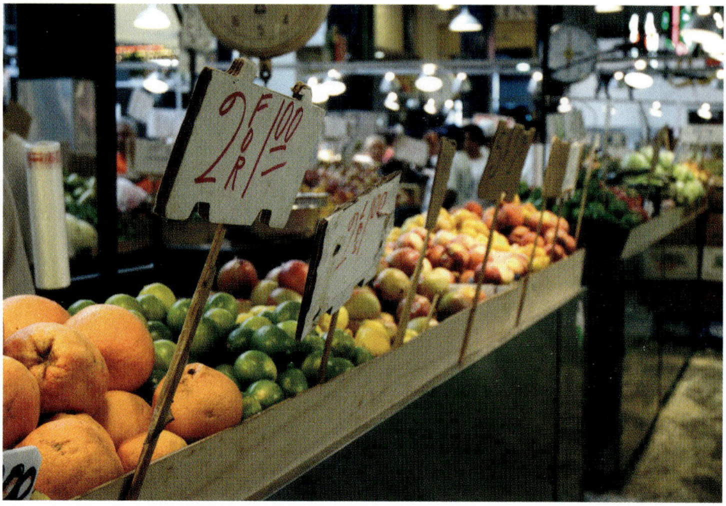

trum der mehr als »alternativen« Flower-Power-Bewegung war.

Auf dem Farmers Market am Ferry Building treffen sich samstags Massen fröhlicher Menschen, die aus der gesamten Bucht von San Francisco anreisen. Darunter kann man sogar bekannte Gesichter entdecken, zum Beispiel die berühmte Köchin und Kochbuchautorin Annie Somerville von »Greens Restaurant« oder ihren Kollegen Michael Mina, dessen mitten in der Stadt gelegenes, hoch gelobtes Restaurant seinen eigenen Namen trägt. Sie schauen sich hier nach dem um, was gerade an saisonalen und lokalen Produkten in besonderer Qualität und Fülle vorhanden ist, um später gegebenenfalls die Angebote auf ihren Speisekarten entsprechend zu adjustieren.

Embarcadero bedeutet »Landungsbrücke«. So heißt eine Prachtstraße entlang dem Hafen von San Francisco. Da, wo die Market (!) Street den Embarcadero trifft, steht das Ferry Building mit seinem imposanten Glockenturm. Von dort aus starten die vielgenutzten Fähren in die Nachbarstädte Tiburon und Oakland. An den Wochentagen sind sie für in »San Fran« arbeitende Pendler unerlässlich, aber an den Wochenenden geht es am Ferry Building weniger hektisch zu. So können die Marktbesucher relativ unbehelligt das schöne Areal direkt am Meer nutzen. Auf Bänken vor den Landungsstegen trinken sie Kaffee oder Tee. Sie nehmen dort vielleicht einen Muffin oder ein Sandwich zu sich, frische Beeren, Trauben, Orangen, sie füttern die Möwen, spielen mit ihren Kindern, lauschen einer Band von Straßenmusikern und lassen es sich rundherum gut gehen.

Die Aufmerksamkeit der Profi-Markteinkäufer sowie der Farmer und Hersteller, die an den Ständen ihre herrlichen Waren anbieten, ist hingegen verständlicherweise auf anderes ausgerichtet als nur aufs Vergnügen.

Da gibt es beispielsweise den Stand der Knoll Farm, an dem vor allem Gemüse, Salat und Kräuter angeboten werden. Im Gespräch mit einer jungen Marktfrau ist zu erfahren, dass genau hier Michael Mina tatsächlich regelmäßig selbst vorbeikommt oder ein, zwei Mitarbeiter von seiner Cocktailbar vorbeischickt. An einem Samstag Ende April 2010 haben sie beispielsweise Sträuße mit frischen Rucola- und Lavendelblüten mitgenommen. Daraus stellen sie Auszüge her, die sie in ihre Mixgetränke hineinkomponieren. Mit den schönsten Blüten dekorieren sie dann die Gläser. »Blüten als Zutaten für Cocktails«, sagt die Knoll-Farm-Lady, »sind im Moment bei uns das Allertrendigste.«

Wer zurzeit nach Kalifornien reist und sich für derlei Dinge interessiert, stellt fest, dass essbare Blüten in allen möglichen Zusammenhängen auftauchen. Beispielsweise wurden beim Governors Ball 2010, der offiziellen Party zur Oscar-Verleihung, neben 7200 Shrimps und 1200 Flaschen

Champagner auch 3000 verschiedene essbare Blüten serviert, darunter Lavendel, der geradezu omnipräsent ist. Wir kennen ihn ja nun eigentlich mehr aus südeuropäischen Ländern, vor allem aus Südfrankreich und im Zusammenhang mit der wohlschmeckenden, traditionellen Würzmischung »Kräuter der Provence«. Aber seit wenigen Jahren gibt es in Kalifornien, wo ähnliche klimatische Bedingungen herrschen wie in Südfrankreich und wo diese Pflanze daher ganz wunderbar gedeiht, eine regelrechte Lavendelmode. Nicht nur halten üppige Lavendelbüsche als Gartenhecken her. Sondern mit den aromatischen, kräftig lilafarbenen Blüten, die an langen Stielen sitzen und daher bestens zu handhaben sind, wird auch besonders gern dekoriert: Schaufenster, Eingangsbereiche von Geschäften und Hotels … In San Francisco freut man sich auf der Polk Street und der Carl Street über Kosmetikinstitute mit dem Namen »Lavande«. Die Besitzerin beider Dependancen, Jennifer, bestätigt den allgemeinen Lavendeltrend an der amerikanischen Westküste und betont, wie sehr sie persönlich Duft und Farbe schätzt. »Schon wenn man das Wort ›Lavendel‹, ›Lavande‹ oder ›Lavender‹ hört oder liest, entspannt man sich und denkt ans Verwöhntwerden«, erklärt sie. Genau das, was sie ihren Kundinnen angedeihen lässt.

Regelmäßig jedes Jahr finden seit einiger Zeit an verschiedenen Orten in Kalifornien und auch sonst in den Vereinigten Staaten Festivals mit einem bunten Programm um die violette Blüte statt. Es wird damit gekocht, es werden süße und pikante Leckereien damit angeboten, es gibt Verkaufsstände mit entsprechenden Koch-Ingredienzien, auch mit Seifen und Kosmetika, Kurzseminare über ätherische Öle aus Lavendelblüten und vieles mehr.

Kathy Gehrt lebt in der Nähe von Seattle im Nordwesten der USA und beschäftigt sich seit Jahren mit den kulinarischen Aspekten von Lavendel. Sie hat schon auf Veranstaltungen dieser Art Kochshows gegeben, zum Beispiel beim »Sequim Lavender Festival«, und sie hat bei der »Vashon Island Lavender Farm Tour« unterrichtet. Im lokalen Fernsehen zeigt sie, wie man mit Lavendel kochen kann. Sie sagt: »Die Teilnehmer und Zuschauer interessieren sich vor allem dafür, welche Gerichte mit Lavendel besonders gut schmecken. Die Blüten unterstreichen das Aroma anderer Zutaten. Deswegen soll man sie sparsam verwenden.«

Ja, das Interesse an dieser Staude sei in letzter Zeit tatsächlich gewachsen. McCormick's, bekannter amerikanischer Gewürzhersteller, biete plötzlich getrockneten Lavendel an. Der stehe jetzt im Gewürzregal der Lebensmittel-Supermärkte neben viel verwendeten getrockneten Kräutern wie Oreganum/Majoran und Rosmarin. Eine gesteigerte Nachfrage sei offenbar ganz klar da, beobachtet Kathy: »Die Leute

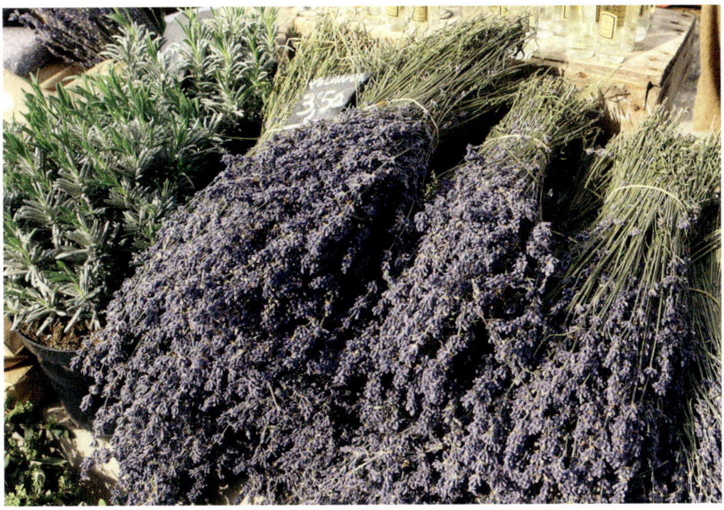

wollen, dass ihre Mahlzeiten delikat und vielfältig schmecken. Sie haben verstanden, dass Nahrung, die mit einem reichen, tiefen Aroma und gut gewürzt daherkommt, sehr viel Spaß und zufrieden macht; das heißt, dass sie auch gut sättigt. Lavendel und vergleichbare Pflanzen bieten Duft und Geschmack und zusätzlich ätherische Öle, die das Wohlbefinden steigern, das spürt einfach jeder, der's mal probiert hat.«

Auf die Frage, warum sie von ihrem Fachgebiet so begeistert ist, antwortet Kathy Gehrt poetisch: »Ich liebe Lavendel wegen seiner unglaublichen Schönheit. Er spricht zu allen Sinnen. Unsere Augen schätzen seine leuchtende Farbe, seine symmetrische Form und seine Bewegung, wenn er im Sommerwind hin und her schwingt. Unsere Nase wird von seinem Duft verblüfft, unsere Geschmacksknospen fühlen sich durch seinen Geschmack belebt und durch seine Fähigkeit, das Beste aus Schokolade, Blaubeeren, Zitrone, Tomaten, Fisch, Hühnchen und Lamm herauszuholen. Unsere Ohren freuen sich an den Bienen, die um den Lavendel herumschwirren und seinen Nektar sammeln. Ich kann dem Wunsch einfach nicht widerstehen, die Blüten in meinem Garten zu berühren. In den Geschenkläden von Lavendelproduzenten sehe ich oft große Sträuße in Behältern. Und die Menschen greifen da mit ihren Händen hinein. Das empfinden sie als beruhigend und wohltuend.«

Kathy Gehrt ist Mitglied der Internationalen Vereinigung kulinarischer Fachleute und der Schriftstellervereinigung des pazifischen Nordwestens. Im Mai 2010 erschien ihr zauberhaft aufgemachtes Büchlein *Discover Cooking with Lavender.* Darin schreibt sie: »Das wiedererwachte Interesse an Lavendel ist um den ganzen Globus herum zu bemerken. Lavendel wird heute auf Festivals vom Staate Washington bis nach Mi-

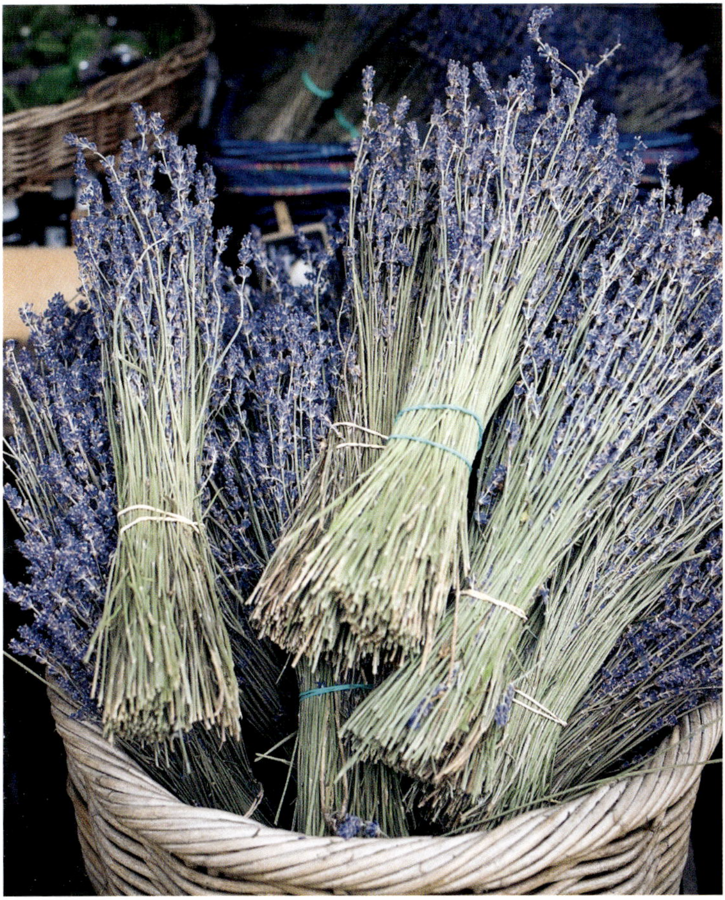

chigan und von Australien bis Japan gefeiert. Die Menschen bauen diese Pflanze auf großen und kleinen Farmen an. Andere stellen Lavendelöl her, um es in Seife, Lotionen und Parfums zu verwenden. Und viele ernten und gebrauchen Lavendelblüten für kulinarische Schöpfungen …«

Sie schreibt, dass sie aus einer Familie stammt, in der schon immer mit frischen lokalen und saisonalen Zutaten delikat und »gesund« gekocht wurde. Ihre Passion für eine Küche dieser Art einerseits und die für Lavendel andererseits »paarten sich wie Liebende, die sich lange aus den Augen verloren hatten«, im Sommer 2004, als sie bei Kochkursen assistierte. Seitdem beschäftigt sie sich intensiv mit Theorie und Praxis.

So viel über Kathy Gehrt und ihr Spezialgebiet.

*

Wahrscheinlich kann man also den vielseitigen Lavendel und sein wunderbares ätherisches Öl, das als Universalheilmittel gilt, zum Star der essbaren heilkräftigen Blüten und dieser *Blütenapotheke* machen. Aber es gibt noch viele weitere Sternchen, die ganz anders schmecken als der *li-la lavender* und die auf Körper, Seele und Geist ganz anders wirken als er, die zudem hier in unserem mitteleuropäischen Raum ihre ursprüngliche Heimat haben. Öffnen wir doch einfach mal das Gartentor!

Teil 1

Essbare Landschaften

Wie man am Wegesrand essbare, heilkräftige Blüten findet und dann zu Hause mit ihnen umgeht

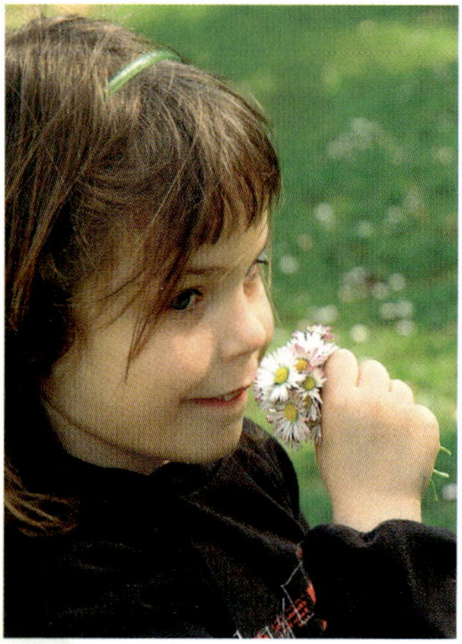

Der eigene Garten, die Terrasse, der Balkon oder die Fensterbank bieten das optimale Umfeld für Ihre essbaren, heilkräftigen Blüten, denn dort können Sie sie weitestgehend vor negativen Einflüssen wie unerwünschten Chemikalien schützen. Es gibt sogar mittlerweile Saatmischungen »Blumen zum Essen« oder in einer Gärtnerei vorbereitete Töpfchen mit entsprechenden lebenden Pflanzen, die per Post zugeschickt werden können. Damit läuft alles ganz einfach.

Wenn Sie meinen, dass Sie keinen »grünen Daumen« haben, dafür jedoch vertrauenswürdige, zuverlässige Quellen wissen – ebenfalls wunderbar: einen Stand auf dem Markt, eine Gärtnerei, ein Delikatessengeschäft. Blumengeschäfte sind meist nicht die passenden Anlaufstellen, denn häufig beziehen sie ihre Ware aus fremden Ländern, wo man mit Pflanzenschutzmitteln nicht gerade zimperlich umgeht. Eine weitere Alternative ist, sich essbare Blüten zuschicken

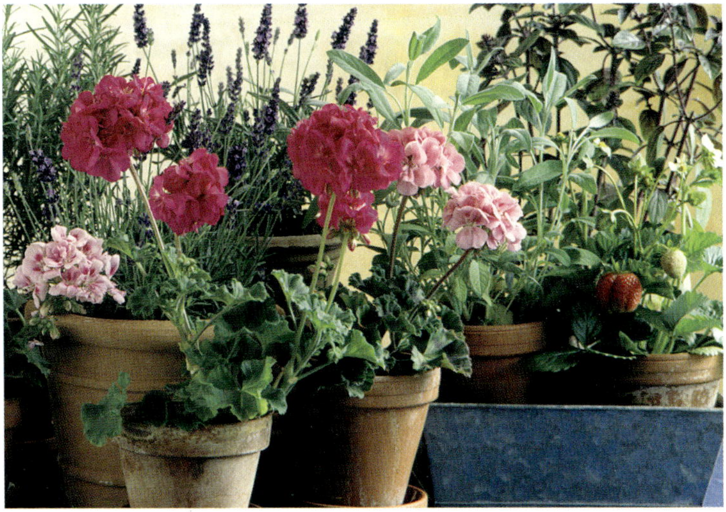

zu lassen. Im Internet finden Sie unter dem Stichwort »essbare Blüten« zahlreiche Adressen.

Aber es gibt noch eine andere attraktive Möglichkeit. Bei ihr besteht zwar das Risiko, dass die entsprechenden Pflanzen nicht ganz so sauber sind, wie Sie es sich wünschen. Doch erstens kann und soll man sie vor dem Verzehr waschen. Und zweitens besteht dieses Risiko selbst dann, wenn Sie etwas kaufen, ohne dass Ihnen die genaue Quelle bekannt ist. Wer garantiert schon dafür, dass die anonyme Gemüsefrau ihre Kresseblüten wirklich nicht gespritzt hat? Im Übrigen ist die Gefahr einer Vergiftung mit essbaren Blüten relativ gering, denn man sollte ja nicht übermäßig viele auf einmal verzehren.

Das Stichwort lautet »essbare Landschaften«.

Gemeint ist damit, dass draußen in freier Natur eine Menge wächst, blüht und gedeiht, was Auge und Nase erfreut und zudem noch schmeckt und guttut: das bescheidene Gänseblümchen, das fast das ganze Jahr über blüht und den

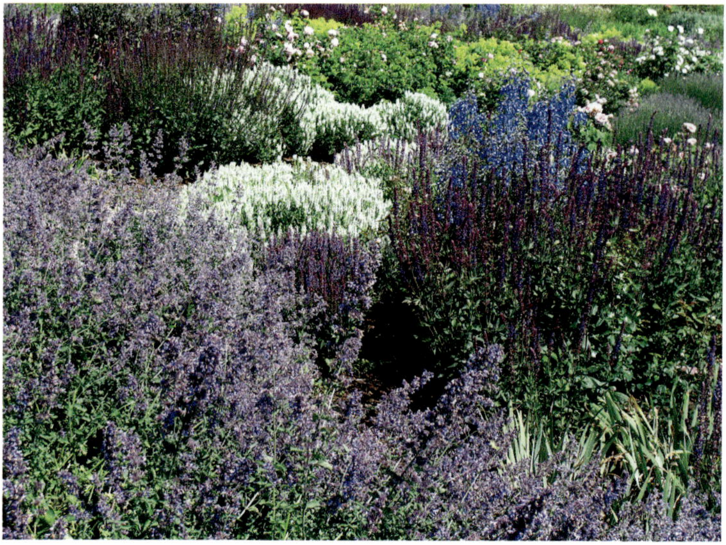

kleinsten Salat, die einfachste Suppe mit seiner Schönheit und seinem frischen, herzhaften Geschmack aufwertet und das wirklich für unser Wohlbefinden sorgt, weil es tatsächlich über Heilqualitäten verfügt; die Kamille, deren Blüte ähnlich aussieht, ein ganz typisches Aroma hat und eine medizinische Pflanze par excellence ist; blühende Büsche und Bäume wie Holunder oder Linde – und dergleichen mehr.

Unsere Vorfahren kannten sich damit aus, was man sammeln, verzehren und gegebenenfalls zum Heilen verwenden kann. Zehntausende Jahre lang haben die Menschen instinktiv sowie per Versuch und Irrtum herausgefunden, welche Pflanzen in ihrer Umgebung schmackhaft, bekömmlich und heilkräftig sind, welche Teile – Blätter, Blüten, Samen, Wurzeln – man am besten wann erntet, wie man sie zubereitet und so fort. Dieses lebensnotwendige Wissen wurde mündlich von Generation zu Generation weitergegeben. Es wurde nicht schriftlich aufgezeichnet, weil die einfachen Menschen nicht schreiben und lesen konnten. Mit Beginn der Industrialisierung und in deren weiteren Entwicklung ging dieses Wissen weitgehend verloren. In den Klöstern und Apotheken schrieb man zwar über Heil- und kultivierte Pflanzen, aber nicht über »Wildwuchs«.

Hätten darüber Literatur und/oder mündliche Informationen zur Verfügung gestanden, dann hätten die Hungerzeiten im Zusammenhang mit den beiden Weltkriegen wohl nicht so schrecklich ausfallen müssen. Das ist eine traurige Tatsache.

Über all dies weiß der in Freising lebende Landschaftsarchitekt und Autor Steffen Guido Fleischhauer Bescheid. Seine umfassende *Enzyklopädie der essbaren Wildpflanzen* ist eine Fundgrube für Fakten dieser Art. Das Buch wurde ein Überraschungserfolg, denn viele Menschen interessieren sich heute für das, was er präsentiert: uraltes Wissen, frisch ausgegraben.

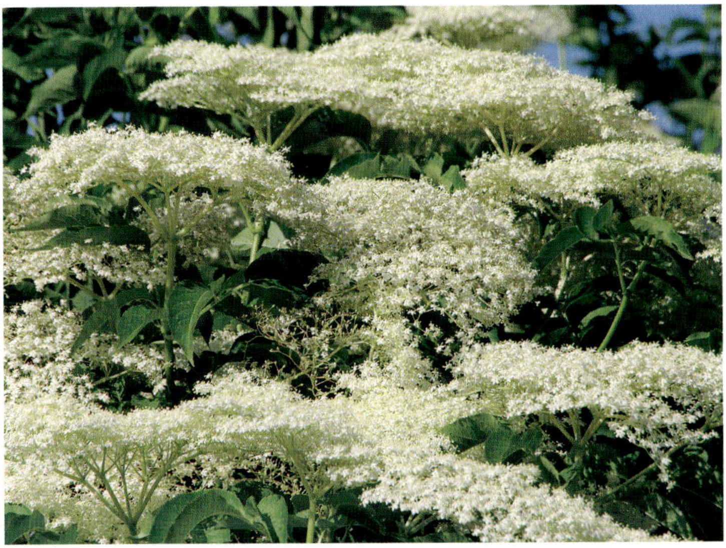

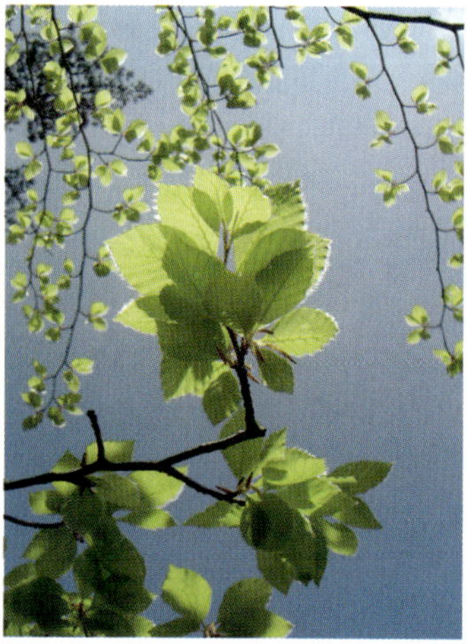

Wer hätte beispielsweise gedacht, dass im Frühling die ersten zarten Blätter von Buche, Linde und Spitzahorn delikate, von Vitaminen und Mineralien nur so strotzende Salatgrundzutaten sind?

Bei Gourmetköchen gelten solche Zutaten als Geheimtipp und sogar als Trend. Denn die Pflanzen schmecken von sich aus fantastisch. Da ist nichts raus- oder überzüchtet. Essbare Wildpflanzen regen ihre Kreativität an, ihnen fallen dazu die unglaublichsten köstlichen Gerichte ein.

Steffen Guido Fleischhauer veranstaltet Führungen, bei denen man die richtigen Pflanzen kennenlernt. Führungen dieser Art werden allerdings auch von Volkshochschulen, Gärtnereien und anderen angeboten, und zwar überall im deutschsprachigen Raum. Die Teilnahme ist nicht nur lehrreich, sondern sie macht auch einen Riesenspaß. Kinder sind willkommen, und sie mischen begeistert mit, so begeistert, dass sie eventuell gebremst werden müssen. Denn durchaus nicht alles in der Natur darf verschnabuliert werden. Und manchmal wird es sogar kompliziert. Arnika beispielsweise ist eine wunderschön gelb blühende Heilpflanze. Die Blüte aber darf man auf keinen Fall essen.

Im Zweifelsfall und wenn kein Pflanzenfachmann, Gärtner, Apotheker zum Nachfragen, kein Buch zum Nachschlagen in der Nähe ist, heißt es lieber: Finger weg! Das gilt für vermeintlich essbare Wildpflanzen ebenso wie für scheinbar essbare Blüten.

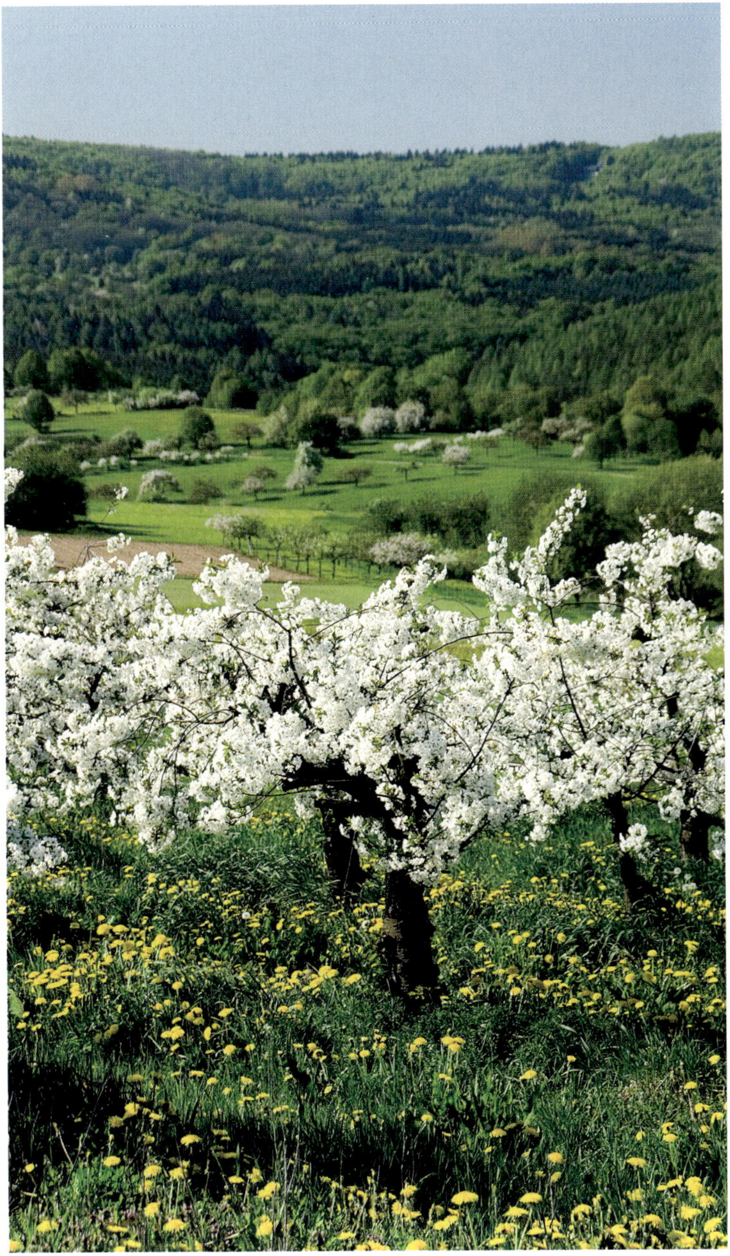

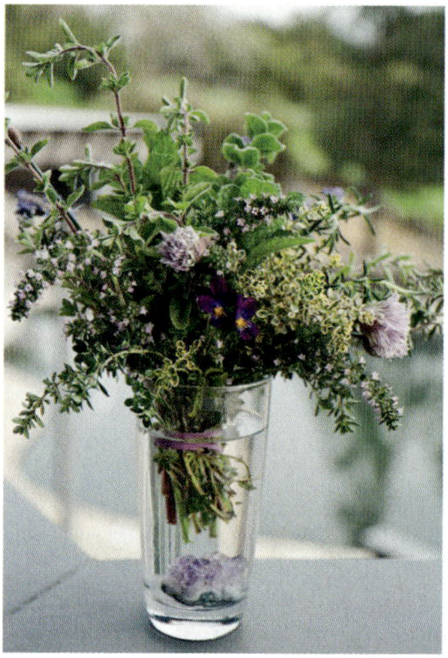

Wichtig ist auch zu berücksichtigen, dass manche Pflanzen unter Naturschutz stehen, zum Beispiel Schlüsselblumen. An ihnen darf man sich nicht vergreifen, die muss man kaufen oder selbst ziehen. Überhaupt ist beim Pflücken Mäßigung angesagt. Man darf immer nur so viel nehmen, dass die Pflanze weiterleben und sich auch in Zukunft vermehren kann. Und noch etwas: Wer an Heuschnupfen, Allergien und Asthma leidet, muss vorsichtig sein, schon beim Sammeln. Beim Verzehr essbarer Blüten sollten diese Personen mit winzigen Mengen der von Pollen gereinigten Blütenblätter beginnen und abwarten, ob eine Reaktion auftritt. Auch für Nichtallergiker empfiehlt es sich, nach dem sensiblen Waschen mit kaltem Wasser und dem ebenso sensiblen Trockentupfen jeweils Stempel und Staubgefäße zu entfernen.

Wenn nicht die ganzen Blüten, sondern nur die Blütenblätter zum Verzehr vorgesehen sind, soll man sie erst direkt vor der Verwendung abzupfen, damit sie nicht welken.

Am besten pflückt man die Blüten, die man essen möchte, vormittags, wenn der Tau getrocknet ist. Sie sollten sich gerade geöffnet haben. Wenn sie zu medizinischen Zwecken eingesetzt werden sollen, werden allerdings meist volle Blüte und voller Sonnenschein empfohlen.

Eine andere Situation bietet sich, wenn Regen die Blüten von Bäumen heruntergespült hat: die zarten Blütenblättchen von Obstbäumen – Apfel, Birne, Pflaumen, in wärmeren Gegenden auch von Zitrusfrüchten – zügig auflesen, vorsichtig waschen, abtrocknen und sofort verwenden.

Essbar sind auch Kastanienblüten. Doch für sie gilt, was man leider ebenso im Hinblick auf andere Pflanzen sagen muss: Nicht alle essbaren Blüten schmecken, beziehungsweise nicht alle schmecken jedem! Sie müssen es für sich ganz persönlich ausprobieren. Zusammengefasst ist die Vorgehensweise mit in freier Natur gesammelten Blüten die folgende:

- Sie sollten wissen, einen Fachkundigen fragen oder nachlesen, ob man die Blüte essen kann, die Sie vor sich haben. Im Zweifelsfall lassen Sie besser die Finger davon.
- Versichern Sie sich, dass die Pflanze nicht unter Naturschutz steht.
- Pflücken beziehungsweise schneiden Sie eine kleine Menge davon vorsichtig ab.
- Sammeln Sie die Pflanzen in einer Papier- oder Pergamenttüte, einer kleinen Stofftasche oder einem Körbchen, nicht in einer Plastiktüte, denn darin wären sie luftdicht isoliert. Das täte ihrem Aroma, ihrem frischen Aussehen, knackigen Biss und ihren Heilkräften nicht gut.
- Stellen Sie sie zu Hause bis zur Verwendung in ein Glas mit Wasser. Verarbeiten Sie sie entweder sofort oder so bald wie möglich.
- Wenn es sich um größere Blüten handelt, entfernen Sie Stempel und Staubgefäße entweder vorsichtig mit den Fingern oder mit einer Pinzette, das ist für Allergiker besonders wichtig. Sehr kleine wie Gänseblümchen-, Salbei- und Thymianblüten können bleiben, wie sie sind.
- Waschen Sie die Blüten oder Blütenblätter vorsichtig mit kaltem Wasser, und tupfen Sie sie mit Küchenkrepp oder mit einem sauberen Geschirrtuch trocken.

- Prüfen Sie, ob Ihnen der Geschmack zusagt.
- Allergiker müssen darüber hinaus testen, ob sie den Genuss überhaupt vertragen.
- Beim Einsatz in der Küche schließlich werden die Blüten über das vorbereitete Gericht gestreut oder in das entsprechende Rezept eingearbeitet. Von wenigen Ausnahmen abgesehen vertragen sie es nicht, mitgekocht zu werden.

Bei selbst gezogenen oder gekauften Blüten entfallen naturgemäß einige dieser Punkte, aber Reihenfolge und Vorgehensweise sind im Prinzip gleich.

*

Vielleicht geht Ihnen beim Lesen der Gedanke durch den Kopf, dass Blüten zum Aufessen doch eigentlich viel zu schade, zu schön, zu zart, zu kostbar sind. Ja, das kann schon sein. Aber wie gesagt, die Menge macht's, und zwar in mehrfacher Hinsicht.

Vielleicht blühen auf einer Wiese Tausende von Gänseblümchen. Es spielt überhaupt keine Rolle, wenn Sie sich bedienen. Denn morgen könnte es schon sein, dass sie dem Rasenmäher zum Opfer fallen. Oder der Lavendel auf Ihrer Terrasse gedeiht so überbordend üppig, dass ein paar Rispen mehr oder weniger gar nicht ins Gewicht fallen.

Zum anderen sollen Blüten ja kein ganzes Gericht hergeben, sondern nur eine dekorative, außergewöhnliche, besonders delikate und wohltuende Zutat sein. Sie sollen Vielfalt und Variation auf den Teller bringen, das Auge mit genießen lassen und das Befinden verbessern. Übrigens kann ihr Verzehr, wenn Sie's damit übertreiben, einen leicht abführenden Effekt haben. Auch deswegen ist also Maßhalten angesagt.

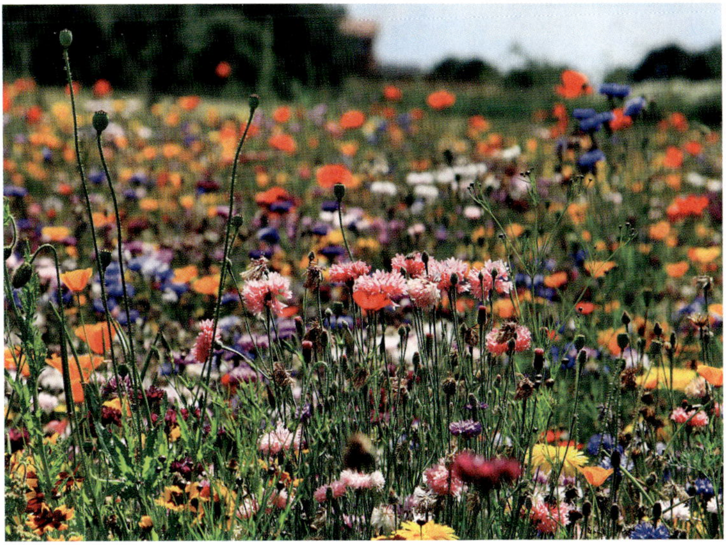

Und schließlich soll das bewusste, langsame, genussvolle Kosten und Verzehren dieser Zutat Nase und Zunge erfreuen. Und dazu anregen, auf Qualität statt Quantität zu achten, für viele Menschen mit Gewichtsproblemen eine Lernaufgabe, die »durch die Blume« erleichtert und verschönt wird. Das gilt gerade auch für Kinder mit einer entsprechenden Tendenz.

Eine gute Idee mag zudem sein, sich auf die Tradition des Tischgebets zu besinnen. Es braucht sich nicht einmal um ein vorgegebenes Gebet zu handeln, und man kann es ganz ohne zu sprechen tun: sich innerlich für diese Kostbarkeiten bedanken, die da jetzt bunt und duftend auf dem Teller liegen und darauf warten, Körper, Seele und Geist zu nähren.

Historische »Stilblüten«

Interpretationen des Themas aus vergangenen Kulturen

Eine Stilblüte kann etwas sehr Amüsantes sein, besonders im Rahmen von Situationskomik: Durch Unachtsamkeit oder einen Denkfehler entsteht eine doppelsinnige sprachliche Äußerung und verursacht einen ursprünglich nicht beabsichtigten Witz. Kleine Kinder besitzen ein Talent für die Kreation von Stilblüten. Bei ihnen kann aus dem »Globus« ein »Lokus« oder aus dem In-Wort »Oberhammer« der »Oma-Hammer« werden …

Ähnlich amüsant bis befremdlich wie Stilblüten lesen sich manche Anekdoten über die Verwendung von Blumen und Blüten in früherer Zeit. Zum Beispiel ließ ein römischer Kaiser mit Rosenblättern versetzten Wein, in dem er gebadet hatte, an seine Untertanen verschenken – eine mehr als kuriose Idee, aber historisch belegt.

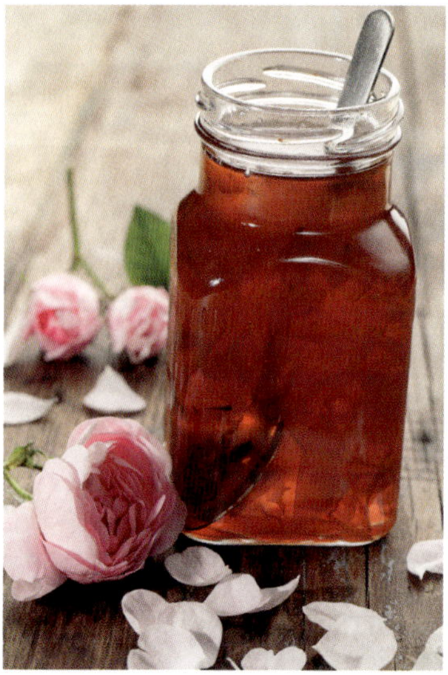

Auch machte jener Kaiser sich einen Spaß daraus, in einen Saal eine Decke einzubauen, die man umkippen konnte. Eine Festgesellschaft überraschte er damit, dass er von oben Veilchen- und Ro-

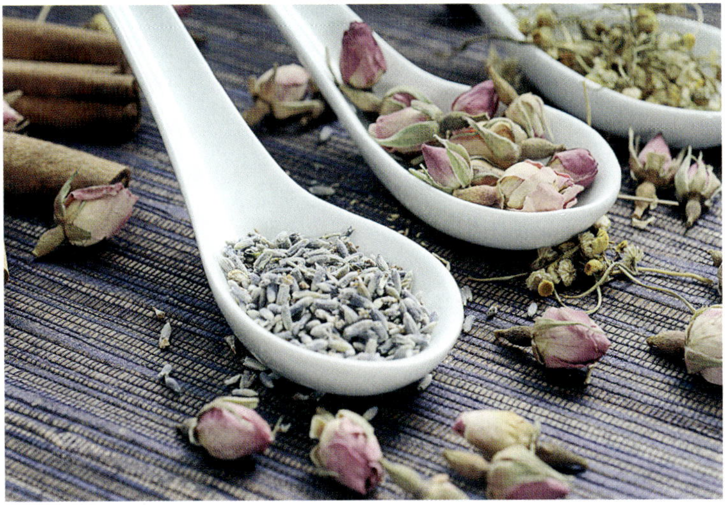

senblüten regnen ließ. Was als himmlisches Dufterlebnis begann, wurde allerdings schnell zur Hölle, denn es brach eine Panik aus.

Neben solchen Kuriositäten weiß die Geschichte aber noch vieles mehr über die sinnvolle Verwendung von Blumen und Blüten zu berichten. Denn nicht nur die Römer, sondern beispielsweise auch die Araber liebten und lieben heute noch Rosen. Man kocht bei ihnen mit Rosen und Rosenwasser. Getrocknete Rosenknospen werden als Gewürz verwendet.

Hier bei uns in Mitteleuropa würzte man mit frischen Rosenblüten Wein, Likör, Konfitüren und anderes mehr. Die Germanen setzten ihrem Honigwein, dem berühmten Met, Blüten von Mädesüß zu. Mädesüß – das heißt »Met-Süß« – enthält Salicyl, das man heute isoliert als wesentlichen Bestandteil von Medikamenten gegen Kopfschmerzen und gegen den »Kater« kennt. So sorgten unsere trinkfesten Vorfahren vorausschauend dafür, dass sie sich nach einem Gelage morgens gleich wieder frisch fühlten.

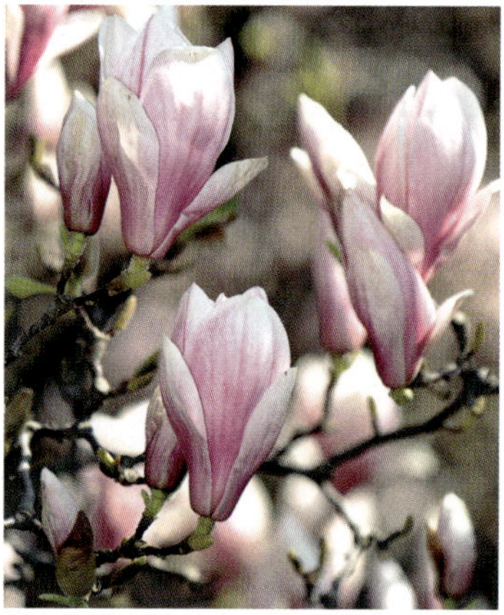

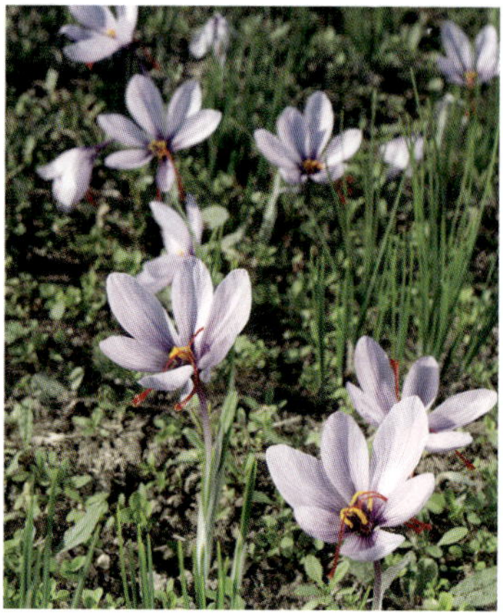

Die heilkundige Äbtissin Hildegard von Bingen (1098–1179) verwendete essbare und heilkräftige Blüten in ihrer Kräutermedizin.

Die Inkas verehrten die Sonne und ihre Repräsentantin, die Sonnenblume. Deren Blütenblätter und Samen galten als gesegnete Köstlichkeiten, was sie bis heute sein können. Beides macht sich fantastisch in Salat…

Die Azteken bereiteten aus den Blüten der Agave ein Gemüse zu. Auch trockneten sie diese Blüten und legten sie in Honig ein, um sie zu konservieren.

In der asiatischen Küche kochte und kocht man bis dato mit Magnolien-, Orangen-, Taglilien- und Ringelblumenblüten.

Chrysanthemen, deren junge Blätter und Blüten gedünstet und frittiert werden, bekommt man auf Märkten angeboten. Geflügel- und Fischgerichte werden häufig mit Jasmin- und Hibiskusblüten garniert.

In Japan, wo ohnehin auf die appetitliche Präsentation von Essbarem größter Wert gelegt wird, spielen genießbare Blüten eine große Rolle.

Ringelblumen nahm und nimmt man in vielen Ländern als preiswerten Ersatz für Safran, ein Gewürz und Färbemittel, das aus den teuren, schwierig zu beschaffenden Stempelfäden einer Krokusblüte besteht (Crocus sativus).

Schon in der Ming-Dynastie (1368–1644) tranken die Chinesen Blumen- und Blütentee, besonders gern auch mit Jasmin aromatisierten schwarzen oder grünen Tee. Dafür pflückte man vor Sonnenaufgang die noch geschlossenen Jasminblüten und gab sie in eine größere Menge fertiger Teeblätter. Beides zusammen wurde erwärmt, wodurch sich die Knospen öffneten und ihr Aroma an den Tee abgeben konnten. Bis zum heutigen Tag stellt man besonders guten Jasmintee auf diese Weise her, der Vorgang wird zur Optimierung der Qualität bis zu achtmal wiederholt.

Königin Elisabeth I. (1533–1603) schwor auf Lavendeltee, wenn sie unter Migräne litt. Zu ihrer Zeit kochte man

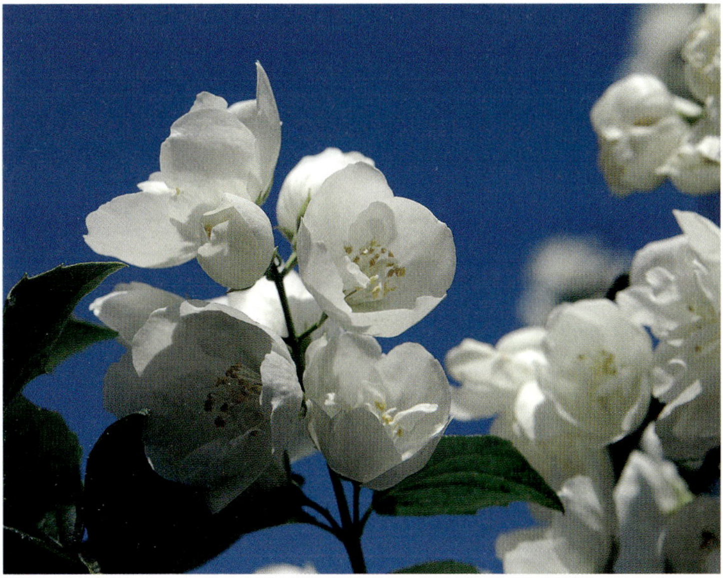

in England besonders gern mit Veilchenblüten, auch mit den ihnen nahe verwandten wilden Stiefmütterchen. Zum Konservieren kandierte man sie. Veilchenpastillen und -bonbons gelten bis heute als besondere Leckerei.

*

Herbarien sind Sammlungen meist gepresster und getrockneter Pflanzen oder Pflanzenteile, auf Papierbögen aufgeklebt. Bis heute bedeuten sie vor allem für Fachleute eine unverzichtbare und unersetzliche Dokumentation.

In den Herbarien früherer Zeiten wurden Pflanzen und insbesondere blühende Pflanzen auch häufig mit Holzschnitten dargestellt, die Blüten wurden dann von Hand koloriert. Der niederländische Kupferstecher Crispijn de Passe (1560–1637) erklärt in seinem Buch *Hortus floridus (Der blühende Garten)*, wie genau man das macht. Es erschien 1614.

Etwa ab dem Jahr 1700 wurden die vorhandenen Farbdruckverfahren perfektioniert. Von da an gab es Veröffentlichungen vieler schön illustrierter Blumenbücher, die sich bei den Lesern respektive Betrachtern größter Beliebtheit erfreuten.

Die *botanical art,* das heißt die botanische Kunst oder schlicht und einfach die Pflanzenmalerei, verdankt talentierten Frauen aus viktorianischer Zeit sehr viel. Zuvor hatten sich die Gattinnen mächtiger und reicher Männer ihre Zeit mit Sticken vertrieben. Ab etwa 1750 aber öffneten sie sich plötzlich der Blumenthematik. Die Ladys führten *copy books,* Malbücher mit vorgezeichneten Blüten, die sie aus- und abmalten.

Dabei lernten sie die wissenschaftlichen Namen der Pflanzen, die sie dann auch in ihren Gärten züchteten oder

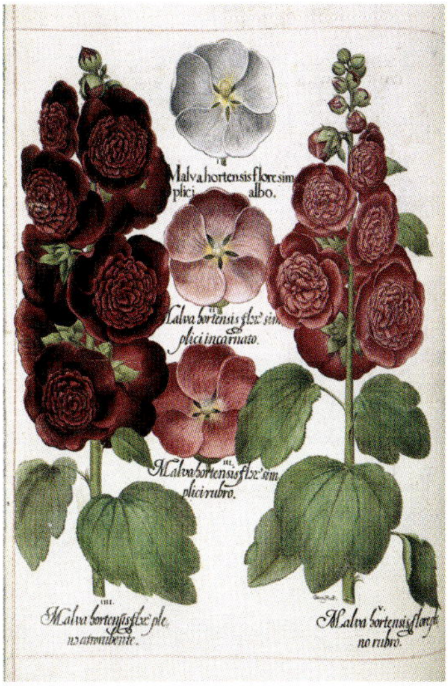

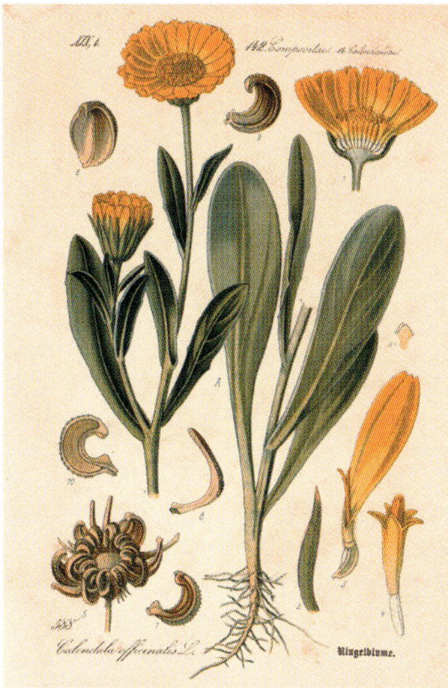

züchten ließen. Statt Stickereinachmittagen wurden *flower-drawing parties* veranstaltet, ungleich vielschichtigere und inspirierendere Treffen. Der erste, dann in unzähligen Neuauflagen erschienene Klassiker der Malbücher hieß *The Lady's Drawing Book* von Augustin Heckel oder Heckle, verlegt bei Carington Bowles. Darin war sogar genau differenziert, welche Tuschfarben wie verwendet werden sollten. Die Malerinnen und Maler, deren faszinierende Bilder noch heute existieren, waren meist Engländer; es gab aber auch Franzosen und Deutsche darunter. Ihre Namen sind jedoch kaum noch bekannt.

*

Auch das meiste des hier Angesprochenen war mit der Zeit in Vergessenheit geraten. Anderes hat eine breite Öffentlichkeit von vornherein kaum gewusst, zum Beispiel dass Safran,

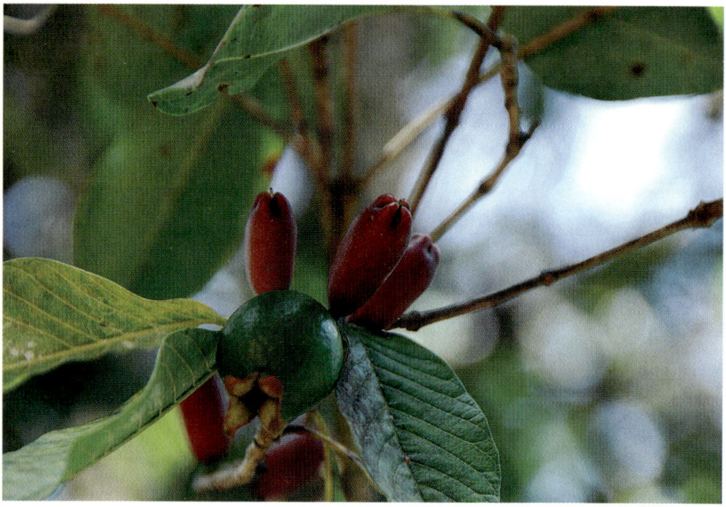

Gewürznelken und Kapern aus Blüten oder Teilen von Blüten bestehen.

So reagieren viele Menschen heutzutage mit Erstaunen und Ungläubigkeit, wenn sie zum ersten Mal ein Gericht mit essbaren Blüten angeboten bekommen. Manche sind sogar erschrocken, denn sie erinnern sich an Warnungen ihrer Eltern oder anderer Erwachsener während ihrer Kindheit: »Vorsicht, das ist giftig!«, hieß es, was aber häufig gar nicht stimmte. Es wurde nur pauschal so gewarnt – damit ersparte man es sich, sich differenzierter mit der unbekannten und zum Teil komplexen, vielschichtigen Materie auseinanderzusetzen.

Langsam aber spricht sich herum, dass eine erstaunliche Anzahl von Blumen und blühenden Kräutern fantastisch schmeckt und zum Teil noch außerordentlich gesundheitsfördernd ist, vor allem durch die darin enthaltenen Vitamine, Proteine, Mineralien und ätherischen Öle. Nicht nur innovative Sterneköche in hiesigen Gefilden, sogar Küchenchefs auf

Kreuzfahrtschiffen, die bei eiskalten Temperaturen die Schärenwelt Norwegens bereisen, gelingt es, Hochgenüsse mit frischen Blüten zu komponieren und damit ihre Passagiere in Verzückung zu bringen.

Fachleute wie Steffen Guido Fleischhauer mit seinen Büchern und Wanderungen, Gärtner, Landschaftsarchitekten, Volkshochschullehrer, Köche, Ärzte, Heilpraktiker, Aromatherapeuten und andere Spezialisten, männlich und weiblich, tragen dazu bei, dass man Spaß an der in Vergessenheit geratenen Tradition zu entwickeln beginnt. Außerdem helfen sie, dass die traditionellen Informationen, Rezepte und Tipps im zeitgemäßen Kleid daherkommen. Zusätzlich machen sie bekannt, dass mittlerweile vieles von dem mit naturwissenschaftlichen Methoden belegt ist, was sich zuvor jahrhundertelang in der Praxis als nützlich und richtig erwiesen hatte.

Und noch etwas: Viele Menschen müssen heute den Gürtel enger schnallen und zusehen, wie sie sich mit einfachen

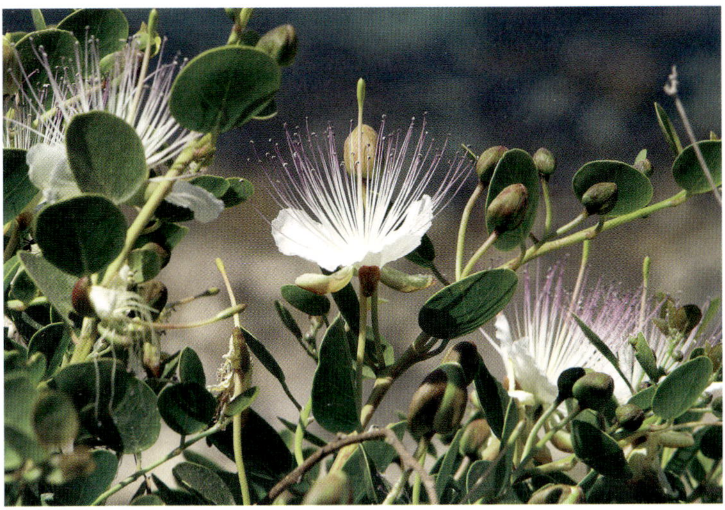

und preiswerten Mitteln dennoch lecker ernähren, wie sie so ihre Gesundheit pflegen und ihren Sinnen etwas Gutes tun können. Auch deswegen scheint die Zeit *über*reif zu sein für essbare und heilkräftige Blüten!

Selam, Sprache der Blumen

Die hohe Kunst, »durch die Blume« zu kommunizieren

Der verzauberte Garten (The Wonderful Garden) heißt ein Kinderbuchklassiker aus dem Jahr 1911 von der englischen Autorin Edith Nesbit (1858–1924). Diese herrlich altmodische Geschichte bedient alle möglichen Klischees, angefangen mit drei Geschwisterkindern, die in England bei Verwandten untergebracht sind, während ihre Eltern in Indien arbeiten, über einen geheimnisvollen, schriftstellernden Onkel, der sich mit Magie auskennt, bis hin zu jenem »verzauberten Garten«, der nur über eine Geheimtreppe erreichbar ist. Beim wesentlichen Thema aber, das sich von vorn bis hinten durch die Story hindurchzieht, handelt es sich um ein Geburtstagsgeschenk, das Caroline von der Hausschneiderin Miss Peckitt erhält: ein Büchlein mit dem Titel *Die Sprache der Blumen*. Sofort entflammen nämlich Caroline, ihre Schwester und ihr Bruder dafür, die symbolischen Bedeutungen unterschiedlichster Pflanzen nachzuschlagen und entsprechend zusammengestellte Sträußchen zu verschenken. Glockenblumen an Miss Peckitt, denn sie bedeuten Dankbarkeit. Kamille, deren Bedeutung »Mögen all deine Wünsche erfüllt werden« lautet, an jemand anders. Ein Junge, den sie während einer Bahnreise treffen und der ihr Mitgefühl erregt, erhält von ihnen den Rat, sich mit Borretsch zu versorgen, denn »Borretsch macht Mut«.

Edith Nesbit gelang es mit dem *Verzauberten Garten*, die Sprache der Blumen noch einmal sehr populär werden zu lassen. Eigentlich war deren Hoch-Zeit schon vorbei, sie begann hier bei uns im Westen im Jahr 1718, als die Ehefrau eines der reichsten Männer Englands, Lady Mary Wortley Montagu, in ihren *Briefen aus Istanbul* von der in der Türkei üblichen Kommunikation mit Hilfe von Blumen berichtete. Im Orient hieß und heißt dies *Selam* – dies ist das türkische Wort für »Gruß«. Wobei es schon im alten China eine Blumen»schrift« gab und sich viele der ägyptischen Hieroglyphen von Pflanzen und Pflanzenteilen herleiten. Auch im antiken Griechenland war es üblich, »durch die Blume« zu sprechen. Ikebana, die japanische meditative Kunst des Blumensteckens, basiert auf der Symbolik von Blumen.

Der gesamte Bereich hat also die Menschen offenbar schon lange beschäftigt.

Nachdem Lady Montagu den Trend gesetzt hatte, entwickelte sich in England und ganz Europa ein regelrechtes Zeichensystem mit Hilfe von Blumen. Bedeutung gewannen nicht nur die Art, sondern auch die Farbe, die Anzahl, das Alter der Blüten, sogar die Tatsache, ob eine Schleife um den Strauß gebunden war oder nicht. Auf diese Weise konnten in einer prüden Zeit Verliebte Geheimnisse austauschen und Treffen vereinbaren.

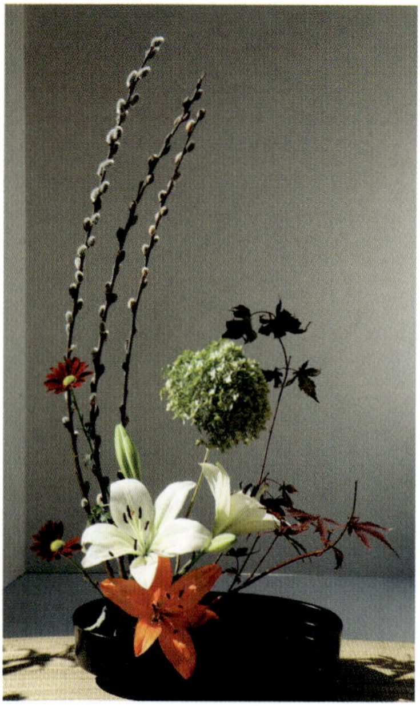

In fast jedem Haus gab es ein Buch über die Blu-

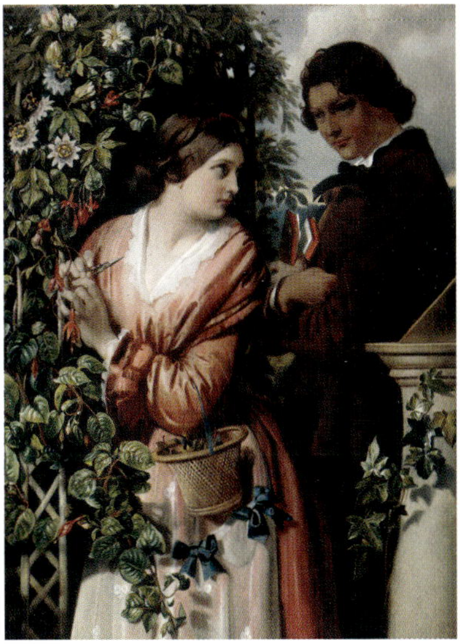

mensprache. Aber die jeweiligen Autoren setzten unterschiedliche Bedeutungen für ein und dieselbe Blüte in die Welt. Daher war es für die Verständigung ausschlaggebend, dass Sender und Empfänger den gleichen Code beherrschten und verwendeten.

Manchmal erfanden Liebende ihr eigenes, ganz privates »Selam«.

Es gab aber auch die andere Seite der Medaille oder, sagen wir, die Möglichkeit einer Negativkommunikation: Wenn sich eine Dame für denjenigen, der sie umwarb, überhaupt nicht erwärmen konnte, schickte sie ihm einen eindeutigen Strauß, zum Beispiel die »Jungfer im Grünen« – das ist Nigella/Schwarzkümmel – oder Löwenmäulchen. Aus Taktgefühl wurde er in einem verschlossenen Korb geliefert, woher im Übrigen der Ausdruck »jemandem einen Korb geben« stammt.

Ein Beispiel aus neuerer Zeit ging Mitte der neunziger Jahre durch die Klatschpresse, als ein hochrangiger deutscher Politiker im Startloch saß, sich von Ehefrau Nummer drei auf Ehefrau Nummer vier hin zu orientieren. Nummer drei gab nämlich, nachdem ihre Blitzscheidung über die Bühne war, Folgendes preis: Die Blüte, welche kurz vorher ihr Noch-Ehemann beim mit ihr gemeinsam besuchten Opernball in Wien für die gesamte Welt sichtbar an sein Revers geheftet hatte, war als äußerst positive Botschaft für die Neue ge-

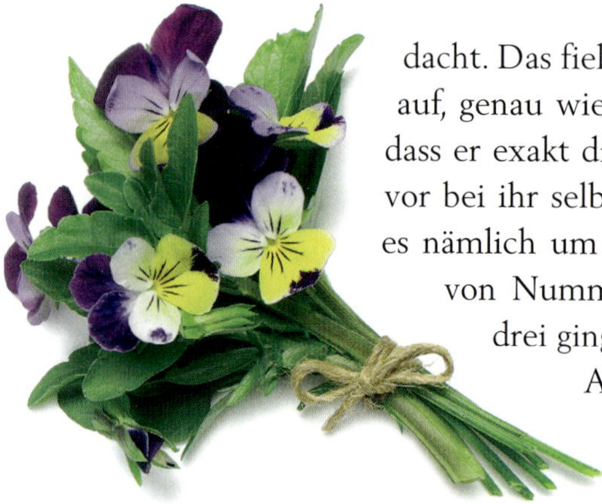

dacht. Das fiel ihr erst im Nachhinein auf, genau wie die Erinnerung daran, dass er exakt dieses Zeichen Jahre zuvor bei ihr selbst verwendet hatte, als es nämlich um seine Neuorientierung von Nummer zwei auf Nummer drei ging.

Auch die eigentlich so zauberhafte und subtile Kommunikation via Blüten birgt also ein Verletzungsrisiko in sich – was aber selbstverständlich nicht auf das Konto der Blüten geht, sondern auf das der entsprechenden Person und ihrer Absicht.

➤ EXTRA: Die Blumensprache entschlüsselt

Die Mehrzahl der für die Blumensprache in Frage kommenden Blüten ist weder essbar noch heilkräftig, aber einige sind es schon. Im Folgenden finden Sie die symbolischen Bedeutungen dafür. Sie stammen aus unterschiedlichen Quellen, und man kann sehen, dass es tatsächlich erhebliche Widersprüche gibt.

Das älteste zu diesem Bereich konsultierte Buch war im Magazin der Münchner Stadtbibliothek am Gasteig zu finden, ein Original aus dem Jahr 1836 und damit ein wahres Kleinod. Es trägt diesen Titel: *Die neueste Blumensprache. Neue, sinnige und vollständige Deutung der Blumen nebst der bisherigen orientalischen. Ein Taschenbuch für Liebende.* Geschrieben hat es ein heute nicht mehr bekannter Autor namens Guido Reinhold, und zwar »im Garten«, wie er in seinem Vorwort anmerkt.

Die meisten von ihm beschriebenen Bedeutungen stimmen mit denen aus anderen Quellen überein, zum Beispiel beim Jasmin: Sei zufrieden mit der Versicherung meiner Freundschaft. Aber verblüffenderweise ist bei ihm zum Lavendel etwas zu finden, was in keinem anderen Nachschlagewerk zur Sprache kommt und bei ihm auch für keine einzige andere Pflanze genannt wird: Lavendel symbolisiert das *übertroffene* Versprechen. Du gibst noch mehr, als du versprichst. Verblüffend ist dies für mich deswegen, weil aus der eher beiläufigen Begegnung mit Lavendel in San Francisco die Idee zu dieser *Blütenapotheke* entstand – weil die Blüte in der Tat allein durch ihr wiederholtes überraschendes Auftauchen ein Versprechen gab, das dann sehr viel Kreatives und Unerwartetes nach sich zog, von dem jetzt zwischen den zwei Buchdeckeln vor Ihnen die Rede ist.

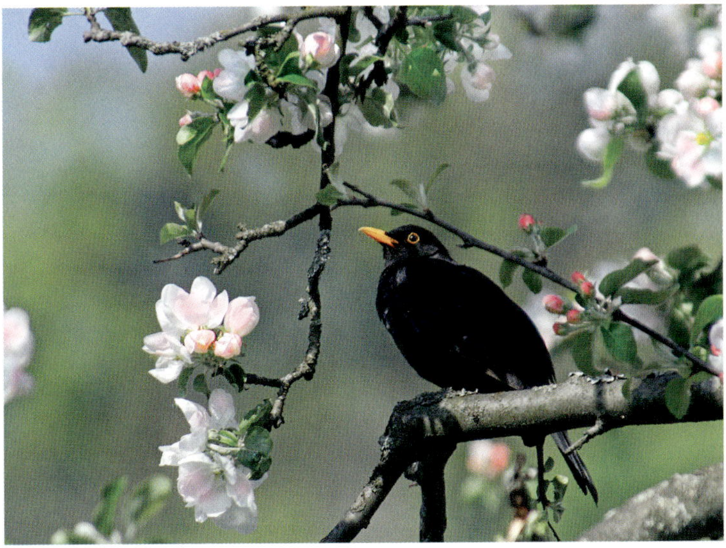

Doch kommen wir nun zu den symbolischen Bedeutungen essbarer, heilkräftiger Blüten:

Apfelblüte: Ich möchte dir den Vorrang geben. *Oder:* In deinen Augen, in deinem Blick lese ich meiner Liebe Glück.

Borretsch: Mut. Vertreibt die Traurigkeit.

Dill: Freude, Mut, Standhaftigkeit und Kraft. *Oder:* Werd ich noch lange warten müssen, ehe ich dich darf offen küssen? *Oder:* Verrat nicht unsere Liebe. *Oder:* Du wirst bald von mir hören.

Gänseblümchen: Kindliche Unschuld, Demut, Bescheidenheit, Anspruchslosigkeit, Reinheit, Sanftmut. *Oder:* Mutterliebe. *Oder:* Ich bin dir gut.

Geranie: Ich erwarte dich an der bekannten Stelle.

Holunder: Schutz für Haus und Familie. *Oder:* Tod und Jenseitswelt. *Oder:* Mein Rat ist wahrlich gut gemeint, bedenk das Ende, lieber Freund. *Oder:* Scheinheiligkeit. Ich bin nicht, was ich dir scheine.

Jasmin: Hohe Geistesgaben. *Oder:* Du bist hinreißend bezaubernd. *Oder:* Als Freundin sei mir teuer, nur fordre Liebe nicht. *Oder:* Liebe ist der Liebe Lohn. *Oder:* Geschwisterliebe.

Kamille: Eifersucht. *Oder:* Mögen all deine Wünsche erfüllt werden. *Oder:* Heilung. Ich werde deinen Kummer zu heilen suchen. *Oder:* Ich wünsche, dass du glücklich bist, auch dann, wenn du mich nicht mehr siehst.

Kapuzinerkresse: Du verbirgst etwas vor mir.

Kastanienblüte: Kannst du mir verzeihen? *Oder:* Nichts für ungut. *Oder:* Prahlerei, Prunksucht.

Klee allgemein: Dreifaltigkeit. *Oder:* Lebenskraft. *Oder:* Hellsichtigkeit. *Oder:* Liebeszauber. *Oder:* Heiraten oder nicht

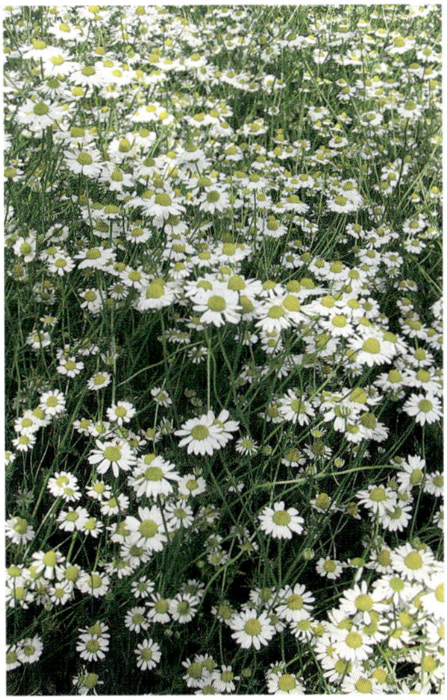

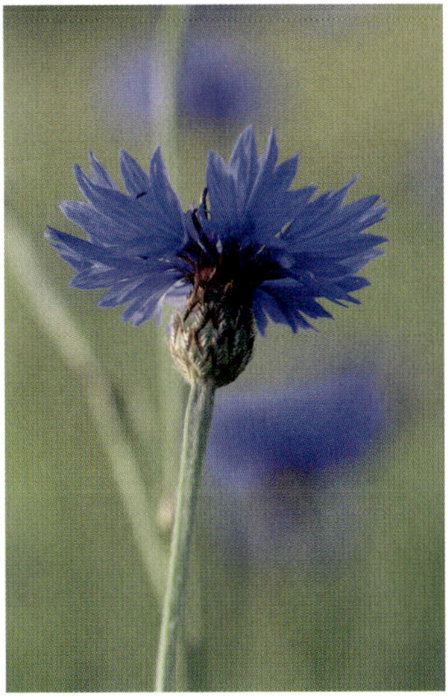

heiraten – das ist hier die Frage. **Klee vierblättrig:** Glück. *Oder:* Sei mein. **Weißer Klee:** Denk an mich.

Kornblume: Ich bleibe dran und gebe die Hoffnung nicht auf.

Lavendel: Achtsamkeit. *Oder:* Reinheit. *Oder:* Klares Leben. *Oder:* Schutz. *Oder:* Erkläre dich näher. *Oder:* geheimes Einverständnis. *Oder:* Erinnerung. *Oder:* Ich werde mein Ziel schon erreichen. *Oder:* Zufrieden sei mit dem, was dir dein Los gegeben, dann machst du dir bequem das unbequeme Leben. *Oder:* Übertroffenes Versprechen. Du gibst noch mehr, als du versprichst.

Löwenzahn: Orakel, Prophezeiung. *Oder:* Dein garstiges Betragen erregt nur Missbehagen.

Majoran: Hochzeitliche Feier. *Oder:* Lüge.

Minze: Liebesleidenschaft. *Oder:* Gastfreundschaft. *Oder:* Heilkraft.

Moosrose, Wildrose: Ich weigere mich.

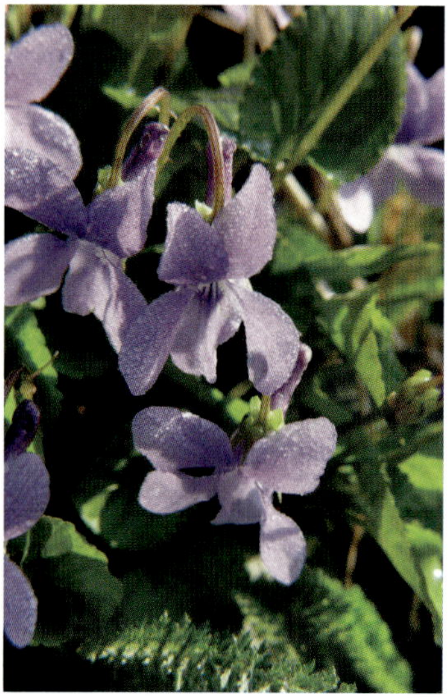 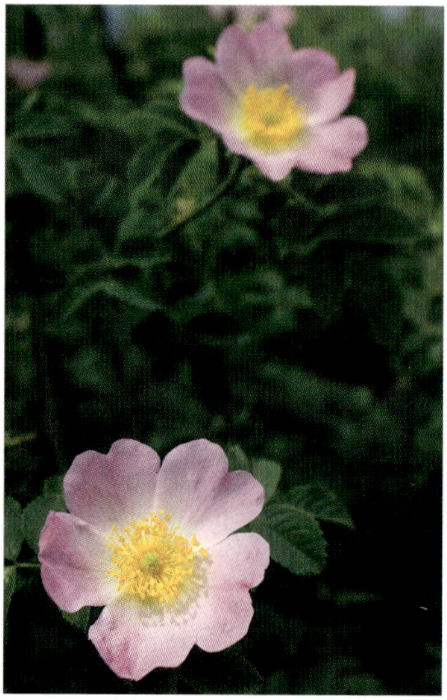

Orangenblüte: Die Worte, wie ich dich liebe, spar ich der Ewigkeit auf.

Pfefferminze: Warmherzigkeit. *Oder:* Verzeih mir. *Oder:* Lass dich nicht irremachen.

Pflaumenblüte: Du hast mich in meinen Erwartungen getäuscht.

Ringelblume (Calendula): Klugheit. *Oder:* Sonne. *Oder:* Unvergänglichkeit. *Oder:* Das zuverlässige Verfolgen des eigenen Lebensweges. *Oder:* Schmerz. *Oder:* Tod. *Oder:* Ich weiche nicht aus meiner Bahn, will's Liebchen schon erhaschen.

Rose allgemein: Vollkommenheit, Schönheit. *Oder:* Göttliche Liebe. *Oder:* Irdische Liebe.

Rote Rose: Liebe. *Oder:* Dein ist der Sieg. *Oder:* Blut. *Oder:* Geheimnis. *Oder:* Sinnenfreude. *Oder:* Prostitution. *Oder:* Reichtum. *Oder:* Tod.

Gelbe Rose: Bist du untreu? *Oder:* Eifersucht.

Weiße Rose: Treue, Liebe. *Oder:* Schweigen, Stille.

Rosengeranie: Den stillen Dulder erwartet süßer Lohn.

Rosmarin: Abschied. Ich habe dich aufgegeben. *Oder:* Süß ist der Liebe Lohn. *Oder:* Deine Gegenwart belebt mich. *Oder:* Braut, Hochzeit, Liebe, Treue. *Oder:* Dank. *Oder:* Gedächtnis. *Oder:* Meer. *Oder:* Tod.

Salbei: Gesundheit, Heil, Gnade. *Oder:* Tod, Gedenken an Verstorbene. *Oder:* Ich denke an dich. *Oder:* Hochachtung. *Oder:* Verlass mich nicht in trüben Stunden.

Schafgarbe: Kampf. *Oder:* Zwar klein, aber edel. *Oder:* Ich habe Geduld. *Oder:* Benutze nicht die Schwächen des Weibes.

Schlüsselblume: Gastlichkeit, Freigebigkeit. *Oder:* Botschafterin der Wahrheit. *Oder:* Frühe Jugend. *Oder:* Gib mir den Schlüssel zu deinem Herzen.

Sonnenblume: Mein Herz sucht dich, und überall ist's ohne dich allein. *Oder:* Du bist mir Vorbild, und ich folge dir. *Oder:* Ich fürchte, du bist zu anspruchsvoll. *Oder:* Wird Liebe nie dies stolze Herz besiegen? *Oder:* Natur, Vitalität. *Oder:* Herrscher, Stolz.

Stiefmütterchen: Dreifaltigkeit. *Oder:* Erinnerung, Treue, treues Gedenken. *Oder:* Glaube, Liebe, Hoffnung. *Oder:* Warum doch fühlt dein böses Herz kein Mitgefühl mit meinem Schmerz?

Taubnessel: Ich mag nichts hören.

Thymian: Innige Freundschaft. *Oder:* Tätigkeit, Fleiß. *Oder:* Tapferkeit, Stärke. *Oder:* Welches Opfer kann dir meine Liebe bringen? *Oder:* Auch als dein Sklave würde ich glücklich sein.

Veilchen: Bescheidenheit, Demut. *Oder:* Anstand. *Oder:* Paradies. *Oder:* Auferstehung. *Oder:* Frühling. *Oder:* Jungfräulichkeit, unbefleckte Empfängnis. *Oder:* Hoffnung.

Oder: In stiller Verborgenheit soll unsere Liebe blühen. *Oder:* Kein Feuer, keine Kohle kann brennen so heiß als unsere heimliche Liebe, von der niemand nichts weiß.

Marienblumen

... sind Pflanzen mit einer besonderen Beziehung zur »Himmelskönigin«

Nicht immer war der Himmel von Männern bevölkert. In alter Zeit gab es neben den Erdgöttinnen wie Gaia, Kybele, Demeter und Ceres auch Himmelsgöttinnen, zum Beispiel Ishtar/Astarte. Beide Namen bedeuten »Stern«. Im Christentum übernahm Maria eine Doppelrolle als Königin des Himmels und der Erde. Mittelalterliche Gemälde stellen sie häufig ausgesprochen naturnah dar, mit Kräutern, Blumen und Bäumen, die zuvor Attribute der alten Göttinnen gewesen waren. Auf vielen dieser Bilder tritt sie allein auf, ohne Kind, um für diejenigen, die bei ihr Zuflucht suchen, einfach nur das Göttliche in weiblicher Gestalt zu repräsentieren. Die Pflanzen, die um Maria herum gemalt wurden, stellen entweder Zitate aus Bibeltexten dar, oder es handelt sich um Heilpflanzen.

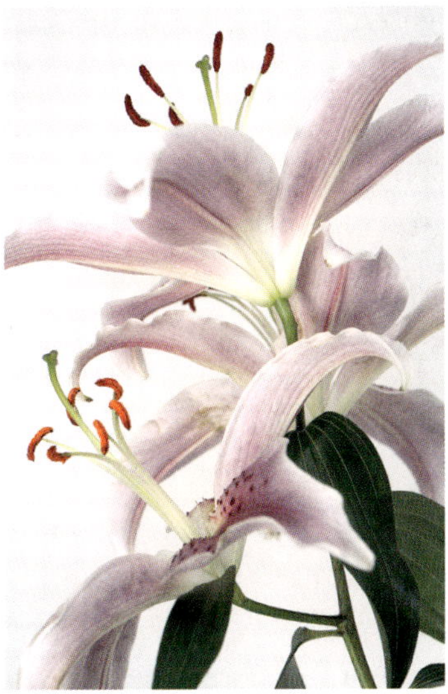

Im Mittelalter entwickelte sich die Klostermedizin.

Vor allem zwischen dem 11. und dem 13. Jahrhundert waren die Klöster mehr oder minder die einzige Anlaufstelle für die Menschen aus dem Volk, wenn

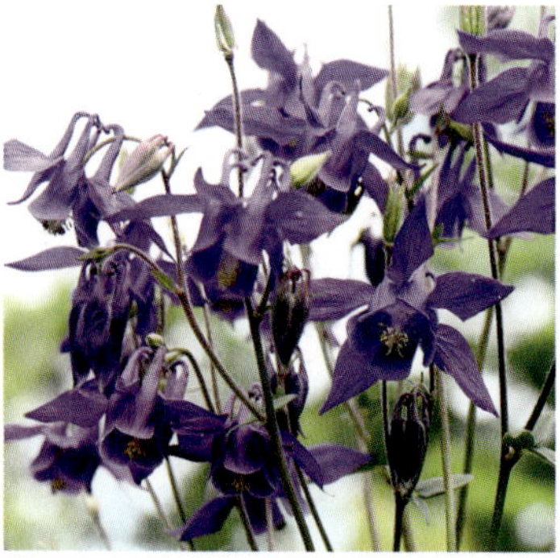

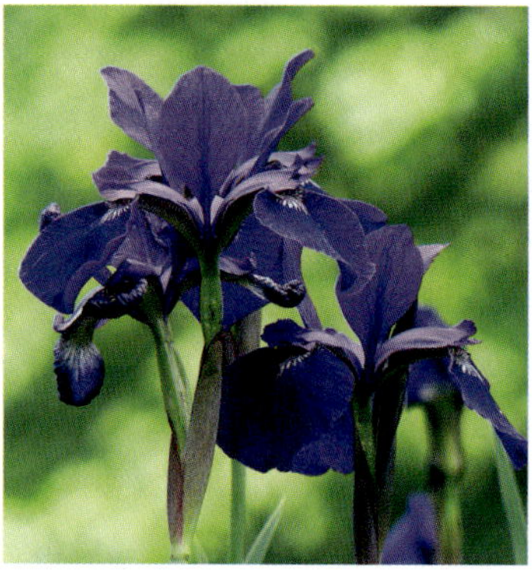

sie medizinische Versorgung brauchten. In den Mariengemälden aus dieser und auch noch aus späterer Zeit wurden die Pflanzen, die sie umgaben, ganz naturgetreu wiedergegeben. Damit kam ein gewisser Stolz über die junge Wissenschaft der Medizin zum Ausdruck.

Um Blumen aus solchen Darstellungen geht es in dem Buch *Marienpflanzen* der Schweizer Kunsthistorikerin Simone Widauer. Nicht (nur) um die Zutaten für das Kräuterbüschel, das am 15. August an Mariä Himmelfahrt in ländlichen Gegenden gesammelt, gebunden und geweiht wird (dazu mehr im folgenden Kapitel), schon gar nicht um Gewächse, welche die Muttergottes in ihrem Namen führen, wie Marienwurzel/Baldrian, Mariendistel, Duftendes Mariengras und andere. Sondern, wie gesagt, um diejenigen Pflanzen, die als Attribute von Maria und ihren Tugenden auf Bildern, Skulpturen und in der Literatur immer wieder auftauchen, und zwar um die nach Ansicht von Simone Widauer acht beliebtesten: Gänseblümchen, Veilchen, Rose, Walderdbeere, Pfingstrose, Lilie, Schwertlilie/Iris und Akelei.

Es gibt also Gemeinsamkeiten mit dem Thema der *Blütenapotheke*, denn die drei Erstgenannten tragen essbare Blüten. Bei der Walderdbeere kann man die Früchte ge-

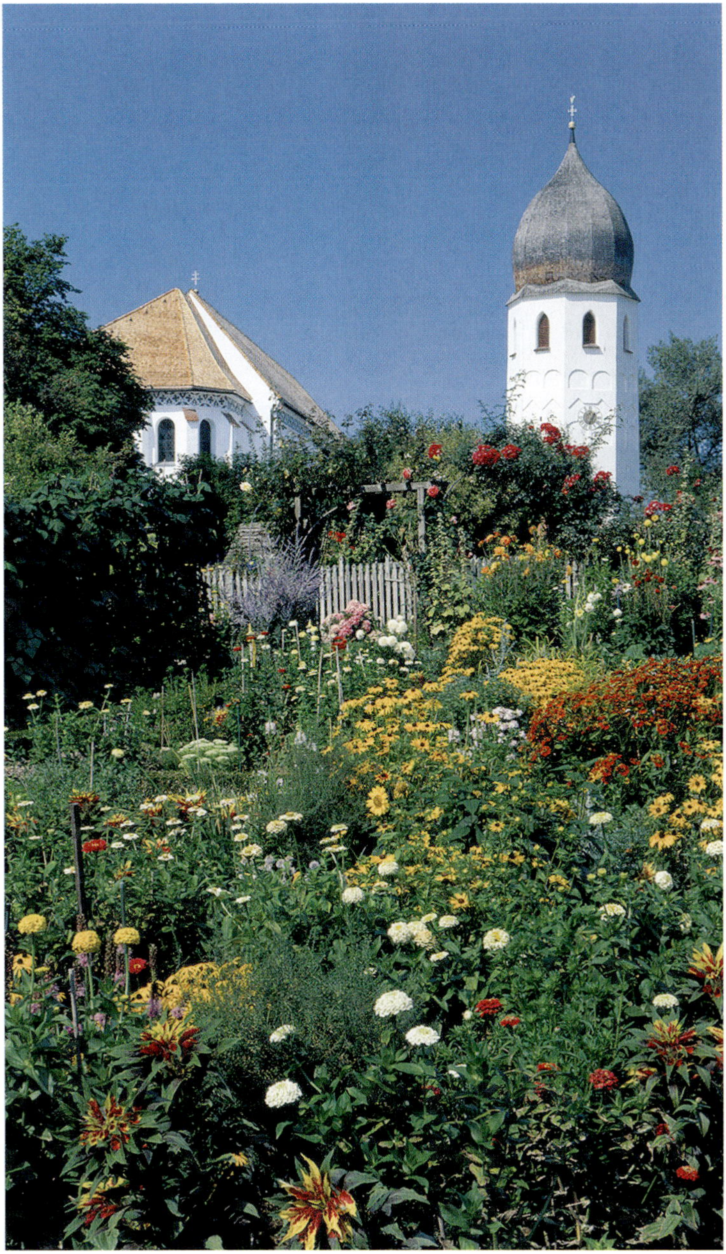

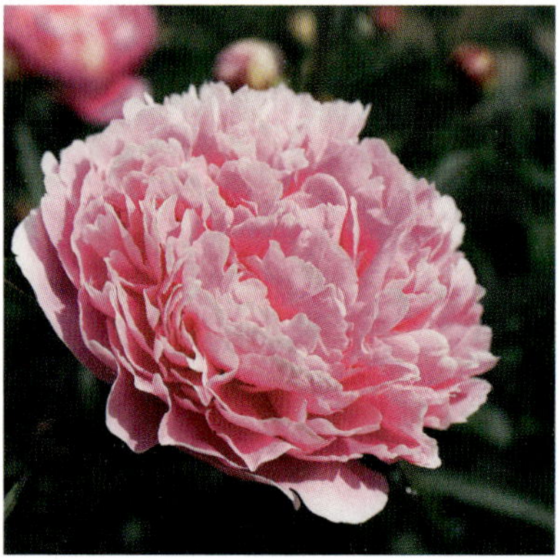

nießen, und wie! Außerdem wirken die grünen Blätter (nicht die Blütenblätter und nur die der Walderdbeere, nicht der Gartenerdbeere), als Tee aufgegossen, gegen Magen- und Darmbeschwerden. Die Blütenblätter der Pfingstrose werden als »Schmuckdroge« in Teemischungen verwendet. Ihre Heilwirkungen wurden pharmakologisch noch nicht unter die Lupe genommen.

Weil Wurzeln und Samen dieser Pflanze giftig sind, fehlt sie in neueren Kräuterbüchern, und auch hier in diesem Buch lassen wir sie vorsichtshalber aus.

Aber Gänseblümchen, Veilchen und Rose besitzen neben allen anderen heilenden, kulinarischen und ästhetischen

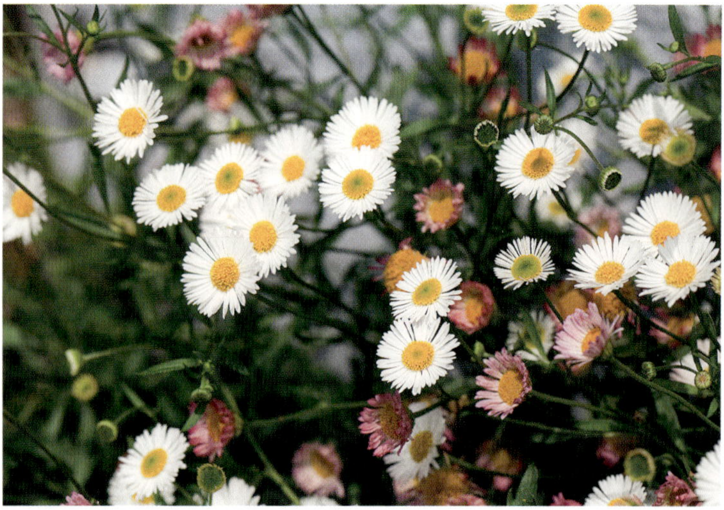

Qualitäten zusätzlich die Eigenschaft, Marienblumen zu sein. Simone Widauer schreibt: »Viele der typischen Frühlingsblumen wie das Veilchen und das Gänseblümchen ... sind Marienblumen. Der Frühling als lebensspendende Zeit wurde mit der Gottesmutter assoziiert. Wie der Frühling die Kälte des Winters besiegt und liebliche Blüten hervorbringt, so ist auch mit Maria eine neue Zeit angebrochen, die das Gute über das Böse siegen lässt.«

Die ersten Blüten des Jahres waren und sind etwas Herausragendes. Sie symbolisierten die Lebenskraft der »kräutertragenden« Erde, die in vielen Kulturen als Fruchtbarkeitsgöttin verehrt wurde. Die Wiedererstehung der Natur in jedem Frühling war die Offenbarung der unerschöpflichen und immerwährenden Kraft der Erde. So waren die Frühlingspflanzen in früher Zeit den Liebes- und Fruchtbarkeitsgöttinnen geweiht. Auf Sandro Botticellis um 1485 gemaltem berühmten Bild »Geburt der Venus« erhält die Liebesgöttin einen Mantel, der mit Gänseblümchen übersät ist.

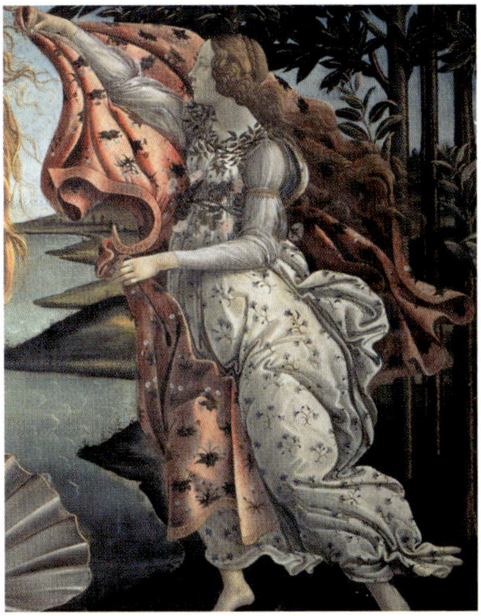

»Bellis perennis« ist der botanische Name dieser Blume, das bedeutet so viel wie »immerwährende Schöne«, denn sie blüht fast das ganze Jahr über, und sie sieht aus wie eine kleine Sonne. Dass solch eine widerstandskräftige Pflanze mit einer so positiven Ausstrahlung auch über starke Heilkräfte verfügt, ist eigentlich kein

Wunder. Beispielsweise regt sie die Nierentätigkeit an und wirkt entgiftend. Daher kann der Verzehr beim Abnehmen Unterstützung leisten. Jugendliche mit unreiner Haut sollten Tee aus frischen oder getrockneten Gänseblümchen trinken und ihn zum Waschen hernehmen. Der Tee regt auch die Gedächtnisleistung älterer Menschen an.

Das Veilchen steht vor allem für die Tugend der Demut, die Maria zugeschrieben wird. Daher begleitet es sie auf vielen Darstellungen. Sie und das kleine Gänseblümchen bilden hier einen Gegensatz zu großen Blumen wie Rose und Lilie.

Die Rose steht für Liebe. Zudem galt sie lange Zeit als Paradiesblume, weil man es so sah, dass die vielen Dornen Schutz vor dem Bösen boten, und dass das Böse daher nicht in diesen Garten eindringen konnte.

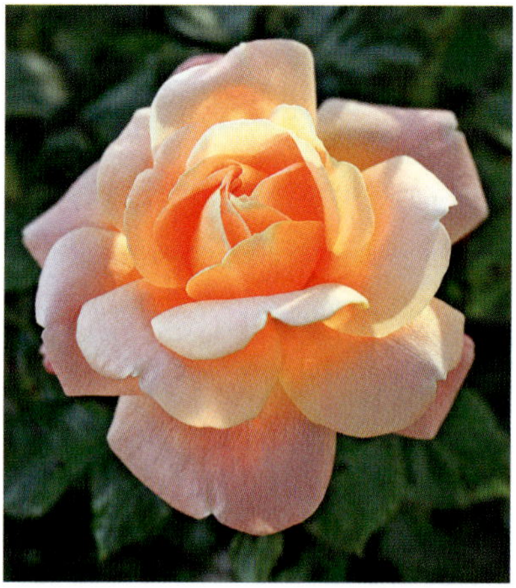

In der Antike waren die Menschen von Rosen derart begeistert und ordneten sie so vielen ihrer Göttinnen zu, dass die frühen Christen fanden, sie sollten sich davon distanzieren. Aber auf die Dauer kamen sie um die Blume und auch um die weibliche göttliche Energie nicht herum. So wurde die Rose zum Symbol für Maria. Die Übertragung von »heidnisch« auf »christlich« fand hier wie in vielen anderen Bereichen höchst erfolgreich statt. Simone Widauer schreibt: »Diese Einbettung von Maria in den großen Zusammenhang der Kulturgeschichte hat keineswegs eine Abwertung ihrer Bedeutung zur Folge, ganz im Gegenteil.

Sie macht die Gottesmutter zu einer seit Tausenden von Jahren gewachsenen heiligen Figur, die jenseits ihrer historischen Biographie auch den Platz einer im Wesen unserer Vorstellungswelt wichtigen weiblichen Gottheit einnimmt.«

Dass die Rose als Königin der Blumen auch das passende Attribut der Himmelskönigin war und ist, liegt auf der Hand. Bei den Kelten und Germanen weihte man sie der großen Göttin Freyja, danach Maria.

In der Litanei aus dem Marienwallfahrtsort Loreto, einem typischen Wechselgebet, das auf Pilgerfahrten gesungen und gebetet wird, sagt der Vorbeter oder die Vorbeterin: »Du geheimnisvolle Rose.« Die Antwort der Pilger darauf lautet: »Bitte für uns!« Hier wird die Rose zum Sinnbild der göttlichen Kräfte, welche durch die Madonna wirken.

Die im Mittelalter am weitesten verbreiteten Texte der Mystiker und Mystikerinnen hatten einen großen Einfluss auf die bildenden Künstler. Zusammen mit anderen Quellen wie den Marienliedern sorgten sie dafür, dass die Menschen jener Zeit die Symbolsprache der Blumen und Pflanzen, die ihnen in den Kirchen und Gnadenbildern begegneten, erkannten und verstanden. So war die Symbolik der Pflanzen keine Geheimsprache, sondern allgemein bekannt.

Damals und schon in der Antike wurden Rosen nicht nur ihrer Schönheit und ihres einzigartigen Duftes wegen angepflanzt, sondern auch deswegen, weil sie über starke Heilkräfte verfügen. Der römische Schriftsteller Plinius der Ältere (etwa 23–79 n. Chr.) schrieb in seiner enzyklopädischen *Naturgeschichte,* dass die Blütenblätter der Rose kühlend und zusammenziehend wirken. Daher empfahl er einen daraus zubereiteten Saft beispielsweise gegen Ohrenschmerzen, Mundgeschwüre, Kopfschmerzen und als Schlafmittel.

Der griechische Arzt Dioskurides (er lebte im 1. Jahrhun-

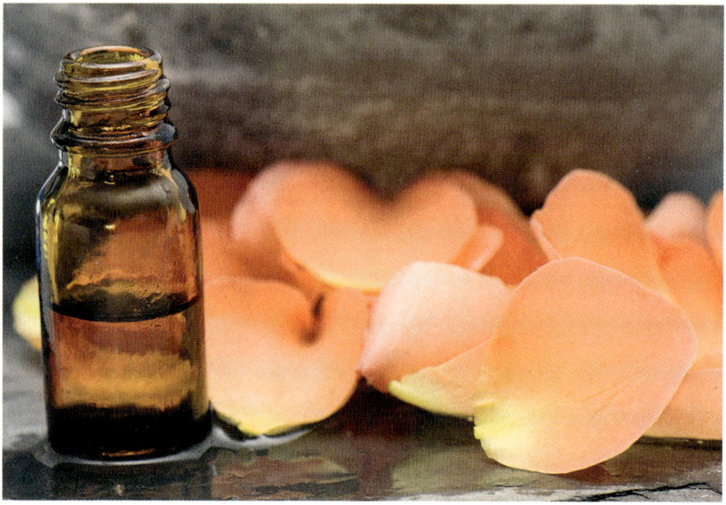

dert n. Chr.) stimmte in fast allem mit Plinius überein. Er lieferte übrigens auch noch eine praktische Anleitung zur Gewinnung von ätherischem Rosenöl.

Im 14. Jahrhundert besprach der Autor zahlreicher lateinischer Schriften Konrad von Megenberg (1309–1374) in seinem *Buch der Natur* die Rose und empfahl, frische Rosen zu zerquetschen, mit Öl in ein Glas zu füllen und dieses vierzig Tage lang an einen warmen Ort zu stellen, möglichst in die Sonne. Das so zubereitete Öl sollte man gegen Leberleiden und Kopfschmerzen verwenden und im Bereich der Leber auftragen.

Seinen Text über die Rose lässt er mit einem direkten Vergleich mit der Gottesmutter enden, die selbst zum Heilmittel wird: »In diese Welt ist unsere liebe Frau hineingepflanzt wie ein blütenreicher Rosenstock, der seinen Duft weithin von sich ausgehen lässt, voller Milde und Gnade. Aus diesen edelen Rosen sollen wir armen Sünder uns Rosenhonig, Rosenzucker, Rosenöl, Rosensyrup und Rosenwasser bereiten mit dem Honig unserer festen Zuversicht, dem Zucker unserer innigen Liebe, dem Öl des christlichen Glaubens, dem Ausüben guter Werke und dem Ausbrennen in rechter Beichte und völliger Reue gegen alle die Krankheiten, Angst und Noth, die uns Leib und Seele bedrohen. Ach, Du hell brennende Rose, erscheine allen denen, die Deinen Namen ehren, und stärke sie in allen ihren Nöthen. Herrin, Du weißt wohl, ob ich es ernsthaft meine.«

Auch in mittelalterlichen Klöstern war die Rosenblüte ein wichtiges Heilmittel. Heute wird sie vor allem als Zutat für kostbare Kosmetika verwendet, also mehr für Wohlbefinden und Schönheit. Aber langsam besinnt man sich wieder auf ihre medizinischen Eigenschaften. Mehr dazu finden Sie im Abschnitt über die Rose weiter hinten in diesem Buch.

»Die Bilder, die Maria mit Rosen zeigen«, schreibt Simone Widauer, »die üppigen Rosengärten und saftigen Blumenwiesen, das kostbare Gold und die Krone, die mit Edelsteinen besetzt in der Sonne funkelt, die prächtigen Brokatstoffe der Gewänder berichten vom Strahlen der Gottesmutter und ihrem göttlichen Kind. Sie ist glücklich, der paradiesische Garten, sie selbst und ihr Kind sind eine Manifestation Gottes.

Hier steht nicht das Leiden im Zentrum, sondern die Fülle und die Erlösung der gesamten Schöpfung. Beim stillen Betrachten der Marienbilder nehmen wir teil an diesem tiefen Gefühl, als Menschen von Gott gewollt zu sein und ohne Trennung das Wunder des Lebens mit der Schöpfung zu teilen.«

Es gibt ihr zufolge noch andere Gewächse, die häufig mit der Gottesmutter gezeigt werden und die ebenfalls essbare Blüten haben, zum Beispiel verschiedene Nelkenarten und Obstbäume. Auf die allerdings geht sie nur am Rande ein.

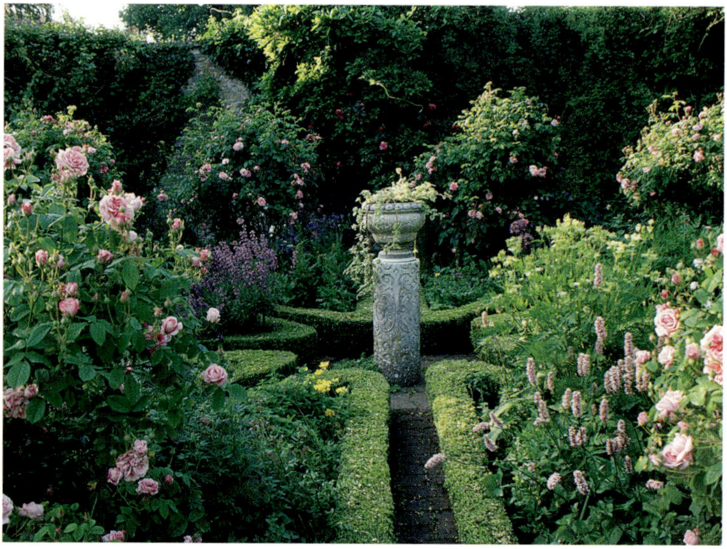

Marienpflanzen ist ein Buch, das alles Wissenswerte über Symbolik, Kunst und Heilkunde zusammenträgt. Es ist wunderschön gestaltet, sorgfältig und kenntnisreich recherchiert und spannend zu lesen – sehr empfehlenswert.

Im Kräutergarten des ehemaligen Frauenklosters und heutigen Museums Kleines Klingental, Basel, veranstaltet Simone Widauer Führungen.

Auf eigene Faust kann man einen Mariengarten an der Wallfahrtskirche Maria Ramersdorf in München besuchen. Informationen zu beidem finden Sie am Ende des Buches (siehe »Adressen«).

Kräuterbüschel

Ein uralter Brauch wird neu belebt

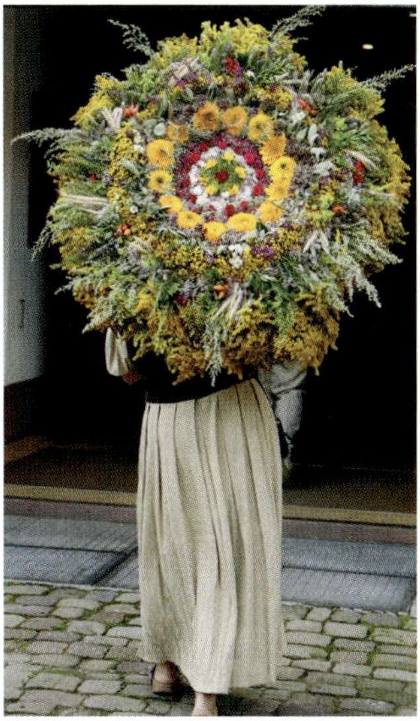

In manchen Gärtnereien bekommt man sie noch, vor allem in Süddeutschland, Österreich und der Schweiz: Kräuterbüschel, Kräuterbuschen, Wurzwischen. Das sind bildschöne, bunte, herrlich duftende Sträuße aus Heil- und Nutzkräutern, auch Kulturpflanzen und Blumen, die am 15. August zu Mariä Himmelfahrt gepflückt, kunstvoll gebunden und dann gesegnet werden.

Die Kräuter- oder Wurzweihe der katholischen Kirche, die etwa seit dem 10. Jahrhundert üblich ist, sollte die vorchristlichen Formeln und Zeremonien beim Kräutersammeln sowie den Aberglauben im Zusammenhang mit Kräutern verdrängen. So ganz gelang das nicht, denn bis heute heißt es beispielsweise, dass die getrockneten Büschel, auf dem Dachboden aufgehängt und vorsichtig in der Küche verbrannt oder verräuchert, gegen Feuer und Blitz vorbeugen sollen.

Traditionell bildet eine Königskerze die Mitte des Straußes. Um sie herum werden entweder sieben beziehungsweise neun oder mehrmals sieben respektive mehrmals neun heilkräftige Pflanzen gebunden. Es können manchmal sogar bis

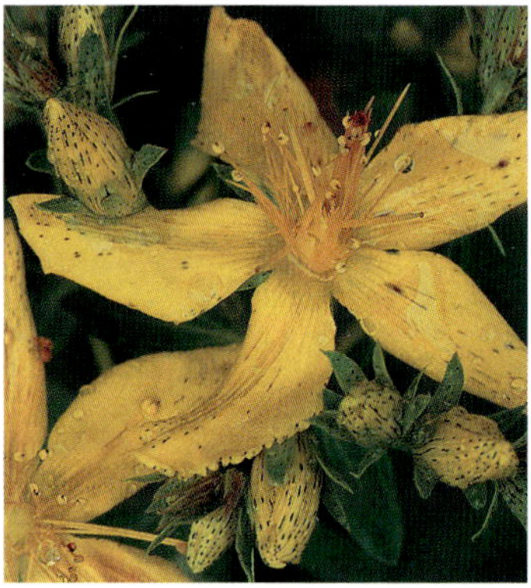

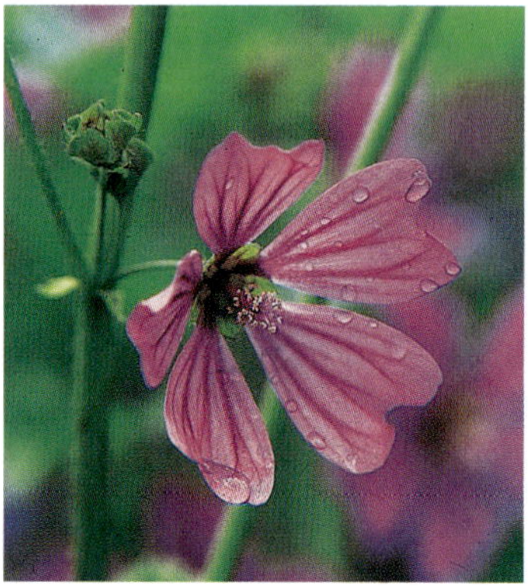

zu elf mal sieben, also 77 Kräuter sein. Ausgesprochen gern werden Arnika, Baldrian, Johanniskraut, Kamille, Majoran, Malve, Pfefferminze, Rose, Rosmarin, Schafgarbe, Sonnenblume, Tausendgüldenkraut und Wermut verwendet. Darunter sind also zahlreiche essbare, heilkräftige Blüten.

Nachdem die Kräuterbüschel in Wasser gestellt erst mal für kurze Zeit das Haus oder die Wohnung geschmückt ha-

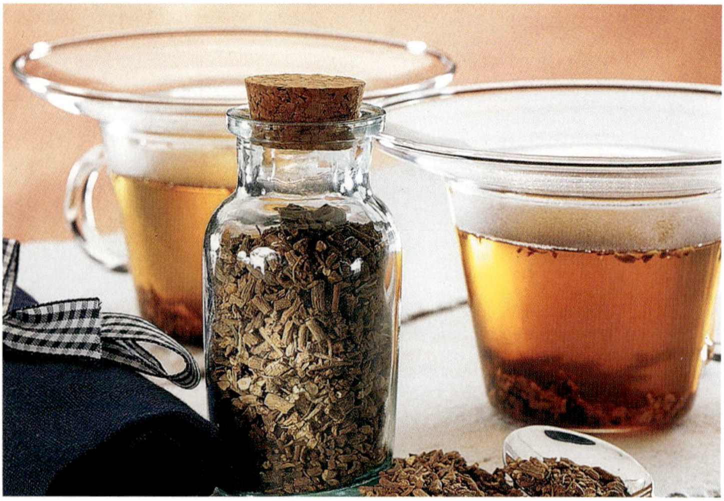

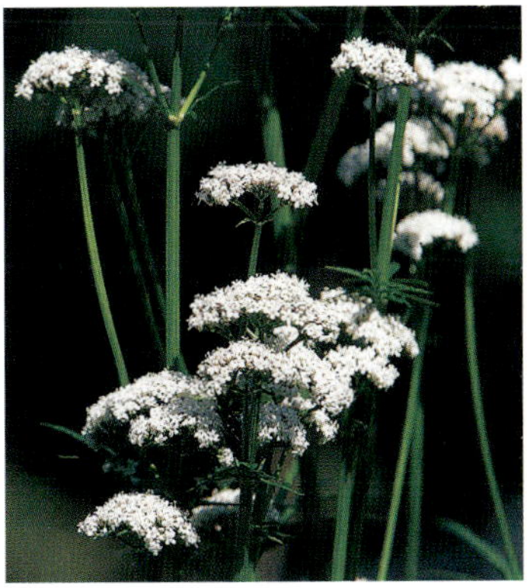
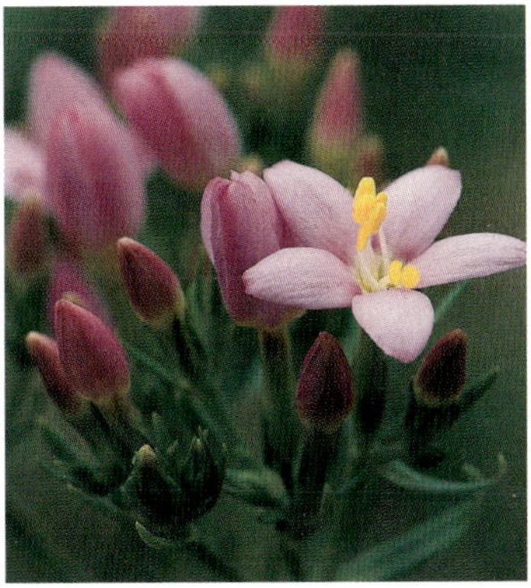

ben, werden sie zum Trocknen aufgehängt. Sie enthalten die ganze Kraft von Sommer und Sonne. Im Winter werden sie dann nach und nach »geplündert« und für Heiltees oder zum Räuchern verwendet. Während man sich damit beschäftigte, dachte man an die Fülle und Schönheit des Sommers, was sicher zu einer positiven Wirkung auf die Stimmung und somit zur Gesundheit beitrug.

Früher gingen die Bauern während der Raunächte (»Rauchnächte«) zwischen Weihnachten und den Heiligen Drei Königen mit einer Glutpfanne durch die Ställe und durchs ganze Haus, um die Atmosphäre zu reinigen und sie für das neue Jahr zu erfrischen. In der Tat kann ein solcher Kräuterrauch desinfizierend wirken, das ist mittlerweile erwiesen. Und tatsächlich interessieren sich in letzter Zeit mehr und mehr Menschen wieder für das Räuchern.

Man gab in früheren Zeiten auch krankem Vieh von den Kräutersträußen zu fressen, man verwöhnte sie mit diesem Festmahl beispielsweise zu Weihachten.

Je nach Größe des Haushalts wurden besonders vielfältige und üppige Sträuße gesammelt oder sogar eine ganze Reihe davon, denn der Vorrat musste ja ein Jahr lang halten.

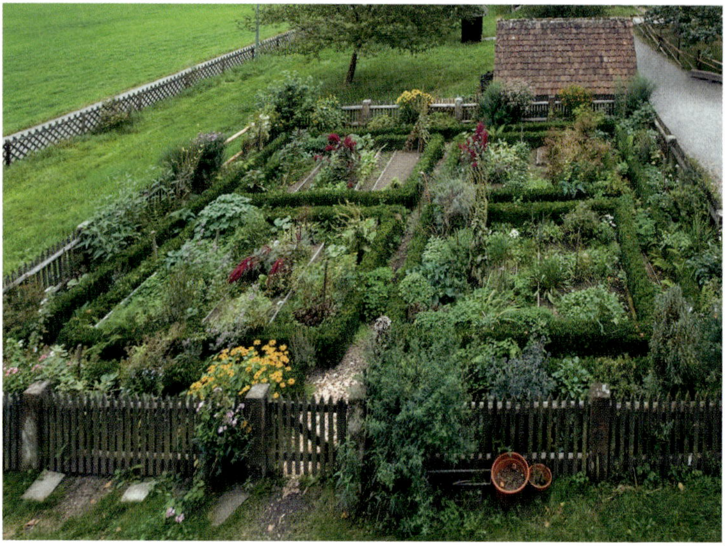

Die meisten Kräuter und Blumen wurden in »Hausgartln« oder »Bauerngartln« gezogen, die auf die Zeit Kaiser Karls des Großen zurückgehen (747–814). Der hatte um das Jahr 800 herum den Anbau von Heil- und Gewürzkräutern auf den kaiserlichen Gütern befohlen. Von den Klostergärten der Benediktinermönche aus gingen die Pflanzen in die Gärten der Burgen, der Herrenhöfe und dann in die Bauerngärten über. Letztere waren alleiniges Terrain der Bäuerinnen, da durften sie schalten und walten. Sie sammelten auch das Wissen darum, auf welche Weise man die Pflanzen zum Kochen und für gesundheitliche Anwendungen einsetzen konnte.

Die Tradition verwässerte über die Jahrzehnte und Jahrhunderte. Als sich der Architekt des Bayerischen Nationalmuseums in München, Gabriel von Seidl, in Bad Tölz ein Landhaus bauen ließ und davor ein »Bauerngartl« anlegen lassen wollte, hatte er Schwierigkeiten, jemanden Kundiges zu finden. Schließlich überließ er das Ganze einer alten

Tölzerin, die den kleinen Raum genau nach der Überlieferung einteilte und bepflanzte. Am Schluss stellte sie sich vor Gabriel von Seidl hin und sagte: »So ist's richtig. So hat's der Kaiser Karl befohlen.«

Neben selbst angebauten Pflanzen wurden in die Kräuterbüschel auch solche aus Feld, Wald und Wiese hineingebunden.

Das Fest Mariä Himmelfahrt feiert man seit dem 7. Jahrhundert. Es wurde erst 1950 als Dogma verkündet. Eine der zahlreichen Legenden um den Tod und die Auferstehung von Maria ist folgende. Die Jünger öffneten das Grab und fanden nicht mehr ihren Leichnam, sondern Blumen und Kräuter darin vor, welche göttlichen Wohlgeruch verbreiteten. Aus Vorstellungen wie dieser resultierte der Kräutersegen an Mariä Himmelfahrt.

Man stellte sich vor, dass Maria als Schutzpatronin der Schwangeren, Gebärenden und Mütter heilende Pflanzen mit besonderer Energie versah, von denen viele ausgespro-

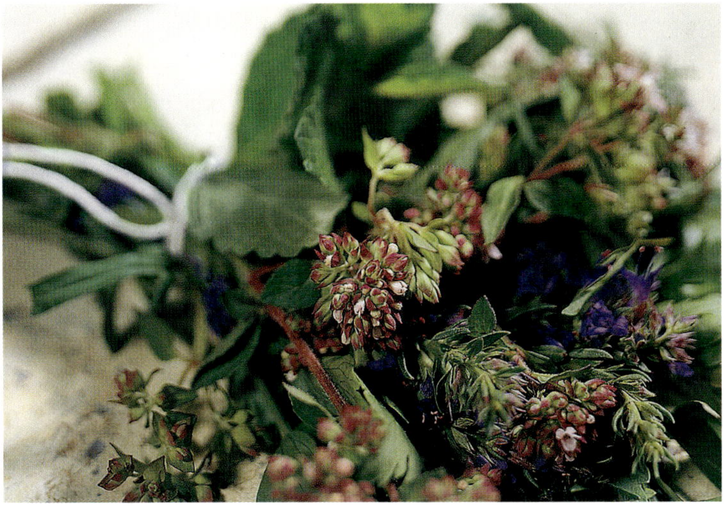

chene Frauenkräuter waren und sind. Das Sammeln und Binden der Sträuße war und ist hauptsächlich eine Sache der Mädchen und Frauen.

Wie gesagt, in manchen Gärtnereien pflegt man die Tradition noch, zum Beispiel in der »Blumenschule« in Schongau (siehe »Adressen« am Ende des Buches), wo Mitte August atemberaubend schöne und wirklich heilkräftige Sträuße angeboten oder speziell angefertigt werden.

Wer auf dem Münchner Viktualienmarkt die richtigen Floristinnen kennt, bekommt auch hier einen nach allen Regeln der Kunst gebundenen, individuellen Strauß dieser Art. Aber besonders persönlich, ansprechend und wirkungsvoll ist es natürlich, wenn man oder frau selbst bei einem ausgiebigen Spaziergang sucht, was passt, vorsichtig und sparsam, selbstverständlich, es mit blühenden Kräutern und Blumen aus dem eigenen Garten, von der eigenen Terrasse oder Fensterbank ergänzt oder auf dem Markt, in der Blumenhandlung oder Gärtnerei etwas dazukauft. Wenn sich die Anzahl der unterschiedlichen Pflanzen durch sieben oder durch neun teilen lässt, ist das umso besser.

In manchen Kirchen ist es möglich, an Mariä Himmelfahrt mitgebrachte Büschel segnen zu lassen. Sonst darf das aber auch in einem passenden, ganz privaten kleinen Ritual zu Hause geschehen.

Später im Jahr freuen sich dann alle Mitglieder des Haushalts über getrocknete Sommerblüten auf Tellern, über heilkräftige Tees und über Räucherungen, die an den Sommer erinnern.

Alte Bräuche wie diesen wiederzubeleben macht Freude. Es schließt innerlich an den Jahreskreis von Frühling, Sommer, Herbst und Winter an, was Körper, Geist und Seele guttut. Zudem lenkt es wie viele andere Aspekte des Themas

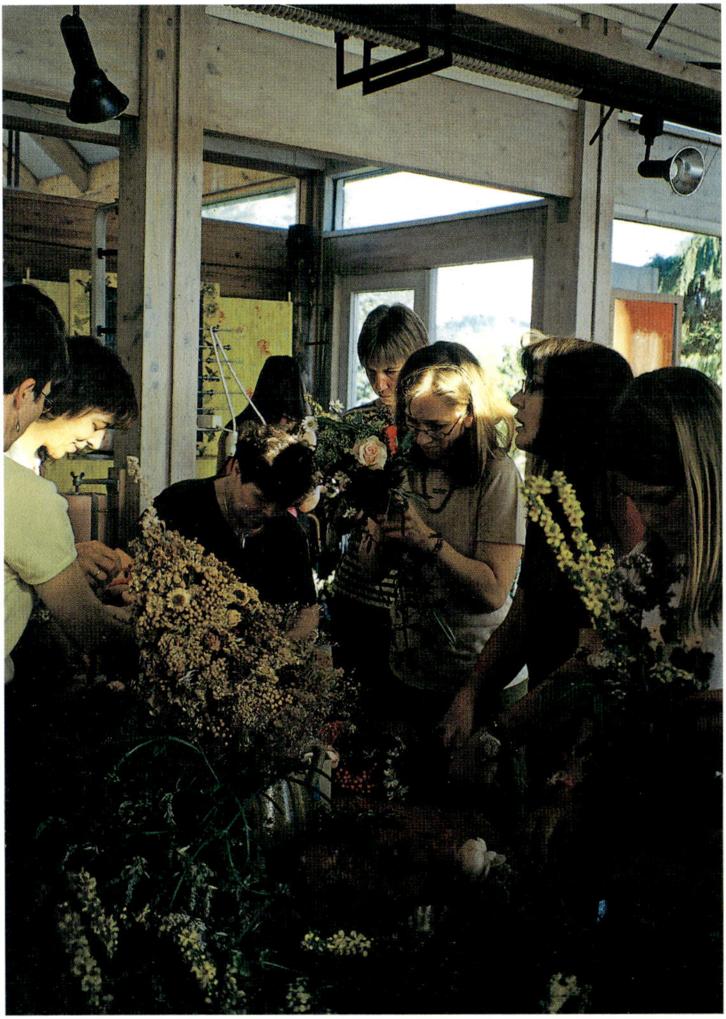

essbare, heilkräftige Blüten die Aufmerksamkeit darauf, wie schön es ist, selbst etwas zu tun, statt nur zu konsumieren. Und nicht Quantität, sondern Qualität den Vorzug zu geben.

Frauenkräuter

»Mit Heilpflanzen lassen sich fast alle Frauenleiden günstig beeinflussen«

Wie sind in vergangenen Zeiten die Frauen mit ihren speziellen gesundheitlichen Problemen umgegangen, als von der Gynäkologie nach unserem Verständnis noch keine Rede war? Sie haben sich untereinander geholfen, und sie haben auf das zurückgegriffen, was ihnen Mutter Natur zur Verfügung stellte, vor allen Dingen auf Heilkräuter. Die besitzen so starke Kräfte, dass die alten Völker in ihnen das Göttliche verehrten. Hier bei uns im europäischen Raum machte man Artemis, die geburtsmächtige Mondgöttin, zur Herrin der Artemisia-Gewächse wie Wermut und Beifuß, die in der Geburtshilfe und Frauenheilkunde eine wichtige Rolle spielten. Frau Holle, germanische Muttergöttin, gab dem Hollerbusch seinen Namen, dem Holunder. Dessen Blüten und Früchte wirken gegen Fieber und Kinderkrankheiten. Die Rose, Symbolpflanze der Liebe und kraftvolles Heilmittel für die Gebärmutter, hat mit der Liebesgöttin Venus/Aphrodite zu tun. Für das gesamte Pflanzenreich stand die Göttin Flora.

Besonders hohes Ansehen genossen jene Kräuter und Wurzeln, welche die Fruchtbarkeit steigern, die Geburt erleichtern, die Geburtsblutung stillen, das Wochenbettfieber verhüten, den Milchfluss in Gang setzen.

Bis ins Mittelalter hinein wurde das Wissen um die Frauenkräuter innerhalb der Familien, Sippen und Dorfgemeinschaften bewahrt und weitergegeben. Im 16., 17. und

18. Jahrhundert legte man eine ganze Menge von diesem Wissen in Büchern nieder. Mittlerweile aber haben die moderne Medizin und ihre Retorten-Medikamente fast vollständig »übernommen«. Es gibt nur noch wenige Menschen, die sich in der Naturheilkunde innerhalb der Frauenheilkunde wirklich auskennen.

Zu diesen wenigen gehört die in München lebende Heilpraktikerin und Autorin Margret Madejsky, Jahrgang 1966. Sie lehrt die Materie schon seit vielen Jahren, und sie betreut zahlreiche Patientinnen. 2008 erschien von ihr das *Lexikon der Frauenkräuter*, in dem sie viele heimische Heilpflanzen vorstellt und erklärt. So gibt sie Heilpraktikern, Apothekern und Ärzten, männlich und weiblich, ein ganzes Füllhorn von Schätzen aus Theorie und Praxis an die Hand. Aber auch Patientinnen selbst können sich durch das Nachschlagen und Lesen helfen, und sie können ihren Helfern mit Unterstützung des Buches Ideengeberinnen werden. »Viele der Medikamente, die heute verschrieben werden, wirken traumatisierend, und man ist damit durchaus nicht auf der sicheren Seite«, sagt Margret Madejsky. »Die Frauen sollen wieder zurück zur Natur gehen.«

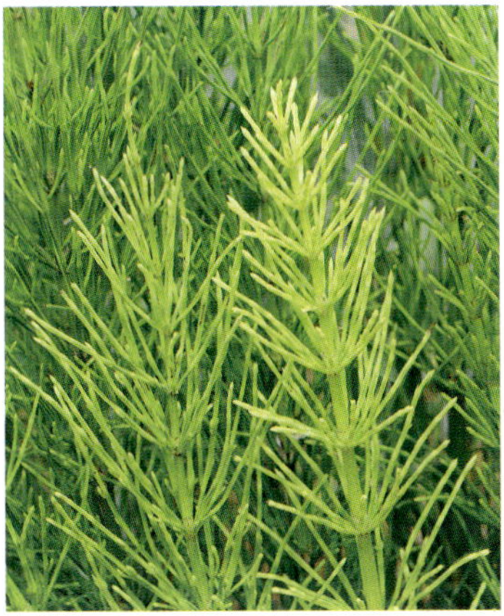

In ihrem Buch liefert sie 112 ausführliche Frauenkräuterporträts von Alant bis Zinnkraut. Achtzehn davon sind nicht nur heilkräftig, sondern tragen auch essbare Blüten. Besonders wichtig und interessant sind dabei Holunder, Kamille, Lavendel, Ringelblume und Rose. Aber auch einige entsprechende

Informationen über andere sind in diese *Blütenapotheke* eingeflossen: Gänseblümchen, Kapuzinerkresse, Löwenzahn, Majoran, Rosmarin, Rotklee, Salbei, Schafgarbe, Stiefmütterchen und Veilchen.

*

Im folgenden Interview mit Margret Madejsky geht es um Frauenkräuter allgemein und um Heilungserfolge, die mit ihnen möglich sind.

Frage: Was versteht man – oder, besser gesagt, was versteht frau – unter Frauenkräutern?

Margret Madejsky: Frauenkräuter sind Heilpflanzen, die vor allem bei typischen Frauenleiden angewendet werden. Zum Beispiel bei Blasenentzündungen, Regelkrämpfen, beim prämenstruellen Syndrom, bei Wechseljahresbeschwerden oder Myomen. Einige dieser Heilpflanzen sind seit Jahrhunderten in der Frauenheilkunde und Geburtshilfe in Gebrauch. Deswegen tragen sie Namen wie »Frauenmantel«, »Mutterkraut« oder »Mariendistel«.

Frage: Bei welchen Frauenleiden hat sich Pflanzenheilkunde besonders bewährt?

Margret Madejsky: Heilpflanzen sind besonders hilfreich zur Vermeidung von Antibiotikagaben, zum Beispiel bei Blasenentzündungen, oder zur Nachkur bei Scheidenpilz. Denn antibakterielle Heilkräuter führen weniger zur Resistenzbildung [Widerstandsfähigkeit von Krankheitserregern gegen chemische Medikamente] als Antibiotika. Mit Heilpflanzen lassen sich fast alle Frauenleiden günstig beeinflus-

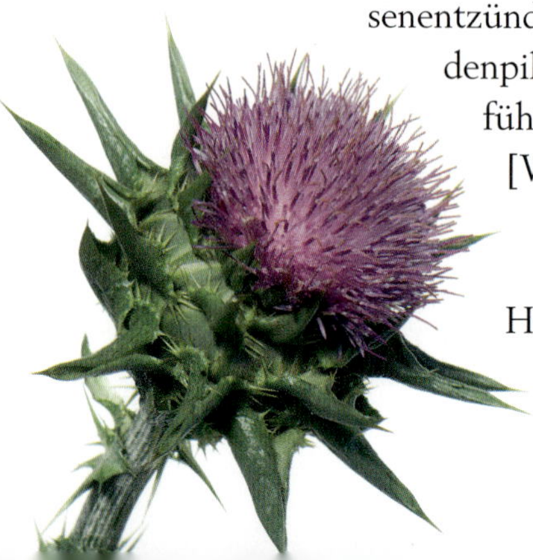

sen. Richtig angewandt, lindern sie viele Beschwerden und tragen zur Heilung bei. Natürlich können sie auch in der Schwangerschaft sehr nützlich sein. Frauenkräuter können Übelkeit in der Schwangerschaft lindern, frühzeitige Wehen hemmen oder verhindern, dass sich die Geburt zu lange hinauszögert. Es ist auch möglich, damit einen Kaiserschnitt zu vermeiden. Das Spektrum ist also breit.

Frage: Mit welchen Problemen kommen Frauen besonders oft zu Ihnen in die Praxis?

Margret Madejsky: Ich führe häufig naturheilkundliche Fruchtbarkeitssteigerungen durch. Bei Myomen oder bei hormonellen Schwierigkeiten stelle ich Therapiekonzepte zusammen. Ich berate bei schlechten Ergebnissen von Pap-Tests. Ein Pap-Test ist ein gynäkologischer Krebs-Früherkennungstest. Andere häufige Themen sind sexuelle Unlust, Schlafstörungen, Zyklusstörungen und Migräne.

Frage: Gibt es denn auch Frauenkräuter, die gegen Migräne wirken?

Margret Madejsky: Migräne ist sozusagen ein Dauerbrenner in meiner Praxis. Sie entsteht meistens durch chronische Erschöpfung und Überarbeitung. Sie kann auch mit Schlafstörungen einhergehen. Bewährt hat sich eine Kombination aus Leberstärkung, zum Beispiel mit dem Trinken von Goldrutentee. Zusätzlich gibt es spezielle Pflanzen wie das Mutterkraut, die gegen Migräne wirken.

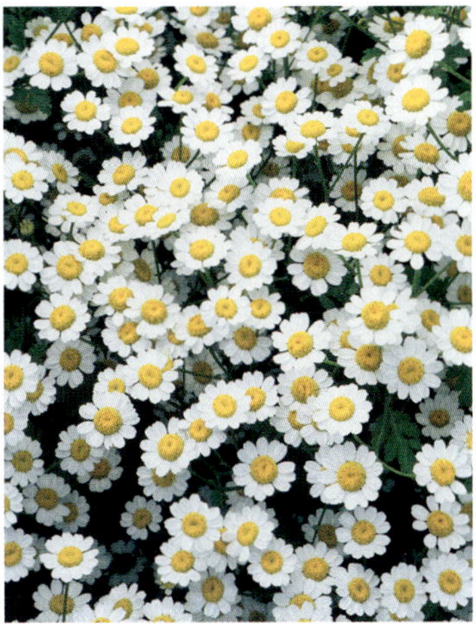

Frage: Die Ringelblume war ja Heilpflanze des Jahres 2009. Wo liegt ihre besondere Stärke, außer dass sie entzückend aussieht?

Margret Madejsky: Vor allem hilft sie, Wunden zu heilen. Sie regt von allen untersuchten Heilpflanzen die Narbenbildung am besten an. Narben, besonders gerötete, juckende oder entzündete Operations- oder Dammschnittnarben, sollten jeden Tag mit Ringelblumenöl eingerieben werden. Pflanzenforscher haben außerdem herausgefunden, dass Ringelblumengel oder -salbe Hautentzündungen reduziert, die nach Bestrahlungen entstehen können. Das ist interessant für Frauen, die etwa wegen Brustkrebs bestrahlt werden. In meiner Praxis habe ich sogar erlebt, dass die Ringelblume Wunden der Seele lindert, die leider von manchen Operationen zurückbleiben.

Frage: Welche ist Ihre persönliche Lieblingspflanze?

Margret Madejsky: Zwar liebe ich alle Heilpflanzen. Aber ich habe ein besonderes Verhältnis zum Frauenmantel und zu den Rosengewächsen aufgebaut. Der Frauenmantel oder die Alchemilla ist, wie der lateinische Name schon vermuten lässt, die Alchemistin unter den Frauenkräutern. Wie der sagenhafte Stein der Weisen wandelt sie so manches Frauenleiden in Gesundheit um. Sie ist eine sanfte Universalheilpflanze für Frauen. So verbessert sie die weibliche Ausstrahlung, reguliert den Zyklus und die Blutungsstärke, lindert Regelkrämpfe, verkleinert manchmal sogar Myome. Sie glättet prämenstruelle Stimmungstiefs, fördert die natürliche Empfängnis, stärkt die Geburtsorgane, wirkt Fehlgeburten entgegen und kann uns Frauen bis ins hohe Alter hilfreich begleiten.

Frage: Hätten Sie jeweils einen Tipp für alle drei Frauenalter und darin auftretende Herausforderungen? Für ganz junge Frauen, die gerade begonnen haben zu menstruieren. Für Frauen in der Blüte ihrer Jahre, die schwanger werden oder im Gegenteil keine Kinder bekommen wollen. Und für Frauen in und nach den Wechseljahren.

Margret Madejsky: Das ist eine schwierige Frage, weil in jedem Lebensalter viele verschiedene Krankheiten und Herausforderungen auftreten können. In der Pubertät wirken Frauenmantel und Gänsefingerkraut, zum Beispiel als Tee getrunken, krampflösend bei Regelbeschwerden. Sie unterstützen den natürlichen Zyklus. Viele Mädchen schwitzen in der Pubertät. Denen hilft es, wenn sie sich mit Salbeiblättertee waschen. In der fruchtbaren Lebensphase stellt die Alchemilla eine große Unterstützung dar, das sagte ich ja schon. Für die natürliche Geburt empfehle ich das wehenhemmende Keimblatt, Bryophyllum. Oder das wehenerregende Eisenkraut. Blasenentzündungen lassen sich mit Kapuzinerkresse behandeln. Preiselbeersaft wirkt vorbeugend. Im dritten Lebensalter der Frau werden vor allem Heilpflanzen interessant, die hormonell regulierend wirken, zum Beispiel Silberkerze oder Raponik-Rhabarber. Damit werden Wechseljahresbeschwerden gelindert, und die Lebenslust steigt. Der Scheidentrockenheit lässt sich mit Rotkleezäpfchen begegnen. Rotklee regeneriert, und er verfügt über östrogenhaltige Heilkräfte. Goldrute und Weidenröschen sind auch sehr empfehlenswert, aber es gibt noch viele weitere Pflanzen gegen Wechseljahresbeschwerden.

Frage: Was wünschen Sie sich als Heilpraktikerin und Pflanzenexpertin für die Zukunft in der Frauenheilkunde?

Margret Madejsky: Ich hoffe, dass die Frauen in Zukunft wieder zu etwas mehr Natürlichkeit in ihren ureigenen Angelegenheiten zurückfinden. Die Kräfte der Heilpflanzen

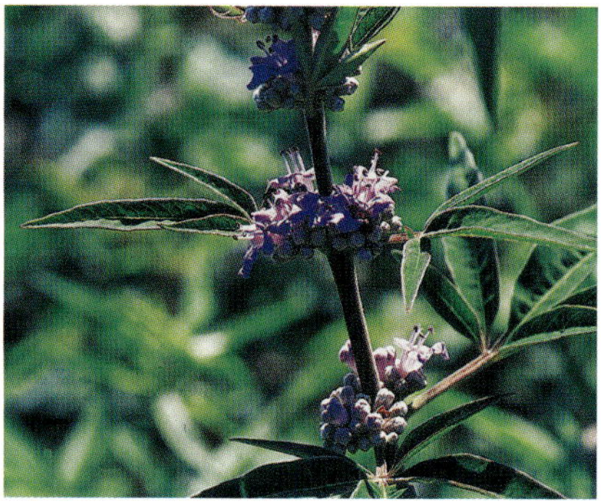

sind groß, und sie sind bei weitem noch nicht völlig ausgeschöpft. Daher sollen Frauen bei allen Gesundheitsproblemen immer auch nach pflanzlichen Alternativen fragen. Allein dadurch könnten die Frauenkräuter wieder zunehmend in die Arzt- und Hebammenpraxen finden. Hormonell wirksame Kräuter wie Mönchspfeffer und Knoblauch haben es zwar schon in die Praxen geschafft. Aber es gibt eben noch viele weitere Pflanzen, welche die Frauenheilkunde und Geburtshilfe bereichern könnten.

Flower-Power

Natürliche Antibiotika, Aromatherapie – Welch starke Heilkräfte in Blüten stecken können

Wer sich ein bisschen mit Naturheilkunde auskennt, weiß, dass Pflanzen wie Knoblauch (siehe das obige Interview mit Margret Madejsky) oder Eukalyptus höchst effektive gesundheitliche Wirkungen haben: dass sie gegen schwere Infekte, Entzündungen und andere Krankheiten erfolgreich eingesetzt werden können. Denn sie sind Heilpflanzen mit entzündungswidrigen, Viren und Bakterien bekämpfenden Kräften. Mit ihnen kann man synthetische Antibiotika vermeiden, die den Körper häufig sehr anstrengen. Außerdem haben Antibiotika oft unerwünschte Nebenwirkungen.

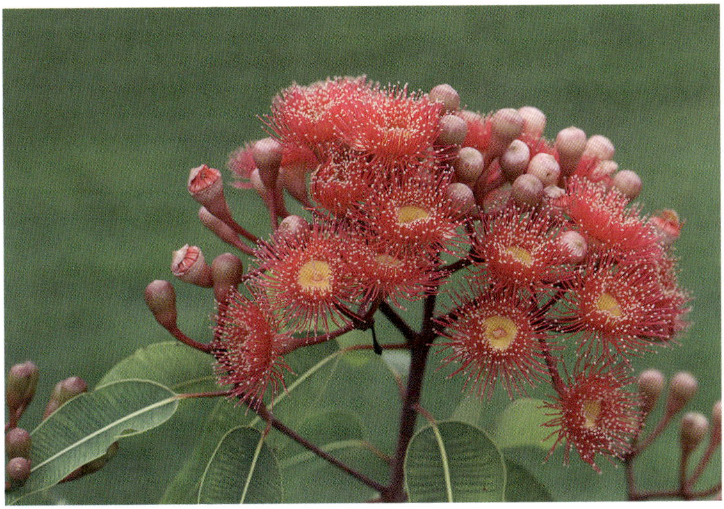

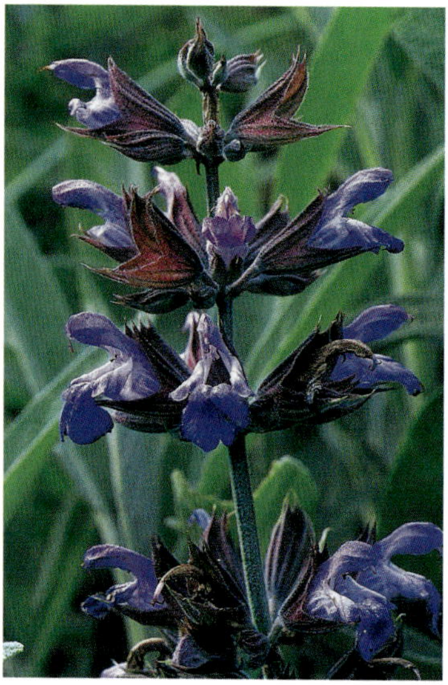

Und wenn man sie zu häufig nimmt, kann es sein, dass der Körper gar nicht mehr auf sie reagiert.

In bestimmten Fällen können sie Leben retten, daher: nichts gegen Antibiotika! Aber wenn möglich, sollte man sie nur für den absoluten Ernstfall reservieren.

Auch unter den essbaren, heilkräftigen Blüten und besonders unter ihren ätherischen Ölen sind »natürliche Antibiotika« zu finden. Kamillen- und Lavendelblüten und ihre ätherischen Öle gehören zu dieser Gruppe. Die ganze Pflanze, also Stängel, Blätter und Blüten von Thymian, Salbei, Rosmarin und Oreganum, sowie die jeweiligen ätherischen Öle ebenfalls.

Das ätherische Öl von der Rosengeranie oder, richtig gesagt, von der Rosenpelargonie ist ein Heilmittel, das in diese Kategorie fällt. Von der Kapuzinerkresse und ihren Blüten existiert zwar kein ätherisches Öl, sie gehört aber ebenfalls zu der Gruppe: Stängel, Blätter und Blüten wirken antibiotisch, und zwar deswegen, weil sie Senfölglykoside enthalten. Die schmecken zum einen köstlich scharf. Zum anderen üben sie eine Reizwirkung auf die Gewebe des Körpers aus und regen den Kreislauf an. Der Verzehr kann beispielsweise bei einer Blasenentzündung helfen.

Die keimtötende Wirkung einiger Pflanzen kommt bei manchen Krankheiten an die der Penizilline heran. Das schreibt der Naturheilpraktiker Wolfgang Möhring in seinem

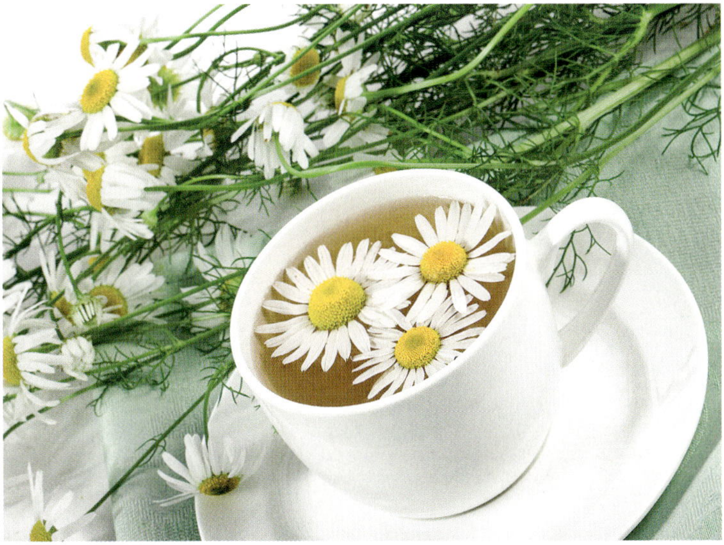

Buch *Antibiotika aus der Natur*, von dem viele Informationen in diesem Abschnitt stammen.

Zu den wirksamen Stoffen, die in Heilpflanzen enthalten sind, gehören Flavonoide, Gerb- und Bitterstoffe sowie Alkaloide (siehe »Extra: Was sind eigentlich Flavonoide?«). Sie entstanden im Laufe von Zigtausenden von Jahren durch Versuch und Irrtum. Versuchsleiterin war und ist Mutter Natur höchstpersönlich. Unseren menschlichen Körpern entspricht der Umgang mit diesen Stoffen evolutionsbedingt ganz und gar, was man von synthetischen, in Laboren hergestellten Antibiotika sicher nicht behaupten kann.

Wesentlich für das Funktionieren überhaupt und dafür, dass der Körper möglichst geschont wird, ist allerdings, dass man nur hervorragende, ungespritzte Pflanzen sowie völlig naturreine ätherische Öle verwendet.

➤ EXTRA: Was sind eigentlich Flavonoide?

Hier kommt nun die Erklärung einiger zentraler Begriffe, die ab jetzt im Text an verschiedenen Stellen des Buches auftauchen.

Alkaloide sind sekundäre Pflanzenstoffe. Das heißt, es handelt sich um Nebenprodukte des pflanzlichen Stoffwechsels, welche die Pflanze über den Tag verteilt mal in größerer, mal in geringerer Menge produziert. Man vermutet, dass Alkaloide chemische Abwehrfunktionen besitzen.

Als **Antioxidanzien** bezeichnet man Substanzen, die Oxidationsreaktionen, etwa durch freie Radikale, entgegenwirken. Sie sind »Radikalenfänger«, das heißt, sie verhindern die Reaktion der freien Radikale mit anderen Molekülen.

Bitterstoffe sind alle chemischen Verbindungen, die einen bitteren Geschmack aufweisen. Es handelt sich bei ihnen um keine einheitliche chemische Gruppe. Sie steigern die Produktion von Magen- und Gallensaft, stimulieren die Leberfunktion, regen den Appetit an, fördern die Verdauung und können Krankheitskeime vernichten.

Flavonoide sind ebenfalls sekundäre Pflanzenstoffe. Sie schützen vor Krebs- und Herz-Kreislauf-Erkrankungen.

Freie Radikale sind hochaggressive Sauerstoffmoleküle, welche die Zellen schädigen, den Alterungsprozess des gesamten Körpers beschleunigen und zur Entstehung von Krebs beitragen können.

Als **Gerbstoffe** bezeichnet man Stoffe, die sich beim Kontakt mit Eiweiß (Protein) mit diesem verbinden. Dadurch wird die Eigenschaft des Proteins verändert. Gerbstoffe wirken zusammenziehend, entzündungshemmend, antiviral und neutralisieren Gifte.

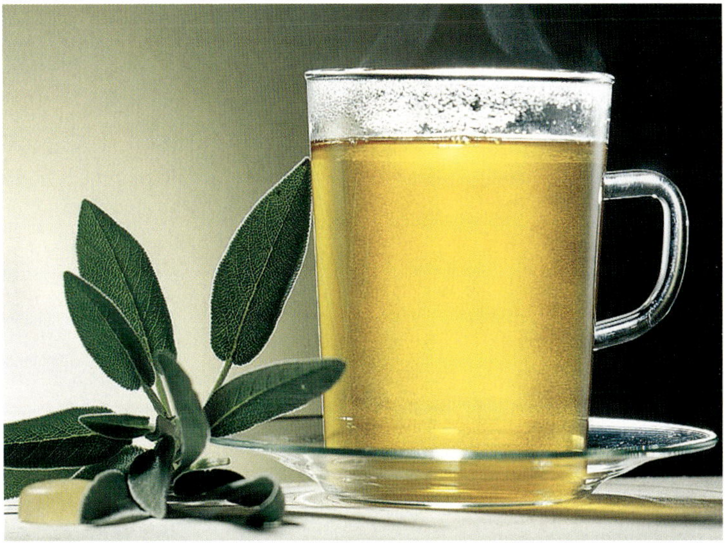

Heilpflanzen sind »Vielstoffgemische«. Sie wirken in der Gesamtheit ihrer Haupt- und Nebenwirkstoffe. Mittlerweile hat die moderne Pharmakologie viele dieser Stoffe entschlüsselt und ihre Effektivität mit naturwissenschaftlichen Methoden bewiesen.

Die »antibiotischen« essbaren Blüten, die Möhring in seinem Buch aufführt und empfiehlt, sind folgende: Holunder, Kamille, Kapuzinerkresse, Lavendel, Ringelblume, Salbei, Schafgarbe und Thymian. Die entsprechenden Detailinformationen und einige Anwendungstipps sind in die entsprechenden Kapitel im zweiten Teil dieses Buches eingeflossen, zum Beispiel, dass die entzündungswidrige Kraft der Kamille der vom Cortison nahekommt. Oder dass das Gurgeln mit Salbeitee eines der besten pflanzlichen Mittel bei Entzündungen im Mund- und Rachenraum ist.

*

Mit dem Wort *aithér*, von dem unser Begriff »Äther« stammt, beschrieben die Griechen die »obere, feine [Himmels]luft«. Der Begriff »ätherische Öle« beschreibt die Sache also ziemlich genau. Im Englischen sagt man *essential oils*, und auch dies trifft ins Schwarze, denn es befindet sich in den Ölen ja quasi die Essenz der Pflanzen. Die Idee, den Duft und damit das eigentliche Wesen einer Heilpflanze einzufangen und für die Gesundheit von Körper, Geist und Seele zu nutzen, hat schon im alten Ägypten auf die Menschen einen starken Reiz ausgeübt. In Pharaonengräbern fand man Reste von Salben, die bis in unsere Zeit hinein nach Lavendel dufteten. Kaum zu glauben, dass ein Aroma Tausende von Jahren überdauern kann. Flower-Power, wie sie im Buche steht!

Bei uns geriet die Kunst, ätherische Öle zu destillieren und damit Körper, Geist und Seele ins Gleichgewicht zu bringen, über lange Zeit in Vergessenheit. Neu entdeckt hat sie

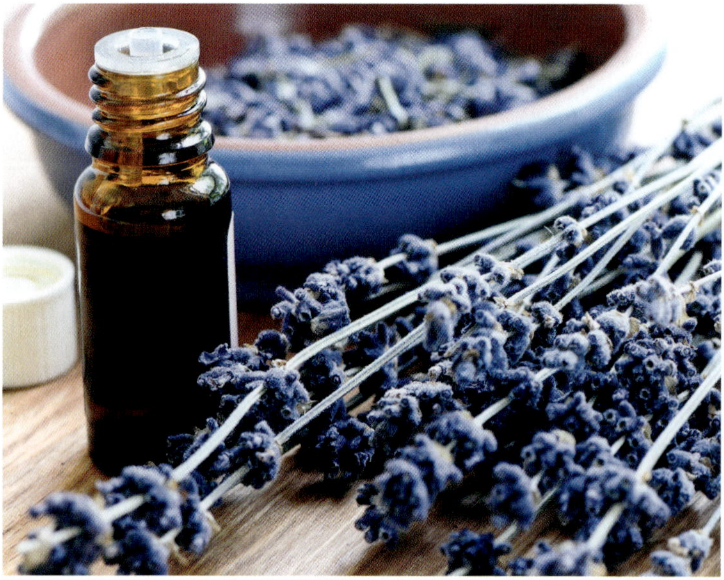

der Franzose René-Maurice Gattefossé, der in den zwanziger Jahren den Begriff »Aromatherapie« prägte. Auf der Basis von Gattefossés Lehre gebrauchte der Arzt Dr. Jean Valnet als Sanitäter während des Zweiten Weltkriegs ätherische Öle, um Kriegsverletzungen zu desinfizieren und zu heilen – Stichwort »natürliche Antibiotika«. Er war damit sehr erfolgreich und konnte unzähligen Soldaten das Leben retten. Dies ist ein hervorragender Beleg dafür, dass die Aromatherapie handfeste Ergebnisse erzielt. Und dass es falsch wäre, sie lediglich als wohlduftende Spielerei anzusehen.

In den Kapiteln über die einzelnen Blüten und Pflanzen finden Sie jeweils Informationen darüber, ob es von der betreffenden Pflanze auch ein ätherisches Öl gibt und auf welche Weise man davon profitieren kann. Daher an dieser Stelle einige generelle Informationen über das Thema »Aromatherapie«.

Gattefossés Buch erschien Ende der dreißiger Jahre. In Frankreich und England setzte sich seine Lehre relativ schnell durch. Bei uns in Deutschland dauerte es Jahrzehnte, bis die Aromatherapie Fuß fasste. Dass sie heute aber nicht nur im privaten Bereich, sondern auch in Krankenhäusern, psychiatrischen Kliniken, Pflegeheimen, in Heilpraktiker- und Arztpraxen eine wichtige Rolle spielt, beruht nicht zuletzt auf dem Engagement vieler Apotheker.

Apotheken sind übrigens immer gute Anlaufstellen für den Kauf ätherischer Öle und für Fragen im Umgang damit. Voraussetzung für ihre Wirkung ist nämlich, dass sie absolut naturrein, von bester Qualität und relativ frisch sind, das heißt nicht älter als drei Jahre. Vorsicht ist geboten, wenn auf dem Fläschchen »naturidentisch« oder »Essenz« steht. Diese Wörter bedeuten meistens »künstlich«. Im Zweifelsfall sollte man sich, wie gesagt, in der Apotheke oder im Fachgeschäft

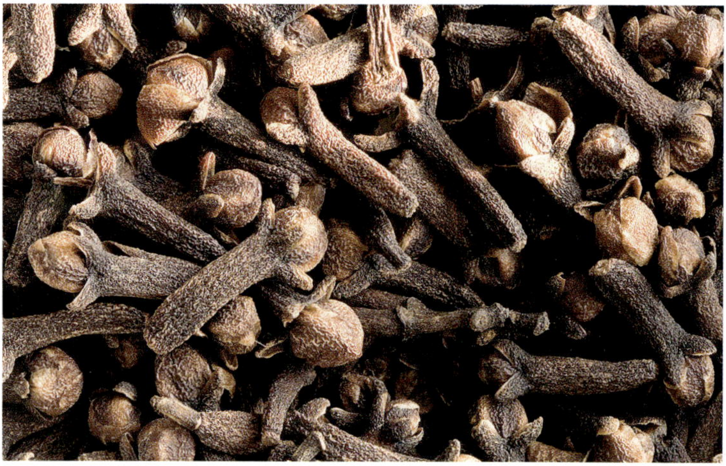

beraten lassen beziehungsweise bei der zuverlässigen Firma direkt bestellen.

Weil ein und dieselbe Pflanze unterschiedliche Öle liefern kann, ist es zudem wichtig, die richtigen botanischen Namen anzugeben und eventuell auch den Pflanzenteil, der verarbeitet wurde. Das sind zum Beispiel beim Zimt die Blätter und die Rinde des Baums. In anderen Fällen handelt es sich um die Fruchtschalen (bei Zitrusfrüchten), Nadeln (bei Nadelbäumen), Knospen (bei der Gewürznelke), Samen (bei Koriander und Anis), die ganze Pflanze (bei der Kamille) oder die Blüte (Lavendel).

Natürlich spielt für die vielfältigen Inhaltsstoffe und Wirkungsweisen (nicht nur des ätherischen Öls) zusätzlich eine Rolle, wann und wo die Pflanze geerntet wurde, denn Sonnenbestrahlung, Bodenbeschaffenheit und andere Faktoren fließen direkt ein.

Mit folgenden Methoden werden ätherische Öle hergestellt:

- durch Kaltpressung (Expression), die nur für die Schalen von Zitrusfrüchten verwendet wird,
- durch Extraktion (per Lösungsmittel),
- durch Wasserdampfdestillation.

Bei Letzterer bleiben als Nebenprodukt Hydrolate übrig, himmlisch (!) duftende Flüssigkeiten, welche die wasserlöslichen Bestandteile der Pflanzen enthalten. Auch sie sind der Gesundheit ausgesprochen zuträglich. Bekannt ist das Hydrolat der Rose, das Rosenwasser. Es wird als Gesichtswasser, als Bestandteil von Cremes und Salben sowie in der Küche verwendet, zum Beispiel als Zutat für Marzipan. Die Hydrolate von Lavendel- oder Orangenblüten eignen sich ebenfalls sehr gut als Gesichtswasser sowie zum Zubereiten von Mahlzeiten und Getränken. Sie sind in der Apotheke und in Fachgeschäften erhältlich (siehe auch »Adressen« am Ende des Buches).

*

Axel Meyer ist ein Pionier der Naturkostbewegung in Deutschland, Spezialist für Aromatherapie und Autor vieler Fachbücher. In seinem im Sommer 2010 erschienenen Buch *Dufte Schule* geht es um den Einsatz von ätherischen Ölen im Klassenzimmer zur Steigerung von Konzentration und Lernfreude, also nicht so sehr im körperlichen, sondern im seelischen und mentalen Bereich. Was er ausprobiert und herausgefunden hat, stellt eine Sensation dar und wurde von den Medien begeistert aufgenommen.

Meyer schreibt, dass in vielen Entwicklungsländern der Schulunterricht, wenn überhaupt, dann unter freiem Himmel stattfindet. Den unverkennbaren westeuropäischen

»Schulduft« von feuchten Schwämmen und verschwitzter Turnkleidung kennen die Kinder dort nicht, sondern sie riechen die Natur, in der sie leben, mit ihrer Sinfonie aus unzähligen Blüten, Bäumen, Kräutern, aus Erde, Asche, Wasser… Diese einzigartige Komposition, die kein Parfumeur der Welt synthetisch reproduzieren kann, macht wach, neugierig und aufmerksam.

Vor dem Hintergrund hatte Meyer die Idee, etwas gegen das schlechte Abschneiden deutscher Schüler im europäischen Vergleich zu tun, Stichwort »PISA-Studie«. Er ließ sich eine spezielle Kombination ätherischer Öle einfallen, nämlich Zitronen-, Orangen- und Lavendelöl, von der er sich vorstellen konnte, dass sie eine sehr positive Auswirkung auf das Lernverhalten haben würde. Obwohl, wie er schreibt, bisher bei Aromatherapeuten die Regel galt, dass man Zitrone und Lavendel nicht kombinieren dürfe, wurde der Duft sofort begeistert aufgenommen und zeitigte genau die beabsichtigten Effekte. Schon nach den ersten drei Monaten wurden folgende Ergebnisse erzielt:

- 41 Prozent der Schüler gaben an, sich im Klassenraum besser konzentrieren zu können.
- 37 Prozent meldeten eine Verbesserung auch bei den Hausaufgaben.
- 46 Prozent fanden die Stimmung in der Klasse besser als zuvor.
- 38 Prozent sprachen sogar von einer Abnahme der Aggressivität bei den Mitschülern.

Aber es ging nicht nur um Schüler. Meyer setzte genau die gleiche Ölmischung, mit einem anderen Namen als »Dufte Schule« versehen, bei erwachsenen Lernenden ein. Er erhielt vergleichbare positive Resultate. So ist seine Initiative nicht nur für Familien mit Schulkindern interessant, sondern eigentlich für jeden.

In seinem Buch bringt er zusätzlich das Beispiel von Studien zur Konzentration am Arbeitsplatz in japanischen und amerikanischen Großraumbüros. Zur besseren Vergleichbarkeit wurden Schreibbüros gewählt, bei denen Sekretärinnen am Computer ausschließlich mit der Texteingabe zu tun hatten. Die Fehlerquote wurde mit und ohne Beduftung gemessen und konnte ganz simpel und absolut zuverlässig anhand der Tippfehler ermittelt werden. Bei der Beduftung mit dem ätherischen Öl vom Thymian wurden über 60 Prozent weniger Tippfehler registriert: eine Information, die man sich merken und von der man in entsprechenden Situationen profitieren kann.

In einer weiteren Studie untersuchte man den Einfluss von Rosenöl auf das Erinnerungsvermögen. Die Probanden wurden während des Lernens von Memory-Bilderpaaren am

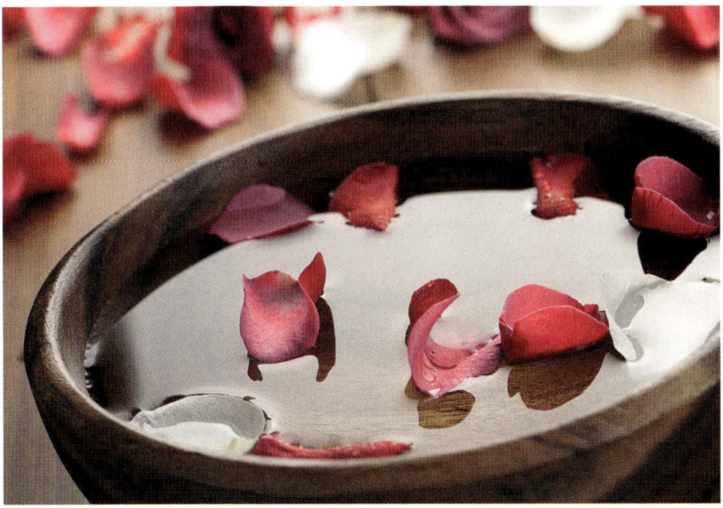

Bildschirm mit Rosenduft umgeben. So verband sich für die Testpersonen der Rosenduft mit den Bilderpaaren. In der darauf folgenden Nacht bekam ein Teil der Versuchsteilnehmer im Tiefschlaf wieder Rosenduft präsentiert. Diese Gruppe erinnerte sich am nächsten Morgen an wesentlich mehr Bilderpaare als die Gruppe, die nachts kein ätherisches Öl riechen durfte.

Ein Kontrollexperiment sah so aus, dass Probanden ohne Rosenduft lernten, dann aber nachts damit bedacht wurden. Hier hatte der Rosenduft im Schlaf keinen Effekt auf die Gedächtnisbildung.

Innerhalb von vier Jahren nahmen am Projekt »Dufte Schule« bundesweit dreißig Schulen mit insgesamt 799 Schülern teil. Außerdem waren zahlreiche Apotheker beteiligt, die vor Ort für die Logistik sorgten. In dieser ganzen Zeit tauchten keinerlei Allergien auf, keine Antipathien, keines der Programme musste abgebrochen werden. Die Düfte wurden in die Klassenzimmer hineinvaporisiert, und zwar in äußerst dezenter Dosierung. Für die Hausaufgaben hatten die Schüler mit dem ätherischen Öl präparierte »Duftsteine« zur Verfügung.

Am Ende gaben 44 Prozent der teilnehmenden Schüler an, motivierter zur Schule zu gehen als zuvor. 39 Prozent sagten, dass sie sich in der Klasse mit Duft besser konzentrieren konnten als ohne. 29 Prozent konnten leichter ihre Hausaufgaben erledigen. 39 Prozent fanden, dass sich die Aggressivität in der Klasse vermindert habe. Und 30 Prozent der Eltern beantworteten die Frage »Geht Ihr Kind lieber in die Schule als zuvor?« mit Ja.

Hier Axel Meyers abschließendes Statement: »Mit den Ergebnissen des ersten Pilotprojekts ›Dufte Schule‹ in Seesen wurde ein Meilenstein gesetzt und zugleich die Basis für andere Schulen geschaffen, sich an der ›neuartigen, rein natürlichen Klassenraumbeduftung‹, wie ein Boulevardblatt berichtete, zu beteiligen. Was Hunderte Eltern, Schüler und Lehrer schon vor der Auswertung des Gesamtprojekts gelernt haben, ist dies: Reine Naturdüfte in Form von natürlichen ätherischen Ölen sind richtig angewendet und dosiert eine Bereicherung für Körper, Geist und Seele.«

Bei dieser hochaktuellen und wirklich bemerkenswerten Initiative im Zusammenhang mit ätherischen Ölen handelt es sich um die weltweit bisher umfangreichste Aromatherapiestudie. Sie zeigt, dass die Möglichkeiten mit der natürlichen, unschädlichen und spaßmachenden Therapieform noch längst nicht ausgereizt sind, und dass wir davon in Zukunft sicher noch einige faszinierende Überraschungen zu erwarten haben.

➤ EXTRA: Hiermit lernt man richtig »dufte«

Im Projekt »Dufte Schule« verwendete Axel Meyer eine Mischung aus Lavendel-, Orangen- und Zitronenöl. Die genauen Informationen über das ätherische Öl des Lavendels finden Sie im Teil 2. Hier der Vollständigkeit halber das entsprechende Wissenswerte über Orangen- und Zitronenöl:

- *Orange (Citrus sinensis):* Stärkt das Herz, erwärmt, harmonisiert, erheitert, gleicht aus, nimmt Nervosität, Spannung und Angst. Man kann sich leicht vorstellen, dass diese Eigenschaften das Lernen unterstützen und die Motivation wecken. Weil Orangenöl unkompliziert anzuwenden ist und man dafür keine speziellen Vorkenntnisse braucht, wird es gern aromatherapeutischen Anfängern empfohlen. Der Duft gefällt fast jedem.

- *Zitrone (Citrus limon):* Desinfiziert, wirkt entzündungshemmend, stärkend, aufbauend, belebend, erfrischend, klärend. Bekannt ist dieses Öl für seine besonders konzentrationsfördernden Eigenschaften. Zur Anwendung auf der Haut soll Zitronenöl gut verdünnt werden.

Bei den zitierten Versuchen in Großraumbüros zeigten sich Rosen- und Thymianöl als sehr unterstützend für die Konzentration. Die Beschreibungen der beiden ätherischen Öle finden Sie später in den Kapiteln über diese Pflanzen.

Aromatherapie funktioniert so, dass über die Nase eine Duftinformation direkt ins Gehirn geleitet wird. Diese beeinflusst Gehirnleistung und Psyche umgehend. Wenig später werden der gesamte Körper und seine Organe von der chemischen

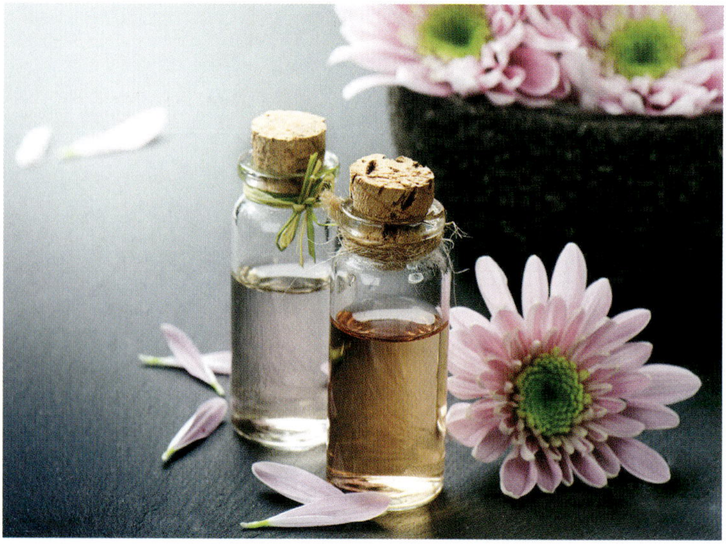

Zusammensetzung des jeweiligen Öls berührt. Weil die Öle so einfach durch den gesamten Organismus transportiert und verteilt werden können, wirken sie gleichzeitig örtlich und auf das gesamte System. Man kann sie schon kurz nach dem Auftragen oder Einatmen im Harnsystem, den Lungen und Bronchien, außerdem in Ausscheidungen wie Schweiß oder im Speichel finden.

Weil die Öle eine enorme Konzentration hochwirksamer heilender Substanzen sind, gilt die Aromatherapie als eine besonders intensive Variante der Pflanzenheilkunde. Die kontrollierte und bewusste Anwendung von natürlichen ätherischen Ölen ist erfolgreich in etwa

- 95 Prozent der Infektionen,
- 75 Prozent der psychischen, nervlichen und hormonellen Störungen,
- 50 Prozent der äußerlichen Entzündungen, Hauterkrankungen und Allergien sowie
- 25 Prozent der Stoffwechselerkrankungen.

Somit kann die Aromatherapie als eine wirklich nützliche, natürliche Alternative und Ergänzung zu anderen Behandlungsformen bezeichnet werden. Zudem ist sie ausgesprochen angenehm und sinnlich. Und sie fördert bei gefühlsbetonten Menschen, gerade auch bei Kindern, die Heilung nochmal besonders wegen ihres Wohlfühleffektes.

Aber bei bestimmten Ölen treten nicht nur positive und beabsichtigte Wirkungen, sondern auch Nebenwirkungen auf. Darauf muss man unbedingt achten, vor allem, wenn man noch keine Erfahrungen damit hat.

Einige steigern oder senken den Blutdruck, andere verstärken die Wirkung der ultravioletten Strahlen und können braune Flecken auf der Haut verursachen. Das ist zwar nicht gefährlich, aber störend. Wieder andere fördern Menstruation und Wehen und müssen in der Schwangerschaft gemieden werden. Einige reizen die Haut. Und fast alle können bei empfindlichen Menschen allergische Reaktionen auslösen. Solche sensiblen Zeitgenossen sollten die Angelegenheit also besonders vorsichtig angehen.

Professionelle Aromatherapeuten beziehungsweise Heilpraktiker und Ärzte, die ätherische Öle einsetzen, verschreiben Zäpfchen zur analen oder vaginalen Anwendung gegen bestimmte Darmleiden oder Beschwerden im weiblichen Unterleib. In der Apotheke werden diese Präparate mit Kakaobutter und den entsprechenden Ölen speziell für den Patienten oder die Patientin hergestellt. Manchmal verordnen sie auch die Einnahme der Öle. Dies alles sollte man keinesfalls auf eigene Faust unternehmen. Aber es bleiben genügend Anwendungsmöglichkeiten für Laien.

In Wasser geträufelt und dann in der Duftlampe mit Hilfe einer Kerzenflamme vaporisiert entfalten sich die Heilkräfte ätherischer Öle auf sehr feine Art. Viren- und bazillentötend, beruhigend, »aufhellend«, je nachdem. Sensible Kinder sollten ausschließlich auf diese Weise aromatherapeutisch behandelt werden. Wichtig ist, dass sich immer genügend Wasser in der Aromalampe befindet, und dass sie nur unter Aufsicht brennt.

Die Öle sollen so aufbewahrt werden, dass kleine Kinder sie nicht in ihre Finger bekommen.

Eine andere Anwendungsmöglichkeit ist folgende. Man gibt eine kleine Menge »fettes« oder »Trägeröl«, zum Beispiel Mandelöl, in eine Hand, fügt wenige Tropfen eines ätherischen Öls hinzu, vermischt beides mit einem Finger und trägt die Mischung auf eine schmerzende oder verkrampfte

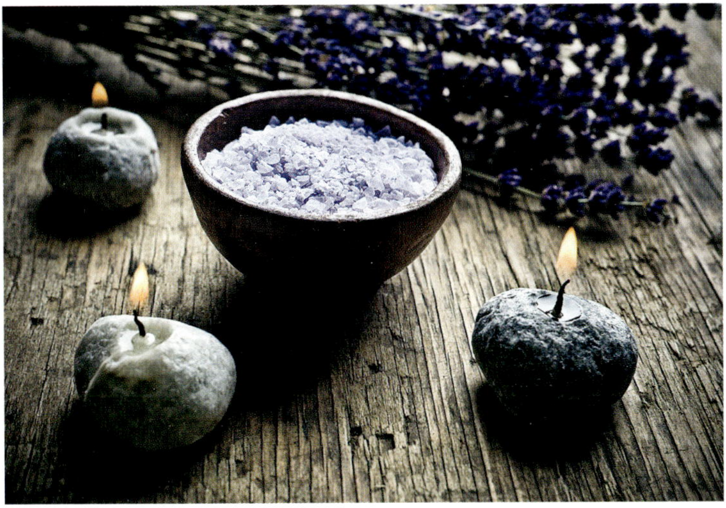

Stelle am Körper auf. In diesem Fall wären beispielsweise Rosmarin- oder Majoranöl geeignet. So können sich die Heilkräfte an genau der richtigen Stelle entfalten und zusätzlich »systemisch« wirken. Wenn man den Bereich mit einem Tuch abdeckt und eine Wärmepackung oder eine Wärmflasche auflegt, wird die Behandlung noch intensiviert. Möglich ist auch, einem Sonnenöl oder einer Körpercreme ein wenig ätherisches Öl hinzuzufügen, wenn man einen bestimmten Effekt erzielen will: zum Beispiel Sonnenöl mit Lavendelöl zu kombinieren, um beim Sonnenbad Insekten fernzuhalten. Oder eine Körpercreme mit Kamillenöl aufzuwerten, wenn die Haut empfindlich, trocken und vielleicht von einem Ekzem befallen ist. Dass es sich beim Sonnenöl und der Creme um hervorragende, naturreine pflanzliche Produkte handeln soll, ist klar.

Für ein Aromafußbad oder Wannenbad braucht man einen Emulgator; denn wenn man das ätherische Öl einfach so ins Wasser träufelte, würde es auf der Oberfläche schwimmen

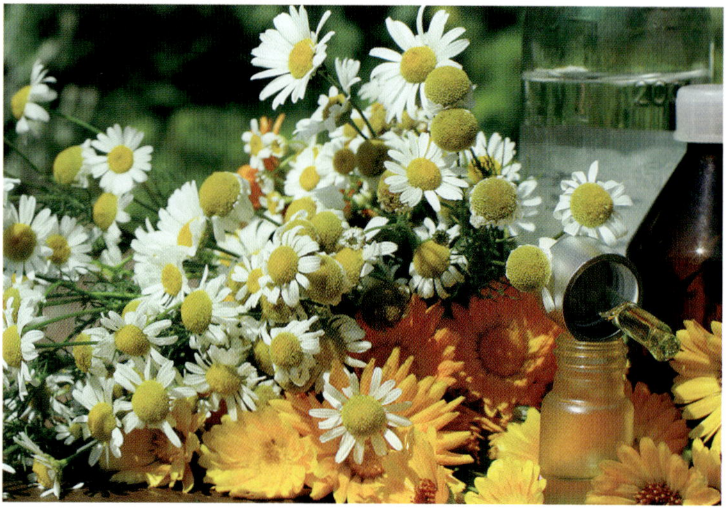

wie Fettaugen auf der Bouillon. Um Öl und Wasser miteinander zu vermählen, damit sich die Wirkstoffe des Öls in der gesamten Wassermenge verteilen, kann man zu unterschiedlichen Substanzen greifen. Besonders günstig sind Salz und Honig. Man gibt einen gehäuften Esslöffel voll Salz in eine Hand, darauf einige wenige Tropfen ätherisches Öl und verknetet beides gründlich. Oder man füllt einen Esslöffel voll Honig in ein kleines Gefäß und rührt das Öl mit einer Gabel ein. Anschließend lässt man das heiße Wasser für das Fuß- oder Wannenbad über die Hand oder das Gefäß laufen und steigt dann in das duftende Nass. Die Poren der Haut öffnen sich und nehmen die Wirkstoffe auf. Ein solches Bad kann viele Wohltaten bieten: Vorbeugung gegen Muskelkater, Linderung schon bestehender Schmerzen, Erkältungstherapie, Hautpflege, Entspannung von Körper und Seele …

Wer sich übrigens gern in der Badewanne die Haare wäscht, kann das getrost tun, nachdem er einige Zeit im Aromabad gelegen hat. Die Menge von Öl, Salz oder Honig

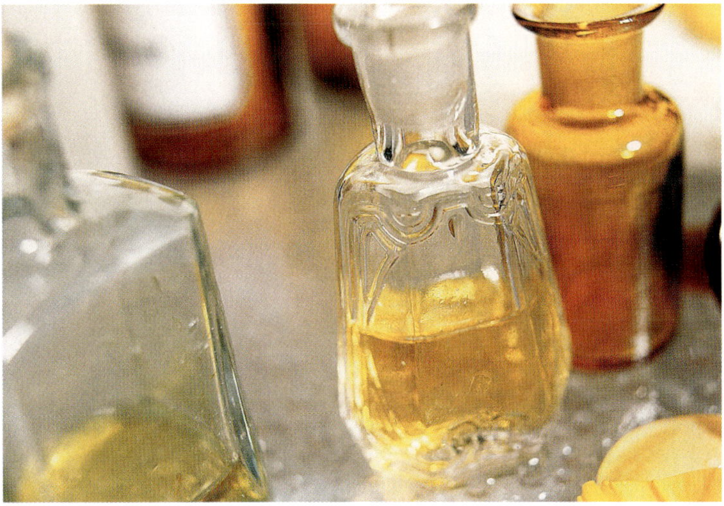

ist im Verhältnis zu der des Wassers so gering, dass es keine negativen Auswirkungen auf das Haar gibt.

Wenn jemand lieber duscht als badet, darf er sich mit dem präparierten Salz oder Honig einreiben und dann abduschen. Der Effekt ist allerdings wegen der Kürze der Würze nicht ganz so intensiv wie bei einem Bad.

Zu Anfang sollte man für ein Bad nicht mehr als drei oder vier Tröpfchen Öl nehmen. Wenn man es gut verträgt, kann man beim nächsten Mal etwas höher dosieren.

Anders als Medikamente aus der Apotheke, die häufig nur einen einzigen Wirkstoff enthalten, besitzen ätherische Öle viele verschiedene Inhaltsstoffe. Darauf basiert ihre Fähigkeit, Körper, Geist und Seele des Menschen ins Gleichgewicht zu bringen und seine Selbstheilungskräfte anzuregen. Wer einmal gute Erfahrungen damit gemacht hat, kommt nicht mehr davon los. Na ja, nicht so schlimm, dieser »Sucht« darf man sich bedenkenlos überlassen.

Guerilla Gardening

Über den Erhalt der Artenvielfalt und das Gärtnern ohne Garten

Tiere stehen uns genetisch näher als Pflanzen. Zudem sehen sie süß und kuschelig aus wie der Pandabär oder majestätisch und gefährlich wie der Tiger. So initiiert die Tatsache, dass bestimmte Tierarten vom Aussterben bedroht sind, relativ viel öffentliches Interesse und finanzielles Engagement.

Bei den Pflanzen verhält es sich anders. Sie können sich nicht vom Fleck rühren, sie können nichts Hörbares von sich geben, und häufig sehen sie nicht einmal nach sehr viel aus. So geschieht gerade, von den meisten unbemerkt, »das größte Aussterbe-Ereignis seit der Kreidezeit«, wie sich ein Botaniker der Universität München während einer von ihm geleiteten Führung durch den Botanischen Garten im Juni 2010 ausdrückt. In der Kreidezeit, also vor etwa 135 Millionen Jahren, tauchten übrigens zum ersten Mal in der Erdgeschichte Blütenpflanzen auf.

Fünf bis achtzig Millionen Arten von Pflanzen und Tieren gibt es, sagt er. Kann das sein? So viele? Und kann der immerhin 75 Millionen betragende Abstand in dieser Schätzung stimmen? Ja. Denn die meisten Arten sind noch nicht bekannt, man tappt bei der genauen Zahl völlig im Dunkeln – wobei die allermeisten Arten unter den Insekten zu finden sind.

In den nächsten fünfzig Jahren werden von allen Tier- und Pflanzenarten ziemlich sicher ein bis zwei Drittel verschwinden, und zwar unwiederbringlich. »Extinction is forever«,

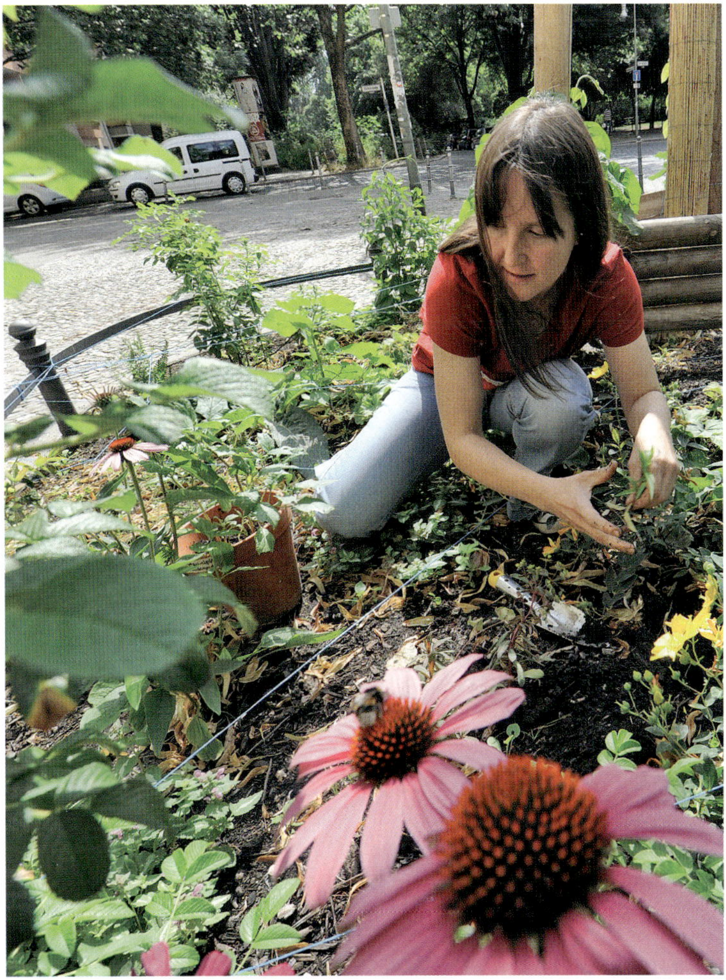

heißt es: Das Aussterben, die Auslöschung, die Vernichtung ist irreversibel. Wiedereinführungsprojekte von ausgestorbenen Pflanzen, die in Botanischen Gärten aus irgendwie ergatterten Samen nachgezüchtet wurden, scheitern in den meisten Fällen. Denn die Gründe für das Aussterben so vieler Pflanzenarten sind vielfältig und miteinander verwoben.

Da geht es nicht nur um Klimaveränderung oder Luftverschmutzung. Sondern es kann beispielsweise sein, dass der Bestäuber einer bestimmten Pflanze, ein vielleicht mit einem besonders langen Rüssel ausgestattetes Insekt, plötzlich nicht mehr existiert. Die Möglichkeit, dass Biologen von Hand bestäuben, besteht im geschützten und übersichtlichen Raum eines Gartens, nicht aber in freier Natur. So können die Gewächse in ihrem natürlichen, aber veränderten Habitat nicht mehr leben.

Besonders von der *extinction* bedroht sind endemische Pflanzen, also solche, die nur in einer ganz bestimmten Region zu Hause sind. Im Zuge von Mobilität und Globalisierung sind sie die Leidtragenden, wenn beispielsweise Brummifahrer während ihrer Reisen über ganze Kontinente bestimmte Insekten oder Samen als blinde Passagiere importieren. Oder wenn Schiffe und Flugzeuge das Gleiche tun. Die Brombeeren, die auf diese Weise nach Hawaii gelangten, drohen jetzt mit ihren stachligen Schlingen vieles zu überwuchern, was dort schon immer sein Zuhause hatte, was man sonst nirgendwo (mehr) findet und was deswegen sehr kostbar ist. »Inselfloren« sind besonders gefährdet.

Viele Laien nehmen lediglich ins Visier, ob eine Pflanze schön oder nützlich ist. Diese Sichtweise ist anthropozentrisch, nur auf den Menschen bezogen, und für Mutter Natur völlig irrelevant. Ihr, der Erde, der Evolution ist die Katastrophe egal. Danach wird sie sich neu sortieren, wie sie das über die Jahrmillionen immer wieder getan hat. Nach desaströsen Meteoriteneinschlägen beispielsweise, mit denen nach Aussage des Münchner Biologen die Auswirkungen des derzeitigen Geschehens vergleichbar sind. Was es allerdings noch nie gegeben hat, ist die Tatsache, dass eine einzige Spezies, hier der Homo sapiens, diese Katastrophe verursacht hat. Für ihn wird es wahrscheinlich irgendwann keinen Platz mehr auf diesem Planeten geben.

Homo sapien bedeutet übrigens »weiser Mensch« …

*

Allerdings gibt es Zeitgenossen, die sich an Winston Churchills Leitsatz »Never give up« oder »Never surrender« orientieren: »Bloß nicht aufgeben!« Eine Gruppe dieser Unterart des Homo sapiens hat vor einigen Jahren eine Initiative ins Leben gerufen, die sich »Guerilla Gardening« nennt. Darunter versteht man »Gärtnern ohne Garten«. In Nacht-und-Nebel-Aktionen machen sich in Städten Einzelpersonen oder kleine Gruppen von Menschen daran, Verkehrs- und Bauminseln oder heruntergekommene Grünstreifen zu bepflanzen. Ohne Genehmigung, daher als »Guerilla«, und auf eigene Kosten. Die Münchner Gruppe schreibt in ihrem Webauftritt: »Unser Ziel ist es, einen kleinen Beitrag zu mehr

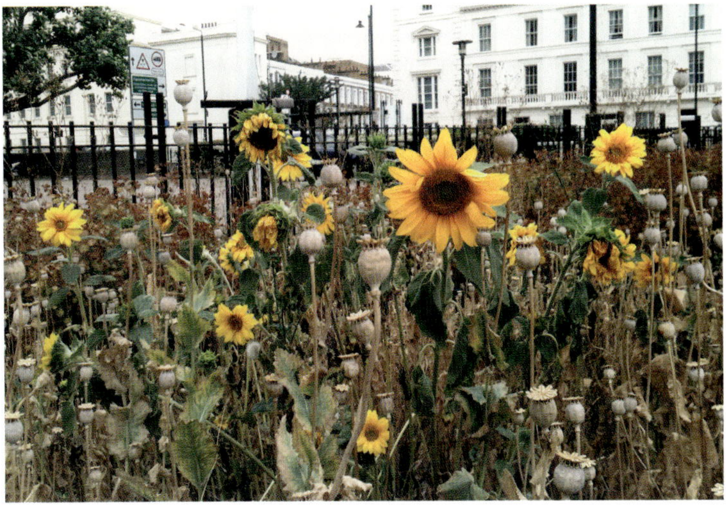

Grün in unserer Umgebung zu leisten und dadurch die Artenvielfalt im städtischen Raum zu erhöhen … Guerilla Gardening ist für uns die Chance zu einem Abenteuer direkt vor unserer Tür. Eine andere Welt ist pflanzbar, und jeder kann einen kleinen Beitrag leisten.«

Unter der Überschrift »May Day« säten solche Gruppen am 1. Mai 2010 überall auf der Welt Sonnenblumen.

Diese gigantische Aktion reichte von Offenbach, Gdansk in Polen, London, Edinburgh, Portland, Oregon (USA) und Montreal, Kanada, bis nach Punta del Este in Uruguay und in viele andere Städte der Welt.

Hier ist nicht der Platz, sich noch ausführlicher mit dieser interessanten Bewegung zu beschäftigen. Mehr und Aktuelles dazu finden Sie jedoch im Netz (siehe »Adressen« am Ende des Buches).

➤ EXTRA: Kurzanleitung Guerilla Gardening

Jeder kann Guerilla-Gärtner werden. So leicht geht das (Quelle: www.guerillagaertner.com):

- Such dir ein verwaistes Plätzchen wie beispielsweise verwahrloste Blumenbeete, Baumscheiben, Pflanzenkübel oder Verkehrsinseln. Um möglichst einfach nach deinen Pflanzen sehen zu können, wählst du am besten einen Platz in deiner Nachbarschaft oder auf dem Weg zur Arbeit.
- Plane deine Pflanzaktion. Überleg dir, was du pflanzen willst und ob der Standort zu dieser Pflanze passt. Fixiere einen Termin und lade deine Freunde dazu ein.

- Überleg dir, was du sonst noch benötigst: Schaufel, Gummistiefel, Müllsäcke, Wasserflaschen, eventuell Blumenerde …
- Säubere den Platz von Müll und lockere eventuell den Boden.
- Beginn zu pflanzen und gieß anschließend. Vergiss nicht, Müll, Pflanzenreste und Ähnliches aufzusammeln.
- Pflege deine Pflanzen regelmäßig und gieße sie eventuell an heißen Tagen.
- Lass andere Leute von deiner Aktion wissen, und markiere die Aktion so, dass sie als Guerilla-Gärtner-Aktion erkannt wird.

An schwer zugänglichen Orten eignen sich Samen»bomben«, kleine Kügelchen aus Ton, Erde oder Kompost plus Samen. Über Zäune geworfen oder in kleine Ritzen gelegt fangen sie bald an zu sprießen: 5 Teile rote Tonerde mit 3 Teilen Erde oder Kompost und 1 Teil Samen mischen. 1 Teil Wasser hinzufügen und zu kleinen Kügelchen formen. 1 bis 2 Tage lang trocknen lassen. (Bezugsquelle siehe »Adressen«)

*

Die amerikanische Zeitschrift *Organic Gardening* empfiehlt im Frühjahr 2010, als individuellen, privaten Beitrag zum Erhalt der Artenvielfalt einen Garten mit Heilkräutern zu pflanzen. Heilkräutergärten seien besonders in Gefahr, und zwar wegen der Klimaerwärmung, des Verlusts ihres Lebensraums und deswegen, weil in ihnen zu viel geerntet wird. »Um die Artenvielfalt zu erhalten, brauchen wir lebendige ›heilige Gärten‹ mit nützlichen Pflanzen in Tausenden unterschiedlichen Ökosystemen«, schreibt der Autor, Tom Newmark. Wo immer Menschen leben, befinde sich ein einzigartiges Ökosystem. Die Rhythmen der Jahreszeiten, die jeweilige Höhe über dem Meeresspiegel, die Bodenbeschaffenheit, die Geschichte der traditionellen Medizin und so weiter – all dies sei es wert, geschützt zu werden. »Ich ermutige Sie, einen Garten zu pflanzen, der Obst und Gemüse sowie medizinische Pflanzen beheimatet, welche für die ursprüngliche Bevölkerung Ihrer Region wichtig waren. Auch Pflanzen, von denen sich Ihre Vorfahren ernährten.«

Alice Waters ist eine der bekanntesten amerikanischen Köchinnen und Kochbuchautorinnen. An ihrem Wohnort Berkeley nahe San Francisco hat sie die Initiative »The Edible Schoolyard« ins Leben gerufen, »der essbare Schulhof«. Da lernen Kinder, wie man einen Garten bewirtschaftet, mit dem Geernteten kocht und Spaß am Essen hat. Ein Teil vom Erlös ihres Bestsellers *In the Green Kitchen* geht an diese Adresse. (Ein Rezept von ihr finden Sie im Kapitel über die Schafgarbe, es ist die »Salsa Verde«.)

Noch eine andere Variation der Idee sind die »Interkulturellen Gärten«, die zum Beispiel in München, Göttingen und Berlin von Migranten unterschiedlicher Herkunft gemeinsam mit Deutschen bepflanzt und unterhalten werden. Jens Mittelsten Scheid erhielt im Mai 2010 den Deutschen Stifterpreis für sein innovatives gesellschaftspolitisches Wirken, unter anderem im Zusammenhang mit »Interkulturellen Gärten«. In einem Interview mit der Wochenzeitung *Die Zeit* vom 6. Mai 2010 zu diesem Anlass sagt er, durch die Gärten gewännen viele Zuwanderer sprichwörtlich wieder Boden unter den Füßen: »In Göttingen habe ich beobachtet, wie Migranten erst mal so anbauten, wie sie es aus ihrer Heimat gewöhnt waren. Die einen zogen Furchen für die Saat, andere häufelten Erde auf. Im ersten Fall sind die Pflanzen abgesoffen, im zweiten vertrocknet. So erlebt man unmittelbar: In Deutschland ist alles anders, der Boden, das Klima, die Menschen. Äthiopier, Türken und Chilenen können sich nur auf Deutsch verständigen. So wird auch die Sprache gelernt, wir helfen dabei mit Kursen. Und in vielen Kulturen hat das Schenken eine zentrale Bedeutung. Nach der Ernte etwas Eigenes geben zu können stützt das Selbstwertgefühl.«

Zuerst habe man bei den Projekten nur an die Integration gedacht, mittlerweile spiele aber auch die Ökologie eine Rolle. Jetzt werde überall biologisch angebaut: »Dadurch sind wir mit einer neuen Bewegung in Kontakt gekommen, unglaublich, was da alles entsteht! Auf dem Balkon wachsen neben Geranien auch Gewürze. Gemeinschaftliche und therapeutische Gärten werden angelegt. Beim Guerilla Gardening (!) bepflanzen junge Leute ungenutzte Flächen. Wir versuchen mit der Stiftung, urbane Landwirtschaft voranzubringen.«

*

So viel zu einigen interessanten aktuellen Strömungen, die direkt oder indirekt mit dem Thema der *Blütenapotheke* zu tun haben. Im letzten Teil dieses Kapitels finden Sie nun praktische Informationen darüber, wie Sie Ihren Teil »zum Erhalt der Artenvielfalt« beitragen können.

Bei den »Essbaren Landschaften« wurde ja schon auf die Frage eingegangen, wie Sie an möglichst frische, ungespritzte, qualitativ hochwertige und wohlschmeckende heilkräftige Blüten kommen. Es gibt verschiedene Alternativen. Wenn Sie keine Lust haben oder nicht im passenden Umfeld leben, brauchen Sie sich keinesfalls zum Eigenanbau zu zwingen.

Allerdings – wenn Sie denken, Sie könnten Spaß daran finden, dann probieren Sie es doch aus. Guerilla Gardening hin oder her: Ein paar Töpfe zu Hause auf der Fensterbank können ein guter Anfang sein.

Hier ein paar Grundinformationen. Wenn Sie sich mehr wünschen, schauen Sie im Literaturverzeichnis am Ende dieses Buches, in der Bibliothek oder im Buchhandel nach tiefergehender Literatur, belegen Sie einen Kurs oder fragen Sie in einer Gärtnerei oder auf dem Markt nach. Dort können Sie auch Töpfchen mit kleinen Pflanzen kaufen, mit denen Sie vielleicht erfolgreicher und einfacher zurechtkommen, als wenn Sie mit Samen beginnen. Man kann sich solche jungen Pflanzen auch zuschicken lassen.

Frostharte Gewürz- und Heilpflanzen in Töpfen kann man das ganze Jahr über pflanzen, jahreszeitlich besonders geeignet jedoch sind Frühjahr und Herbst. Empfindliche Vertreter sollten in unseren Regionen erst Mitte Mai nach draußen gebracht werden. Viele Pflanzen mögen es warm, freuen sich aber trotzdem über eine regelmäßige Wasserversorgung. Besonders wenn sie in Töpfen leben, ist Gießen wichtig, denn sie erhalten ja keine Feuchtigkeit aus dem Boden.

Erinnert sei daran, dass auch frischer, abgekühlter, noch feuchter Kaffeesatz ein preiswerter und natürlicher Dünger ist, den die Pflanzen mögen.

Übrigens schadet das Ernten von Blüten und Blättern nicht, jedenfalls wenn man es nicht zu sehr übertreibt, sondern es regt die Pflanzen im Gegenteil dazu an, noch mehr zu produzieren und üppiger zu wachsen.

Zum Thema »Blütenfresserchen«: Häufig wehrt schon der starke Duft der Gewürzpflanzen Schädlinge ab. Beispielsweise lautet der lateinische Name von Dill »Anethum graveolens«. *Grave olens* heißt »stark riechend«, da ist der Name

Programm. Lavendel wird, weil er ein so kräftiges Aroma ausströmt, nur ganz selten von Schädlingen heimgesucht.

Wenn Sie trotzdem irgendwo einen Befall mit Milben oder Läusen bemerken, nutzen Sie zur Bekämpfung nur umweltschonende Methoden. Denn Sie wollen ja die Blüten verzehren und sie eventuell sogar zu Heilzwecken nehmen. Mit chemischen Mitteln sollen die Pflanzen also nicht in Berührung kommen.

Der beste und direkteste Weg ist der, befallene Stellen herauszupflücken oder -schneiden oder die Schädlinge abzusammeln. Bei einem stärkeren Befall kann das Besprühen der entsprechenden Stellen mit selbst hergestellten Brühen schnell und durchgreifend wirken. Sollte es damit nicht klappen, hat die Biogärtnerei und die Apotheke noch Tipps und Produkte in petto.

Tabakbrühe gegen Schädlinge

Kochen Sie 1 gehäuften Esslöffel voll einfachem, nichtaromatisiertem Tabak (zum Selbstdrehen von Zigaretten) mit 1 ½ Litern Wasser auf, lassen Sie diese Brühe etwa ½ Stunde lang ziehen und abkühlen. Sieben Sie das Ganze durch und füllen Sie es in eine Sprühflasche. Sprayen Sie die befallenen Pflanzen zweimal täglich gründlich damit ein. Das wirkt schnell und durchgreifend, schadet dabei weder der Gesundheit der Pflanzen noch ihrer Genießbarkeit. Aber man sollte beachten, dass die Tabakbrühe auf eventuell in der Nähe hängenden hellen Stoffmarkisen oder Ähnlichem hässliche, hartnäckige braune Flecken hinterlassen kann.

Rainfarntee gegen Blattläuse und Spinnmilben

Brühen Sie 15 g frisch getrocknete Rainfarnblüten und -blätter mit ½ Liter kochendem Wasser auf. 10 bis 15 Minuten lang ziehen lassen, durchsieben und mit 1 ½ weiteren Litern Wasser verdünnen. In eine Sprühflasche füllen und die befallenen Pflanzen zweimal täglich gründlich damit behandeln.
Übrigens ist Rainfarn auch eine heilkräftige Blüte, sie wirkt gegen Würmer. Und es ist eine essbare Blüte. Allerdings schmeckt sie nicht besonders gut. Außerdem darf man davon nur sehr wenig verzehren, Schwangere müssen sie ganz meiden. Man kann sie also nicht uneingeschränkt empfehlen, daher gibt es in diesem Buch kein gesondertes Kapitel darüber.

Mit Tabak und Rainfarntee sollten Sie eigentlich alles schnell in den Griff bekommen. Im Übrigen ziehen die Pflanzen mit den essbaren Blüten, die Sie gleich im zweiten Teil des Buches beschrieben finden, nützliche Insekten wie Marienkäfer an, die sich auf ihre Weise um die Vernichtung von »Blütenfresserchen« kümmern. Zudem sind sie beliebte »Bienenweiden«. Das heißt, sie wirken auf Bienen, Hummeln und Schmetterlinge äußerst attraktiv, weil sie ihnen Nektar liefern. Während die Brummer sich bei dem süßen Saft bedienen, verteilen sie Pollen von anderen Pflanzen und bestäuben sie. Es handelt sich also beim Unterhalten eines Gärtchens mit essbaren Blüten um eine rundherum und in jeder Hinsicht begrüßenswerte Angelegenheit.

Teil 2

Die Erde lacht Blüten

Einführung in die Pflanzenporträts

Die Erde drückt ihr Lachen durch Blüten aus. So sah es der amerikanische Philosoph Ralph Waldo Emerson (1803–1882), der in die Natur und das einfache Leben verliebt war. Alles, was er schrieb, lässt dies erkennen.

Tatsächlich, der Anblick bunter Blüten macht gute Laune. Er lässt einen die Schwere des Alltags für kurze Zeit vergessen, besonders im Frühling, wenn man vom monatelangen Grau in Grau genug hat.

Blüten stellen den einen besonders schönen, zarten, farbigen, duftigen und duftenden Höhepunkt im Leben einer Pflanze dar. Der zweite Höhepunkt zeigt sich in einem späteren Stadium mit der Frucht, die in sich den Samen und damit die Möglichkeit der Fortpflanzung trägt. Rose und Holunder sind Beispiele für außerordentlich schöne, zudem noch berauschende Aromata verströmende Blüten, die sich zu bemerkenswerten Früchten transformieren. Bemerkenswert auch für Vögel. Sie stürzen sich im Spätsommer gern auf Hagebutten und Holunderbeeren. Mit den feuchten kleinen Häufchen, die sie an allen möglichen Stellen fallen lassen, verteilen sie die harten, unverdaulichen Kerne der Pflanzen, und ein neuer Zyklus kann beginnen.

Für uns fluguntaugliche Zweibeiner sind Rosen und Holunder ebenfalls in beiden Stadien anziehend und ess- beziehungsweise trinkbar. Zuerst als Blütentees pur oder in Mischungen, als Holunderblütensirup, mit Mineralwasser oder Sekt aufgegossen, die Blüten selbst über Salate, Suppen und

Desserts gestreut. Später als Hagebuttentee und -marmelade, Holunderbeersaft oder -gelee …

Gaumenkitzel wie diese gerieten in Vergessenheit, aber sie sind zu Zeiten des Slow Food und einer großen Aufgeschlossenheit für »Grünes« wieder schwer im Kommen (eine Webadresse zum Thema »Slow Food« finden Sie am Ende des Buches).

Früher waren die Menschen in ihrem sinnlichen Erleben zunächst mal auf das beschränkt, was ihnen die sie direkt umgebende Natur im Wechsel der Jahreszeiten präsentierte. So bedeuteten ihnen die ersten Frühlingsblüten ein derart überirdisches Wunder, dass sie sie mit Göttinnen assoziierten. Der Gänseblümchenmantel von Botticellis »Venus« wurde schon als Beispiel erwähnt. Und man schrieb Blüten magische Qualitäten zu. Der Name einer keltischen Gestalt, »Bleudowedd«, bedeutet »Blütengesicht« oder »aus Blüten geboren«. Denn der Sage nach wurde sie nicht von einer Mutter zur Welt gebracht, sondern aus Eiche, Ginster und Mädesüßblüten künstlich geschaffen und dann zum Leben erweckt.

Auch die christlichen Kirchen haben absolut nichts gegen Blumen. Messen, Gottesdienste, Hochämter, die Rituale zu den großen Feiertagen werden immer durch reichhaltigen Blütenschmuck zu etwas Außergewöhnlichem gemacht. Die Gipfelerlebnisse im menschlichen Leben, von der Geburt über die Taufe und Hochzeit bis zur Beerdigung, werden von Blumen bekränzt, sozusagen.

Blumen auf ein Grab zu legen bedeutet eine herzliche, gefühlvolle Geste, auch wenn die Person schon seit Langem verstorben ist.

Paare, die ihre erste Liebes-, ihre Hochzeitsnacht oder eine andere Begegnung zu einem besonderen Ereignis werden lassen wollen, streuen frische Blüten in ihr Badewasser oder aufs Bett (wobei rote Rosenblätter auf weißer Bettwäsche hässliche und hartnäckige Flecken hinterlassen können).

In den sechziger Jahren interpretierten Blumenkinder den Begriff »Flower-Power« so, dass sie Blumen als Symbole für eine Transformation der Menschen ansahen, hin auf eine tiefe Fähigkeit zu Liebe, Frieden, Mitgefühl und Verständnis.

Blumen, Blüten, blühende Kräuter waren, sind und bleiben ein Highlight, auf vielen ganz unterschiedlichen Ebenen bedeutungsvoll und ein Labsal für Körper, Geist und Seele.

*

Jetzt aber wird es konkret: Welche Blüten sind essbar, schmecken möglichst delikat und tun noch dazu dem Körper besonders gut? Was genau kann man damit machen? Existieren von ihnen ätherische Öle? Und wenn ja, wofür setzt man sie ein?

Selbstverständlich sind noch wesentlich mehr Blüten essbar als die in den nun folgenden 22 Abschnitten beschriebenen. Beispielsweise die Blütenblätter der Stockrose, die in einem Salat toll aussehen. Allerdings ist ihr Geschmack, na ja, eher im mittleren Bereich angesiedelt. Als Heilpflanze kann man sie nicht unbedingt bezeichnen, und es existiert kein ätherisches Öl. So fiel eine genaue Beschreibung von ihr in diesem Rahmen unter den Tisch. Mit der Primel, die zudem unter Naturschutz steht und nur aus dem eigenen Garten geerntet werden dürfte, mit Kornblume, Hibiskus, Malve, Rucola-, Zucchiniblüte (einer Klassikerin der mediterranen Küche), Taubnessel und weiteren Vertreterinnen sah es ähnlich aus. Bei den Blüten vom Schnittlauch fehlen ebenfalls ein paar Komponenten, obwohl sie originell aussehen, »gesund« sind und gut schmecken.

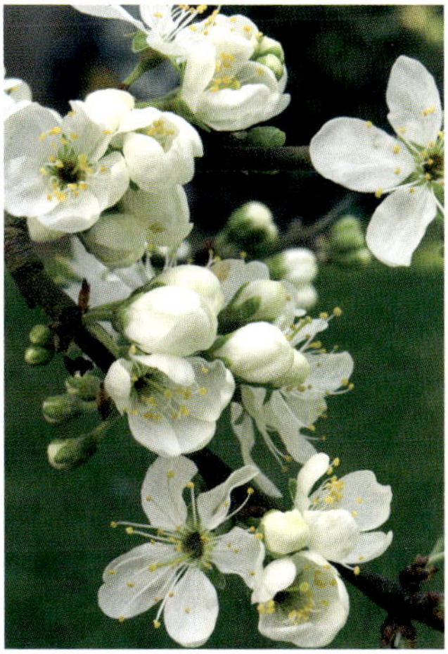

Falls Sie daran kommen: Die Blüten von Apfel-, Pfirsich-, Pflaumen-, Orangen- und Zitronenbäumen sind essbar, schmecken toll und enthalten Vitamin C. Aber eigentlich wäre es zu schade, sie zu verzehren und daran zu hindern, zu Früchten zu werden. Nichts hält Sie allerdings davon ab, mit all den gerade genannten und noch anderen Blüten kreativ zu werden. Gehen Sie nur in jedem Fall sicher, dass sie wirklich genießbar sind, schlagen Sie nach, oder fragen Sie jemanden, der sich gut auskennt. Und verzichten Sie im Zweifelsfall auf den Genuss.

In den folgenden Kapiteln sind die Abschnitte alle in gleicher Weise aufgebaut. Am Schluss finden sich jeweils Tipps für Anwendungen mit den Blüten und gegebenenfalls mit dem ätherischen Öl, außerdem Rezepte für leckere, einfache vegetarische Gerichte, darunter viele wandelbare »Grundrezepte«. Fleisch- und/oder Fischesser können sie ganz einfach ergänzen, wenn sie wollen. Zum Thema »Vegetarismus« finden Sie noch ein »Extra« am Schluss dieser Einleitung.

Beides, die Tipps für Anwendungen und die Rezepte, stellen nur Beispiele dar und dienen als Ideengeber. Eine Blütenbutter, also eine Kräuterbutter, die frische essbare Blüten enthält, können Sie nach Belieben zubereiten; und Sie können alle essbaren Blüten einarbeiten, die Ihnen gerade unterkommen. Für »Eisblumen«, das heißt in Wasser eingefrorene Blüten zur faszinierenden Dekoration von kalten Getränken, dürfen Sie ebenso alle Vertreterinnen verwenden, die Sie zur

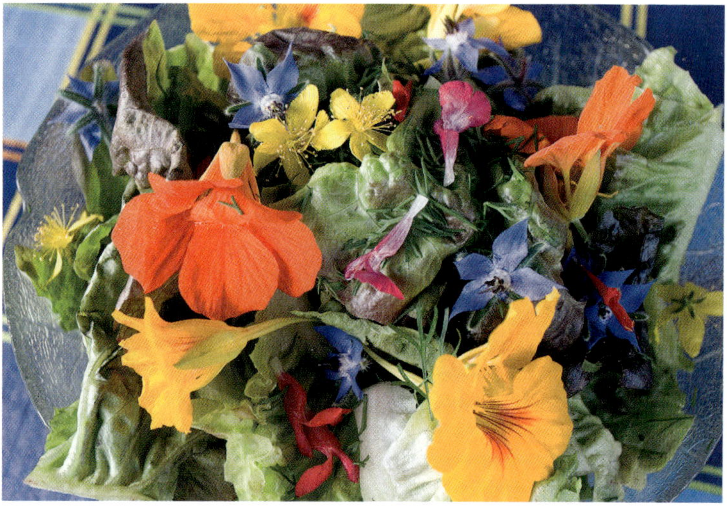

Verfügung haben. Das Gleiche gilt für Salate, Quark, Frischkäse und so weiter.

Was die Anwendungen anbetrifft, so können Sie mit vielen verschiedenen Blüten Tees zubereiten, auch mit von Ihnen selbst erfundenen Mischungen. Wenn beispielsweise im Frühsommer auf Ihrer Terrasse Gänseblümchen, Lavendel, Salbei und Holunder blühen, können Sie davon einen gemischten Tee zubereiten. Morgens auf nüchternen Magen entfaltet er besonders seine stärkenden und heilenden Qualitäten, und er schmeckt absolut himmlisch. Außerdem macht er richtig glücklich, denn es sind ja Ihre persönlichen Pflanzen, mit denen Sie sich so »vereinigen« können.

Eine Gesichtsmaske aus einem Löffel naturreinem flüssigen Honig, in den Sie ein oder zwei Tröpfchen ätherisches Öl gemischt haben, können Sie aus dem Öl von der Rose, der Rosengeranie oder Rosenpelargonie, vom Lavendel, von der Kamille und noch anderen herstellen – Sie müssen bloß sicherstellen, dass Ihre Haut positiv reagiert. Es lohnt sich also, in den entsprechenden Abschnitten ein bisschen zu stöbern.

*

Bevor es nun um die einzelnen Pflanzen geht, noch die Anmerkungen von zwei Autoren zum Thema »Menschenzentrierte Sichtweise versus Respekt vor der Natur«.

In ihrem inspirierenden Buch *Weidenfrau und Wiesenkönigin* schreibt Luisa Francia, es sei eine mittelalterliche plakative Vorstellung zu meinen, dass ein Mensch an einer Krankheit leidet, die von einer Pflanze oder einem Mittel geheilt werden könnte. Die Wirklichkeit sei viel komplexer: »Da haben wir das Körperuniversum mit den kleinen Völkern, den Botenstoffen, den Bakterien, Viren, Enzymen, Hormonen und so weiter. Da sind die Pflanzen mit ihren vielfältigen Seinsebenen von Düften, Schwingungen, Farben …« Alles, was existiert, ist umgeben von Energiefeldern, verbunden in Energienetzen und -wegen. Im Körper befinden sich alle möglichen Anlege- und Verarbeitungsstellen. »Die Vielfältigkeit der lebendigen Energie, die uns durchdringt und umgibt, lässt sich nicht so einfach linear beschreiben, behandeln und abhaken. Deshalb hilft bei einem Menschen ein Mittel gar nichts, das den anderen aus dem Totenbett springen lässt. Und deshalb können wir uns der Magie der Pflanze, der Steine, der Natur auch nicht so nähern: Ausreißen, verarbeiten, verschlingen und gesund werden.« Warum sollten uns die Pflanzen helfen, wenn sie nur ausgebeutet und benutzt werden? Wenn es kein Verständnis, keine tiefere Verbindung gibt?

So weit Luisa Francia, die als Kind zusammen mit ihrer Großmutter im Wald und auf der Wiese essbare und heilkräftige Pflanzen gesammelt hat: immer auf sensible Weise und nur so viel, wie sie und die Familie gerade brauchten, nicht mehr.

Der andere Autor ist David Hoffmann, der in der spirituellen Findhorn-Gemeinschaft in Schottland lebte. Dort, im hohen, unwirtlichen Norden, wo normalerweise kaum etwas gedeiht, schufen Eileen und Peter Caddy sowie Dorothy MacLean in den sechziger Jahren einen Garten, der überbordende Erträge brachte. Blumen und Gemüse wuchsen zu ihrer doppelten und dreifachen Größe heran. Das »Wunder von Findhorn« erregte weltweit Aufsehen. Es begründete sich auf die Zusammenarbeit zwischen den Menschen und den Kräften der Natur. Die Caddys und Dorothy MacLean sprachen von »Naturgeistern«, deren Informationen sie erfragten und dann umsetzten.

Bis heute besteht Findhorn als spirituelles Zentrum (siehe »Adressen« am Ende des Buches), jedes Jahr kommen mehrere tausend Besucher von überall her. Zudem ist es Teil eines weltweit wachsenden Ökodorf- und Nachhaltigkeitsprojekts mit der Unterstützung der Vereinten Nationen.

Es gibt zahlreiche Bücher aus und über Findhorn, zum Beispiel *Das Findhorn-Kräuter-Heilbuch* von David Hoffmann, in dem er Folgendes schreibt: »Verändern wir unsere Betrachtungsweise nur ein wenig, so erkennen wir, dass wir tatsächlich ein Teil der gesamten Ökologie und nicht getrennt von ihr sind. Wenn wir mit Hilfe der Pflanzen geheilt werden, wird ein Teil der Ökologie geheilt.« Es bestehe die Hoffnung, dass unsere ganz persönliche Gesundheit das Wachstum eines neuen Bewusstseins ermöglicht, damit wir mit der Natur zusammen zu Mitschöpfern werden. Und damit wir nicht länger unsere Welt schädigen und vergewaltigen, wie wir es lange getan haben. »Einheit und Gesundheit können sich auf die gesamte Umwelt auswirken. Sie wirken sich auf unsere Beziehungen aus, die wiederum auf die Gesellschaft einwirken und so möglicherweise die Heilung der Menschheit bewirken.«

➤ EXTRA: Grüne Welle Vegetarismus

In Deutschland leben etwa 1,6 Prozent der Einwohner vegetarisch, das sind rund 1,3 Millionen. Der höchste Anteil liegt mit 4 Prozent bei den 18- bis 24-jährigen Frauen. Das sagt die »Nationale Verzehrstudie« von 2008. Nicht ausgewiesen sind darin die »Flexitarier«, Menschen, die Wert auf bewusstes und gesundes Essen legen und nur hin und wieder Fleisch und Fisch zu sich nehmen. Ihre Zahl ist laut Aussage von Fachleuten stark im Steigen begriffen.

Seit Januar 2010 gibt es an der Freien Universität Berlin das »Veggie No. 1«, die erste Mensa bundesweit, die eine reine Gemüseküche anbietet. Gut 15 Prozent der Berliner Studenten essen dort regelmäßig.

Als erste Stadt der Welt führte im Sommer 2009 das belgische Gent einen fleischfreien Wochentag ein. Alle öffentlichen Kantinen und Schulmensen bieten donnerstags ein vegetarisches Hauptgericht an. An der Initiative beteiligen sich zusätzlich etwa hundert örtliche Kneipen und Restaurants.

Das erste vegetarische Restaurant Europas, »Haus Hiltl«, eröffnete 1898 in Zürich. Es existiert bis heute, bietet nach wie vor eine rein fleischlose Küche an und gilt als eine der besten Adressen der Stadt (sie ist auch am Ende dieses Buches aufgeführt).

All diese Fakten belegen, dass die grüne Welle Vegetarismus rollt – kein Wunder bei den andauernden Nachrichten über Fleischskandale und die haarsträubenden Bedingungen, unter denen Tiere heute leben müssen und geschlachtet werden. Zudem kommen die Körper vieler Menschen nicht mit dem klar, was an Hormonen, Antibiotika und so weiter im Fleisch enthalten ist. Darüber hinaus erleichtert der vollständige oder teilweise Verzicht auf Fleisch das Halten des Körpergewichts im normalen oder idealen Bereich. Dass die extensive Tierhaltung global gesehen für mehr Umweltschäden verantwortlich zeichnet als das weltweite Transportsystem, ist ein weiteres schlagkräftiges Argument für einen solchen vollständigen oder teilweisen persönlichen Verzicht auf Fleischkonsum.

Laut Michael Hoffmann, dem Chefkoch des Gourmetrestaurants »Margaux« in Berlin, steigt die Zahl seiner Gäste ständig, die gern Gemüse essen wollen. Seit März 2009 bietet er ein Gemüsemenü an. Jens Dannenfeld, Sternekoch von »L'Escalier« in Köln, tut das Gleiche. Er sagt: »Von unseren Gästen bekommen wir nur positive und dankbare Rückmel-

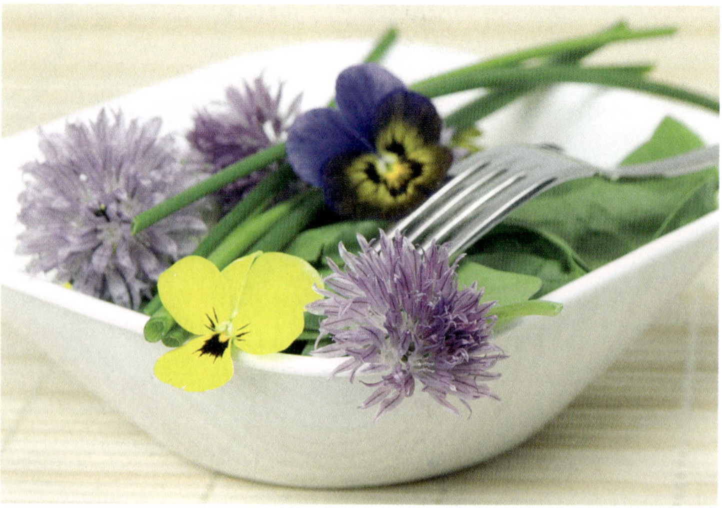

dungen. Die Gemüseklientel will sich endlich von ihrem Griesgram-Image befreien und eine spannende Wohlfühlküche mit Respekt vor der Natur genießen. Ich finde es sehr wichtig, dass die Gemüseküche sich noch mehr von dem Begriff Beilage emanzipiert, eigenständige Wege geht und nicht mehr als verzickter Spaßverderber dargestellt wird.«

(Diese Informationen stammen größtenteils aus der Zeitschrift *essen & trinken* vom September 2010.)

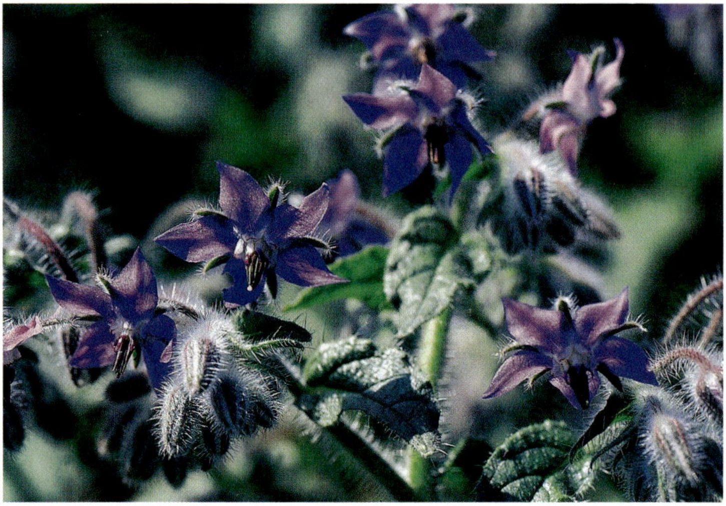

Borretsch

Lateinischer Name: Borago officinalis. *Borago* geht offenbar auf das arabische *abu araq* (»Vater des Schweißes«) zurück. Es besteht eine Verwandtschaft zu »Arrak«, das ist der Name für einen Palmschnaps. *Araq at-tamr* bedeutet »Schweiß der Dattelpalme«. Die schweißfördernde Kraft im Borretsch ist den Menschen schon lange bekannt. *Officinalis* (»offizinell« oder »offizinal«) bedeutet »arzneilich, als Heilmittel durch Aufnahme in das amtliche Arzneibuch anerkannt«. Der Begriff »Offizin« ist ein veralteter Ausdruck für (die Arbeitsräume einer) »Apotheke«.

Was ist es? Eine einjährige Staude aus der Familie der Borretsch- beziehungsweise Rauhaargewächse (Boraginaceae).

Wächst gern: Im Garten oder verwildert, sogar auf Schuttplätzen. Die Pflanze wuchert wild und »unordentlich«, sie ist recht unempfindlich gegen Kälte. Trotzdem aber mag sie die

Sonne. Der Boden sollte locker sein. Die Blüten ziehen Bienen an. Weil Borretsch mit kaum einer sonstigen (Gemüse-) Gartenpflanze verwandt ist, eignet er sich sehr gut zur Gründüngung. Seine weitverzweigten und ausgedehnten Wurzeln lockern den Boden auf und machen ihn »gar«.

Was verwendet man? Die Blüten und die Blätter, nicht die Stängel. Die Blätter erntet man möglichst vor der Blüte, von April bis Juni, die frisch geöffneten weißen, rosa, lila oder blauen, manchmal zweifarbigen Blüten im Juni und Juli. Die Blätter entweder in dünnen Schichten oder in Bündeln trocknen. In der Apotheke kann man das gesamte getrocknete Kraut kaufen (Herba boraginis), leider nicht die getrockneten Blüten separat. Das Trocknen lohnt sich nur, wenn man die Pflanze zu medizinischen Zwecken nehmen möchte, der ohnehin nicht allzu aromatische Geschmack geht dadurch nämlich gänzlich verloren. Wer den Geschmack konservieren möchte, kann Blüten und Blätter einfrieren.

Blüten schmecken gut: In Salaten, gefüllten Avocados, Suppen, Soßen, zum Beispiel der berühmten Frankfurter Grünen Soße (siehe Rezept weiter unten). Auch zu Grillgerichten, Fisch, Eierspeisen, Gemüseragouts, Risotti. Der Volksname »Gurkenkraut« legt nahe, dass der leicht säuerliche Geschmack an Gurken erinnert und besonders gut mit allen Arten von Gurkengerichten harmoniert, auch mit geschmorten Gurken. Die ausgesprochen attraktiven Blüten werden gern zur Dekoration von Drinks verwendet. Sie sehen eingefroren in Eiswürfeln besonders schön aus. Mit dem Aroma von Minze passen sie exzellent zusammen, aber sie dekorieren und würzen auch alle möglichen anderen Richtungen von Eistee, Limonade, Cocktails und Bowle.

Weil die Pflanze geringe Mengen von Pyrrolizidin-Alkaloiden enthält, die gesundheitsgefährdend wirken können,

wenn man zu viel davon verzehrt, sollte man es mit dem Konsum nicht übertreiben.
Heilende Wirkung: Die Blüten des Borretsch haben starke Heilkräfte. Sie wirken erweichend, auswurffördernd und beruhigend bei Husten und bei einer Verschleimung der Atemwege. Auch helfen sie gegen Wechseljahres- und rheumatische Beschwerden, Durchfall und Fieber. Zudem setzen sie den Harnfluss und die Produktion von Schweiß in Gang. Die Blätter werden vor allem als schweißförderndes Mittel bei Kinderkrankheiten wie Röteln und Scharlach empfohlen.
Es gibt eine homöopathische Zubereitung der frischen Blätter (Borago officinalis), die gegen Erkrankungen der oberen und unteren Luftwege eingesetzt wird.
Ätherisches Öl, heilende Wirkung: Aus Borretsch wird kein ätherisches Öl hergestellt, aber eines aus den Samen: Borretschsamenöl. Genau wie Nachtkerzenöl enthält es besonders viel Gamma-Linolensäure und eignet sich zur äußerlichen Pflege von leicht reizbarer, sensibler Haut, zum Beispiel wenn sie an Neurodermitis erkrankt ist.
Der amerikanische Heilpflanzenspezialist Dr. James Duke verweist auf eine Studie, bei der Patienten mit akutem Lungenversagen über eine Nasensonde unter anderem mit Borretschsamenöl versorgt wurden. Ihre Überlebenschancen erhöhten sich um 35 Prozent!

Pflanzenporträt

Plinius der Ältere (etwa 23–79 n. Chr.) nannte den aus dem Mittelmeer stammenden Borretsch einen »Glücksbringer«. Auf Englisch heißt die Pflanze *borage,* was genauso ausgesprochen wird wie Borretsch. »Auf der Insel« sagt man, das

Wort stehe in einem Zusammenhang mit dem keltischen Begriff *borrach*, dem Wort für »Mut«. Mit dem traditionellen russischen Eintopfgericht Borschtsch hat der Name allerdings nichts zu tun.

Ein Volksname bei uns lautet »Wohlgemutkraut«, denn alte Kräuterbücher empfahlen, Borretsch in Honigwasser zu kochen und dann zu verzehren. Das wirke gegen Melancholie, Traurigkeit und Schwermut. Andere Volksnamen sind »Borgel«, »Gurkenkraut«, »Gurkenkönig« und wegen der intensiv farbigen sternförmigen Blüten auch »Augenzier«, »Liebäuglein«, »Himmelsstern« und »Herzblümchen«. Die Blüten sollen früher Rohstoff für feine blaue Lackfarben gewesen sein.

Borretschblüten sind ideale Kandidaten für dieses Buch, denn sie sehen wunderhübsch aus, schmecken fantastisch und stecken noch dazu voller Heilkraft. Bemerkenswerterweise liegt aber nicht sehr viel Information über sie vor, jedenfalls nicht viel Anekdotisches. Offenbar handelt es sich um ein Blümchen, das im Verborgenen blüht und mit Angeberei nichts im Sinn hat.

Anwendungen

Borretschblütentee

Um von den heilenden Eigenschaften der Borretschblüten zu profitieren, die oben aufgeführt wurden, bereiten Sie aus einem gehäuften Teelöffel voll frischen oder getrockneten Blüten (in letzterem Fall zusammen mit Blättern) eine Tasse Tee zu. Etwa 10 Minuten lang zugedeckt ziehen lassen, abseihen und lauwarm trinken oder nochmals kurz erhitzen. Bei Husten und Halsschmerzen können Sie diesen Tee auch abkühlen lassen und zum Gurgeln nehmen.

Rezepte

Frankfurter Grüne Soße mit Borretschblüten

In die echte Frankfurter Grüne Soße gehören sieben Kräuter, darunter Borretsch. Je nach Jahreszeit und Verfügbarkeit kann man variieren. Besonders gut schmeckt die Soße zu neuen Kartoffeln plus hartgekochten Eiern. Für eine Mahlzeit solcher Art, gelten die Mengenangaben für 4 Personen.

1 dickes Bund gemischte frische Kräuter, zum Beispiel Petersilie, Schnittlauch, Kresse, Zitronenmelisse, Salbei, Rosmarin, Borretsch (in manchen Gegenden Deutschlands gibt es im Sommer Bündel mit genau der passenden Zusammenstellung zu kaufen)
1 Handvoll Blüten dieser Kräuter, unbedingt darunter Borretschblüten
1 kleine Zwiebel
1 Gewürzgurke
1 Becher saure Sahne
1 Becher Joghurt
2 Esslöffel Mayonnaise
1 Esslöffel Zitronensaft
1 Teelöffel scharfer Senf
Vollwertiges Salz
Frisch gemahlener Pfeffer

Kräuter und Blüten waschen, trocken tupfen. Die Blüten beiseitelegen. Bei den Kräutern die Blätter von den Stielen zupfen und fein hacken. Zwiebel schälen und genau wie die Gewürzgurke in kleine Würfel schneiden. Sahne, Joghurt und Mayonnaise verrühren, mit allen Zutaten außer den Blüten vermengen. Abschmecken und mit den Blüten dekorieren.

Kartoffelpüree mit Blüten

Kartoffelpüree ist ein einfacher Klassiker, der immer wieder anders schmecken kann. Schon Babys mögen ihn, und für Kranke mit Appetitmangel bedeutet er einen Wegweiser zurück ins pralle Leben. Die angegebene Menge gilt für 4 Personen (als Beilage).

1 Kilo mehlig kochende Kartoffeln, geschält und in Viertel geschnitten
1 Knoblauchzehe, geschält (darf entfallen)
1/8 Liter Milch
1/8 Liter Schlagsahne
2 bis 4 Esslöffel Butter
Frisch geriebener Muskat (darf entfallen)
Vollwertiges Salz
Frisch gemahlener Pfeffer
1 Handvoll frische Blüten, vorzugsweise Borretschblüten, gewaschen und trocken getupft

Kartoffeln und Knoblauch in einem großen, mit Wasser gefüllten Topf zum Kochen bringen. 15 bis 20 Minuten lang kochen, bis die Kartoffeln gar sind. In einem kleineren Topf Milch und Sahne heiß werden lassen, aber nicht kochen. Butter und Muskat einrühren und die Butter flüssig werden lassen, warm stellen. Die Kartoffeln abgießen, zusammen mit der gekochten Knoblauchzehe zerstampfen. Möglichst keinen Mixer dazu nehmen, denn der tut der Konsistenz nicht gut. Es macht überhaupt nichts, wenn der Brei ein paar Klümpchen aufweist! Die Kartoffelmasse mit einem Kochlöffel nach und nach in die Sahnemilch rühren. Ganz am Schluss Gewürze und etwa die Hälfte der Blüten einrühren, die restlichen Blüten zum Dekorieren verwenden.

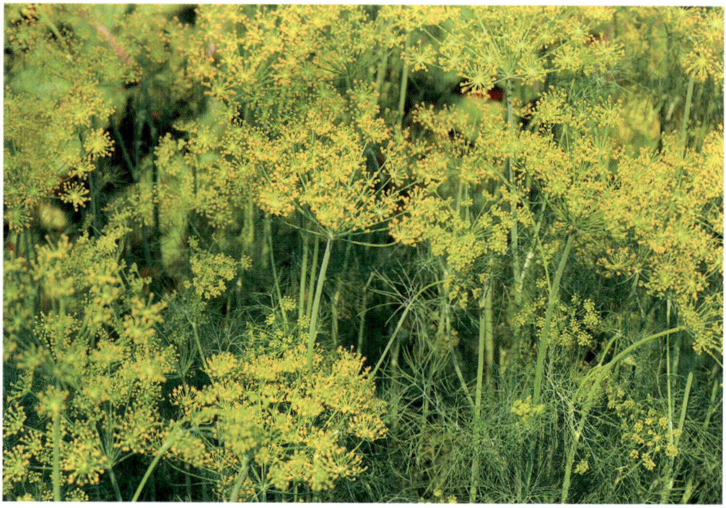

Dill

Lateinischer Name: Anethum graveolens. Die botanische Bezeichnung *Anethum* hat einen unbekannten Ursprung, das Wort stammt möglicherweise aus dem Ägyptischen. Im Altgriechischen hieß *ánethon* »Dill«. *Grave olens* heißt »stark riechend«.

Was ist es? Ein einjähriger Doldenblütler (Apiaceae).

Wächst gern: An einem sonnigen, warmen und windgeschützten Plätzchen. Dill lässt sich gut unter Gemüse wie Mohrrüben und Gurken säen. Er ist für nützliche Insekten attraktiv. An den Boden stellt er keine großen Ansprüche, er braucht aber viel Platz. Weil er einjährig ist, muss man ihn immer wieder neu aussäen. Am besten beginnt man damit in unseren Breiten in einem vor Frost geschützten Raum, zum Beispiel einem Wintergarten. Im Mai kann man dann draußen über den Sommer hinweg immer wieder Samen »nachlegen«. Dann hat man die meiste Zeit des Jahres frische Dillblüten und frisches Dillkraut zur Verfügung. Sie lassen sich zwar trocknen beziehungsweise einfrieren, verlieren dabei aber sehr an Aroma.

Was verwendet man? Außer den Blüten die Samen und die fedrigen Blättchen. Die dicken Stängel kann man mitkochen, zum Beispiel in einem Eintopf. Vor dem Servieren entfernen. Die Blüten sehen nicht aus wie Blüten, sondern eher wie Knöpfchen. Sie wachsen an den Dolden und sind hellgrün. Zwar schmecken sie wie die Laubblätter, aber weil sie etwas milder sind und eine ganz andere Konsistenz aufweisen, liefern sie ein alternatives Geschmackserlebnis. Blüten und Blätter sollte man erst kurz vor der Fertigstellung über die Gerichte streuen. So bleiben Aroma und Vitamin-C-Gehalt am besten erhalten. Verwenden Sie keine welken sondern nur knackig frische Pflanzenteile.

Blüten schmecken gut: Als Beigabe zu Salat, Kräuterrührei, Gemüse-, Kartoffel- und Fischgerichten, in eingelegtem Gemüse (Mixed Pickles), Gürkchen und vielem mehr. Die Kombination von Dill und Gurken ist so perfekt und so allgemein bekannt, dass man Gewürzgurken in den USA *dill pickles* nennt.

Heilende Wirkung: Die eigentliche Arznei vom Dill sind die getrockneten Samen. Dazu finden Sie Informationen im Pflanzenporträt. In abgeschwächter Form verfügen Blüten und Blätter über die gleichen medizinischen Eigenschaften. Ihr Verzehr regt die Magensaftsekretion an. Dill wirkt gegen Krämpfe, Blähungen, Brechreiz, Schluckauf, Bauch-, Kopf-, Menstruationsschmerzen, Entzündungen in Mund und Rachen und schlechten Atem. Außerdem wirkt er harntreibend, die Milchbildung fördernd, das Immunsystem stärkend sowie beruhigend und den Schlaf fördernd.

Aus dem blühenden Kraut stellt man eine homöopathische Zubereitung her (Anethum graveolens), die gegen Herz- und Kreislauferkrankungen verordnet wird.

Ätherisches Öl, heilende Wirkung: Per Wasserdampfdestillation wird aus dem Kraut beziehungsweise dem Samen vom Dill ätherisches Öl gewonnen. Die Bestandteile sind unter anderem Carvon, Alpha-Pinen, Limonen, Terpinen und Dipenten. Es wirkt stark, daher soll man es vorsichtig verwenden und gering dosieren. Den Duft des Öls wie der Pflanze selbst kann man als kräftig-würzig und erfrischend beschreiben. Er erinnert an eine angenehme und harmonische Kombination von Fenchel, Anis, Minze, Petersilie, Sellerie und Zitrone.

Dillöl hilft vor allem dem Verdauungssystem. Es wirkt blähungswidrig, harntreibend, entkrampfend, antiinfektiös und es beruhigt den Magen. Zudem hat es entzündungshemmende und schleimlösende Eigenschaften, die bei grippalen Infekten und Bronchitis die Heilung unterstützen können. Auf die Psyche wirkt Dillöl beruhigend und entspannend. Es stärkt das Nervensystem und erleichtert das Einschlafen.

Achtung: Nicht während der Schwangerschaft und bei Babys verwenden!

Pflanzenporträt

Dill ist ein *dill-icious herb,* ein delikates Kraut, schreibt die in Jacksonville, Florida, sitzende International Herb Association. Deswegen kürte sie es zum Kraut des Jahres 2010. Außerhalb der USA allerdings wusste man nicht viel über diese Ehre. In »Rühlemanns Blog« hier in Deutschland hieß es zum Beispiel am 14. April 2010: »Für die einen ist es der Gewürznelkenbaum, für andere der Efeu. Und für die Amerikaner ist es der Dill. Die ›Heilpflanze des Jahres‹ wird anscheinend von verschiedensten Instanzen bekanntgegeben, und keiner fragt, warum.«

Tatsächlich gab es hier im deutschsprachigen Raum eine ganze Liste von Pflanzen des Jahres 2010. Als Orchidee wurde der Marienfrauenschuh ausgezeichnet, als Wildpflanze die Wiesen-Iris, auf die Katzenminze fiel die Wahl im Bereich Staude und so weiter. Aber wie auch immer, in den USA pries man den Dill, und diesen Faden wollen wir hier aufnehmen.

Dill-icious ist er in der Tat, und zwar in seiner Gänze, von den Blüten über die Samen und die Stängel bis zu den Blättern. Doch verwendet man ihn schon sehr lange auch für Heilzwecke. Zum ersten Mal erwähnt wird er um 3000 Jahre vor unserer Zeitrechnung im alten Ägypten. Ein Papyrus beschreibt seine Wirkung gegen Kopfschmerzen und zur Erweichung der Blutgefäße. Die alten Griechen legten sich frischen Dill auf die geschlossenen Augen, um schneller und tiefer einzuschlafen. Im Mittelalter tranken Männer gern Wein mit Dill, um ihre Potenz zu steigern. Man kann sich vorstellen, dass der Genuss dieses Getränks netter und sinnlicher ist als der Einwurf einer Viagra-Tablette.

Für die Griechen war Dill ein Symbol für Reichtum, bei den Römern stand er für Glück.

Das Wort »Dill« stammt aus dem Westgermanischen. Westgermanien wird als das Land zwischen Rhein, Donau und Oder definiert. Eine Verwandtschaft besteht zu den Männernamen »Till«, »Tilmann« und »Tilo«. Andere Bezeichnungen lauten »Gurken-«, »Kümmerlingskraut« oder »Dillfenchel«.

Dill stammt ursprünglich aus Zentralasien, wird aber heute in gemäßigtem Klima weltweit kultiviert. Dabei erfreut er sich in Nordamerika, Skandinavien und Osteuropa besonderer Beliebtheit. Ungarn ist der hauptsächliche Erzeuger von ätherischem Öl aus Dill. Es wird für medizinische Zwecke verwendet, aber auch für Seifen und Reiniger.

Allgemein sind Doldenblütler wie der Dill besonders auf der nördlichen Erdhälfte verbreitet. Ihr hoher Gehalt an ätherischen Ölen lässt viele von ihnen zu Gewürz- und Heilpflanzen werden. Neben Dill gehören zum Beispiel Kümmel, Anis, Fenchel und Koriander zu ihnen, ebenfalls Möhren, Pastinaken und Sellerie, wobei Kümmel, Anis, Fenchel und Koriander genau wie Dill über starke Heilkräfte verfügen, allerdings auch derart dominante und eigenwillige Aromen haben, dass nicht jeder sie nutzen mag. Dill hingegen ist ausgesprochen beliebt, fast jedem schmeckt er.

Wenn die leckeren Blüten zu Samen herangereift sind, das ist bei uns etwa im September der Fall, kann man damit viel anfangen. Man wartet ab, bis sie eine blassbraune Farbe angenommen haben, schneidet die Dolden ab, bindet locker Papier- oder Pergamenttüten um sie und hängt sie kopfüber zum Trocknen auf. So fallen die Samen in die Tüten. Am besten bewahrt man sie in einem dunklen Glas auf.

Zum einen sollte man von den Samen eine gute Menge aufheben, denn wie erwähnt ist Dill einjährig und muss immer wieder neu ausgesät werden. Weiterhin eignen sich die

Samen bestens zum Würzen von Essig und Öl und damit auch zum Einlegen von »Pickles«.

Dann geben Dillsamen einen idealen Ersatz für Salz her, die Anleitung finden Sie gleich. Und schließlich sind sie die eigentliche Arznei. Die Wirkstoffe bestehen aus Tanninen, Harzen, Pflanzenschleim und vor allem aus ätherischem Öl. In der Apotheke kann man sie als »Fructus Anethi« kaufen.

Wer hätte gedacht, dass diese anspruchslose, einfache, dabei attraktiv und üppig wachsende Pflanze nicht nur *dill-iciously* schmeckt, sondern auch über so vielfältige Verwendungsmöglichkeiten und heilende Eigenschaften verfügt? Egal, ob »Herb of the Year 2010« oder nicht – in seine Grünkraft sollte man unbedingt einsteigen.

Anwendungen

Dilltee

Gern lässt man Babys, die an Darmkoliken leiden, einen leichten Tee oder Sud aus Dillsamen oder frischen Dillblüten trinken. Der beruhigende Effekt hilft ihnen noch dazu. Ein gleicher, etwas stärker aufgegossener Tee unterstützt die Milchbildung bei jungen Müttern. Und er wird Menschen mit Verdauungsproblemen empfohlen (nach den Mahlzeiten eine Tasse davon trinken). Bei Entzündungen im Mund oder im Hals schafft das Gurgeln damit Linderung. Und ein warmes Hand- oder Fußbad mit einer größeren Menge von Dilltee, den man dann aber mit warmem oder heißem Wasser wieder verdünnt, wärmt nicht nur Hände und Füße sowie den gesamten Körper, sondern es entspannt auch und stärkt noch dazu die Nägel.

Für eine Tasse, also für rund 150 Milliliter Wasser, nehmen Sie maximal 1 Teelöffel Samen oder frisch abgezupfte Dillblüten. Wenn Babys den Tee trinken sollen, noch etwas weniger. Das Wasser zum Kochen bringen, den Dill damit übergießen und den Aufguss zugedeckt 8 bis 10 Minuten lang ziehen lassen. Abseihen und lauwarm trinken. Für Kinder und Erwachsene (nicht für Babys) können Sie ihn eventuell mit etwas Honig süßen.

Dillsamen als Salzersatz

Menschen, die aus gesundheitlichen Gründen auf Salz verzichten müssen, finden in Dillsamen einen idealen Ersatz dafür. Denn die enthalten eine Fülle von wertvollen aromatischen Mineralien: einfach vermörsern und über das fertige Gericht streuen. Wer Salz essen darf, kann aus Dillsamen und grobem Salz eine den Gaumen kitzelnde Würzmischung komponieren. Ganz nach Geschmack haben darin auch noch andere Zutaten Platz, beispielsweise getrocknete Lavendelblüten.

Aromatherapie mit Dillöl

Man kann Dillöl in der Aromalampe verwenden. Möglich ist aber auch eine direkte Anwendung, zum Beispiel bei einer Bauch- oder Fußmassage. Dafür auf 3 bis 4 Esslöffel Trägeröl, zum Beispiel Mandelöl, 1 bis 2 Tropfen Dillöl geben. Die Fußmassage wirkt nicht nur gegen Störungen im Verdauungstrakt und die anderen obengenannten Beschwerden, sondern sie stärkt zusätzlich die körpereigene Abwehr.

Zum Inhalieren bei grippalen Infekten und Bronchitis vermischen Sie 1 Esslöffel Honig mit 1 bis 2 Tröpfchen Dillöl. Der Honig dient zum Emulgieren, also zum Verbinden von Wasser und Öl. Rühren Sie die Mischung in etwa ¼ bis ½ Liter warmes bis heißes Wasser und atmen Sie den aufsteigenden Dampf immer wieder tief ein.

Achtung: Nicht während der Schwangerschaft und bei Babys verwenden!

Babys und schwangeren Frauen tut Dillöl nicht gut. Jungen Müttern hingegen hilft es genau wie die frischen Blüten, das frische Kraut und die getrockneten Samen, Milch zum Stillen zu bilden (in der Aromalampe, als Zutat zu einer Hand- oder Fußmassage).

Rezepte

Zaziki mit Dillblüten

Der Klassiker aus Griechenland hat sich bei uns fest etabliert. Hier finden Sie ihn mit Dillblüten gewürzt, also in einer leicht abgewandelten Form. Sie können ihn als Vorspeise mit Brot servieren, die angegebene Menge reicht dann für 2 bis 4 Personen. Dieser Zaziki gibt aber auch eine köstliche kalte Soße ab.

½ Salatgurke, geschält, mit einem Löffel von den Kernen befreit und grob gerieben

2 Becher Joghurt

2 bis 3 Knoblauchzehen, geschält und in winzige Würfelchen geschnitten (darf entfallen)

3 bis 4 Dolden mit Dillblüten, gewaschen, trocken getupft und mit der Hand in kleine »Knöpfchen« zerteilt

Frisch gemahlener Pfeffer

Vollwertiges Salz

Die Gurke mit dem Joghurt vermischen, Knoblauch und die meisten Dillblüten dazugeben, mit Pfeffer und Salz abschmecken. Vor dem Servieren mindestens 10 Minuten lang zugedeckt ziehen lassen, dann nochmals gut durchrühren und abschmecken. Mit den restlichen Dillblüten dekorieren. Es passen zur Dekoration auch noch andere Blüten(blätter), zum Beispiel Calendula-(Ringelblumen-) oder Borretschblüten.

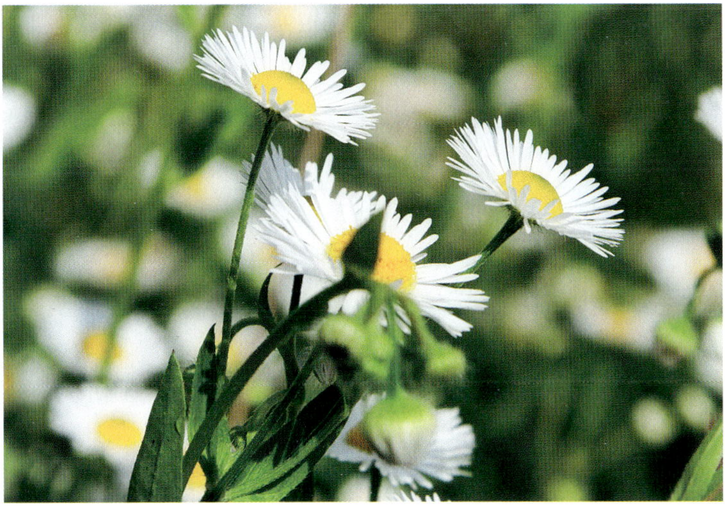

Gänseblümchen

Lateinischer Name: Bellis perennis. Das bedeutet »immerwährende Schöne«. *Bellis* kommt vom lateinischen *bellus* für »schön, hübsch, niedlich«; *perennis* für »ausdauernd« leitet sich von den lateinischen Wörtern *per* (»durch«) und *annus* (»Jahr«) her und bedeutet wörtlich »das ganze Jahr hindurch«.

Was ist es? Ein mehrjähriger ausdauernder Korbblütler (Asteraceae).

Wächst gern: Auf Wiesen und Weiden in den unterschiedlichsten klimatischen Zonen, vor allem in Europa und Asien. Blüht, solange sich die Temperatur über 0 Grad befindet.

Was verwendet man? Die frischen oder getrockneten Blüten und Blätter. Man sammelt am besten Ende Juni und trocknet auf ausgespannten Tüchern. Häufig wenden.

Blüten schmecken gut: Als dekorative Beigabe zu fast allen pikanten oder süßen Gerichten, zum Beispiel Salaten, Suppen, Pfannengerichten, Desserts und so weiter. Gänseblümchen sind ausgesprochen wohlschmeckende Blumen. Deshalb und wegen ihrer Schönheit können sie essunlustige Kinder oder appetitlose Kranke zum Zugreifen animieren. Je weniger entwickelt die Blüten sind, umso zarter und süßer ist ihr Geschmack, und je voller entwickelt, desto bitterer ist er. Es gibt keinerlei »Essbeschränkung«, man darf davon ruhig viele zu sich nehmen.

Heilende Wirkung: Der Verzehr von frischen oder getrockneten Gänseblümchen regt den Stoffwechsel an, wirkt entzündungshemmend, antiviral, schleimlösend, stuhlerweichend und blutreinigend. Die Blüten enthalten viele Vitamine und Mineralien. Tee aus frischen oder getrockneten Gänseblümchen stärkt Lungen, Magen, Blase und Leber. In dem Komplexmittel Traumeel, das gern nach Unfällen und Operationen zum Abschwellen und zur allgemeinen Wundheilung gegeben wird, ist »Bellis« enthalten. Die Wirkung kann faszinierend schnell und durchgreifend erfolgen. Bellis-Urtinktur, innerlich eingenommen und äußerlich lokal verwendet, lindert Lippenherpes und beschleunigt die Zeit des Abheilens.

Es existiert eine homöopathische Zubereitung (Bellis perennis), die in der Frauenheilkunde nach einer Geburt zur Förderung der Rückbildung und zur Gewebestraffung gegeben wird. Sonst hilft sie nach körperlichen Traumen, bei Überanstrengung und rheumatischen Beschwerden.

Ätherisches Öl, heilende Wirkung: Das Gänseblümchen enthält zwar geringe Mengen ätherischen Öls, dieses wird aber nicht destilliert.

Pflanzenporträt

Wenn sie im Gras krabbeln, nehmen Kleinkinder Gänseblümchen als allererste Blume wahr. Sie rupfen sie ab und stopfen sie sich in den Mund – für sie ist das ein erstaunliches und prägendes Erlebnis. Älteren Kindern dient sie als kreatives Spielzeug. Sie flechten Kränze und Ketten mit ihr und spielen blütenblättchenzupfenderweise »Er liebt mich, von Herzen, mit Schmerzen …«

Diese schöne kleine Pflanze hat sich bei vielen Menschen tief eingeprägt und stellt eine Art Urbild dar. Sie meldet sich bei den ersten Anzeichen des Frühlings und kapituliert als Letzte vor Väterchen Frost. So klein, zart, sensibel sie ist, so viel Stärke und Überlebenswillen trägt sie auch in sich. Und zudem strahlt sie eine sonnengleiche Schönheit aus. Der Name »Bellis perennis« sagt alles!

Volksnamen lauten »Maßliebchen«, »Augenblümchen«, »Sonnentürchen«, »Gänseliesl«, »Tausendschönchen«, »Marienblümchen« … das Gänseblümchen ist eine typische Marienblume, Blume der Göttin. Die Verkleinerungsform »…chen« drückt hier besonderen Respekt aus.

Der Legende nach wuchs das Gänseblümchen aus den Tränen, die Maria weinte, als sie nach Ägypten floh. Bei den Germanen war es eine Blume der Göttin Freyja und galt als Symbol für Fruchtbarkeit und Neubeginn. Aber sie stand auch für das Auge des Sonnengottes Baldur. Er schickt sie den Menschen im Frühling als Zeichen des Wiedererwachens der Sonnenkraft. In Island heißt sie *baldrsbra,* das bedeutet »die Braue(n) des Gottes Baldur«.

Die Gans war in der Antike ein Tier der Göttin Venus/Aphrodite, wobei der Name »Gänseblümchen« allerdings darauf zurückgeht, dass Gänse sie gerade nicht fressen.

Wie gesagt malte Sandro Botticelli etwa im Jahr 1485 seine wunderschöne »Geburt der Venus«, wobei die Göttin einen Mantel trägt, der von Gänseblümchen übersät ist.

Auch auf vielen Mariengemälden ist das Gänseblümchen zu finden, als Symbol für Demut, eine der Tugenden Mariens. Simone Widauer schreibt in ihrem Buch *Marienpflanzen:* »Als Frühlingsblume, Blume der reinen Seele der Kinder und wichtige Heilpflanze gehört das Gänseblümchen auch in den Garten des Paradieses.« Es blühe beispielsweise zu Füßen des Jesuskinds auf dem Bild »Paradiesgärtlein«, das im Frankfurter Städel hängt, und in den verschlossenen Gärten, die auf Wirkteppichen dargestellt sind, welche im Spätmittelalter unter anderem am Oberrhein entstanden.

Wenn im Mittelalter ein Ritter das Herz seiner Angebeteten errungen hatte, durfte er auf sein Wappen ein Gänseblümchen eingravieren.

In den alten Kräuterbüchern ist man sich darüber einig, dass es sich beim »Maßliebchen« um eine wirksame und wichtige Heilpflanze handelt. *Mas* ist das germanische Wort für »Wiese«, *lief* für »Blatt«. Ein Benennungsmotiv mag auch ihre appetitanregende Wirkung gewesen sein. Heißt *matelieve* doch im Mittelniederländischen so viel wie »Esslust«. Und mit dem Attribut »maßleidig« beschrieb man früher jemanden, der eine Abneigung gegen Speisen empfand.

Möglicherweise bedeutet der Name *Bellis* nicht nur »schön«, sondern hat auch entfernt mit dem lateinischen Wort für »Krieg« zu tun: *bellum*. Denn die zerquetschten Blätter und Blüten als Auflage halfen und können bis heute helfen, Wunden zu heilen. Sie wirken kühlend und zusammenziehend.

Der Bezug der Pflanze zu Kindern wurde immer wieder hergestellt. Es wird empfohlen, man solle sie allen Kindertees hinzufügen.

Als Symbol für Mutterliebe wurde angesehen, dass sich am Abend und bei Regen der Blätterkranz um den Blütenkorb schließt. So kommt auch der englische Name zustande, *daisy*. Er leitet sich von *day's eye* her, »Auge des Tages«: Tagsüber ist das »Auge« der Blüte geöffnet, abends schließt es sich wieder. In den Marin Headlands, einem ausgedehnten Naturschutzgebiet nördlich von San Francisco, wachsen Seaside-Daisies, die einen größeren Blütenkorb und kleinere weiß-rosa Blütenblätter aufweisen als die Gänseblümchen, die wir kennen.

Als Pflanzenamulett und Glückssymbol dienten die Wurzeln des Gänseblümchens, möglichst am Johannistag (24. Juni) mittags um zwölf Uhr ausgegraben. Sie sollten gegen Pest wirken und bei einem wichtigen Gang oder der Abwicklung eines Geschäfts helfen. Besonderen Wert hatten die ersten drei Gänseblümchen, die man im Frühling sah und sich auf spezielle Weise zu eigen machte: Wenn man sie, ohne sie mit der Hand zu berühren, während einer tiefen Verbeugung mit dem Mund abbiss und aufaß, sollte man in den folgenden zwölf Monaten gegen alle Krankheiten geschützt sein.

Klar, dass dies ein leicht befremdlich wirkendes und auf Aberglauben beruhendes »Rezept« ist. Aber die Botschaft, dass in der kleinen, bescheidenen Blüte eine ganz besondere Heilkraft enthalten ist, die vor allem im Frühling zum Tragen kommt, wenn wir nach der Kälte und Dunkelheit des Winters neue Energie brauchen – dieses Versprechen hält die kleine Pflanze, und darüber hinaus wird sie uns immer wieder in gute Laune versetzen.

Anwendungen

Gänseblümchen zur Ersten Hilfe

Wenn man unterwegs von einem Insekt gestochen wird, kann man frische Blätter und Blütenblätter des Gänseblümchens zerquetschen und auflegen. Das lindert den unangenehm juckenden Schmerz, denn es wirkt kühlend und zusammenziehend. Dieses Hausmittel unterstützt auch die Heilung von Hautausschlägen und Wunden.

Gänseblümchentee

Für 1 Tasse 2 Teelöffel frische oder getrocknete Gänseblümchen mit kochendem Wasser überbrühen und 10 Minuten lang ziehen lassen. Als Frühjahrskur eignet sich der Tee zur Entschlackung, gegen unreine Haut (abgekühlt auch zum Waschen unreiner Haut), zur Stärkung von Lunge, Blase, Magen und Leber. Älteren Menschen hilft dieser Tee gegen Gedächtnisschwäche. Täglich 2 Tassen sollte man davon trinken.

Man kann mit dem Tee Umschläge befeuchten, die auf schlecht heilende Wunden aufgelegt werden.

Rezepte

Gänseblümchen über alles

Wie kaum eine andere essbare Blüte eignet sich das Gänseblümchen dafür, als »immerwährende Schöne« kalte und heiße, süße und pikante Gerichte aufzuwerten. Über Kompotte, Quark- und Joghurtspeisen, Puddings, süße und scharfe Suppen, alle Arten von Salaten von Frucht- bis hin zu Kartoffelsalat gestreut… Der Fantasie sind keine Grenzen gesetzt.

Übrigens blühen Gänseblümchenknospen innerhalb von einigen Minuten in einer heißen Suppe auf – ein kleines Wunder im Teller, über das sich besonders Kinder freuen.

Gänseblümchensuppe

Kinder und Kranke kann man mit dieser Suppe zum Essen von etwas »Gesundem« motivieren. Aber auch Erwachsenen schmeckt das originelle Süppchen. Die Mengenangaben gelten für 4 Personen.

2 Handvoll aufgeblühte Gänseblümchenblüten, gewaschen und trocken getupft
1 Esslöffel Sonnenblumenkern- oder anderes Pflanzenöl
1 Liter Gemüsebrühe

Zum Bestreuen:
2 bis 3 Scheiben Grau- oder Roggenbrot, in Würfel geschnitten
1 Esslöffel Sonnenblumen- oder anderes Pflanzenöl
Gänseblümchenblüten oder -knospen, gewaschen und trocken getupft
Frisch geriebener Parmesankäse

Öl erhitzen, Gänseblümchen darin andünsten. Die Brühe darübergießen und einmal kurz aufkochen. Gleichzeitig in einer Pfanne die Brotwürfel in Öl rösten. Die Suppe in Tassen oder Teller gießen und mit den Croûtons, Blütenknospen und geriebenem Parmesan servieren.

Gänseblümchenkapern

Knospen von Gänseblümchen können wie Kapern eingelegt werden, das Resultat schmeckt sehr ähnlich. Damit sich der Aufwand lohnt, sollten Sie eine gute Menge davon sammeln.

Waschen Sie die Blütenknospen, bestreuen Sie sie mit Salz und lassen Sie sie einige Stunden lang ziehen. Geben Sie sie in einen Topf mit kochendem Wasser. Einige Male aufkochen lassen. Abtropfen lassen, in kleine Gefäße füllen und mit kochendem Essig übergießen. Nach Geschmack dürfen Sie Pfeffer- oder Korianderkörner, kleine Chilischötchen, Stückchen von frischem Ingwer oder andere Gewürze hinzufügen. Wenn alles abgekühlt ist, in kleine Fläschchen oder Gläser mit Schraubverschlüssen füllen und bald verbrauchen.

➤ EXTRA: Blaue Stunde mit Pflaumen

Pflaumen und Zwetschgen sind nicht sonderlich »in«. Jährlich verzehrt der Deutsche pro Kopf etwa 1,7 kg davon, Äpfel, sein Lieblingsobst, hingegen zehnmal so viele. Dabei schmeckt die Pflaume, die ursprünglich aus Syrien stammt und von der es etwa 2000 Arten gibt, ganz hervorragend. Und sie ist ausgesprochen reich an »inneren Werten« wie den Vitaminen A, B, C und E sowie Spurenelementen wie Zink, Eisen, Kupfer und Kalium. Sie hat wenig Kalorien, unterstützt die Verdauung, steigert die Konzentration und beugt Arterienverkalkung vor. Nicht nur mit Süßem, sondern auch mit Pikantem harmoniert sie. Backpflaumen sind zum Beispiel unabdingbare Zutat zur Hamburger Aalsuppe. Die Pflaume spielt eine wichtige Rolle in der asiatischen Küche, wo süßsaure Kontraste geschätzt werden. In Salz eingelegte Umeboshi-»Pflaumen« (eigentlich eine Aprikosenart) erhält man auch bei uns im Fachgeschäft. Mit ihnen kann man würzen, was ganz ausgezeichnet schmeckt und dem Körper bestens bekommt. Echte Fans essen sie pur wie Oliven oder andere »Tapas«.

Auf der Sonderseite »Genuss erleben« der *Süddeutschen Zeitung* vom 10. September 2010 schreibt Ingrid Brunner unter dem Titel »Blaue Stunde« über Zwetschgen und Pflaumen und plädiert für das Aufpolieren des unattraktiven Images der spätsommerlichen Frucht: »Auch hierzulande machen sich Köche und Institute daran, zeitgemäße Rezepte für die Pflaume und ihre kleine Schwester [die Zwetschge] zu entwickeln.« Unter anderen habe das die Köchin und Foodstylistin Bianca Killmann aus Essen getan. Ein solches Rezept, das einfach zuzubereiten ist, finden Sie im Anschluss.

Interessant ist hier, dass eine Handvoll Gänseblümchen zum Rezept gehört. Denn indirekt kommt damit ja zum Ausdruck, dass Fachleute die Verwendung von Blüten in der Küche als zeitgemäß und empfehlenswert einschätzen …

Pflaumengratin mit Schafskäse

Die Mengenangaben gelten für 4 Personen.

600 Gramm Pflaumen oder Zwetschgen
2 Zentiliter Pflaumengeist oder klarer Pflaumenschnaps (darf auch wegfallen)
Mark aus ½ Vanilleschote
2 Eier
Vollwertiges Salz
Etwas Butter
1 Esslöffel Speisestärke
100 Milliliter Crème fraîche
50 Gramm zerbröselter Schafskäse
1 Handvoll Gänseblümchenblüten

Die Früchte waschen, trocknen, halbieren und entsteinen. An den schmalen Seiten etwas einschneiden. In einer Schüssel mit dem Schnaps und dem Vanillemark vermengen. 1 große oder 4 kleine ofenfeste Formen mit Butter ausstreichen. Die Früchte dachziegelartig von außen nach innen in die Form(en) legen. Eier trennen, Eiweiß kalt stellen. Eigelb mit Speisestärke verrühren. Crème fraîche und Schafskäse unter das Eigelb mischen. Eiweiß mit 1 Prise Salz zu sehr steifem Schnee schlagen und schnell unter die Eimasse heben. Die Masse über die Pflaumen füllen.

Gratin im vorgeheizten Ofen etwa 15 Minuten lang backen, bis sich eine goldgelbe Kruste gebildet hat.

Gänseblümchen vorsichtig waschen und trocken tupfen. Kurz vor dem Servieren auf dem Gratin verteilen.

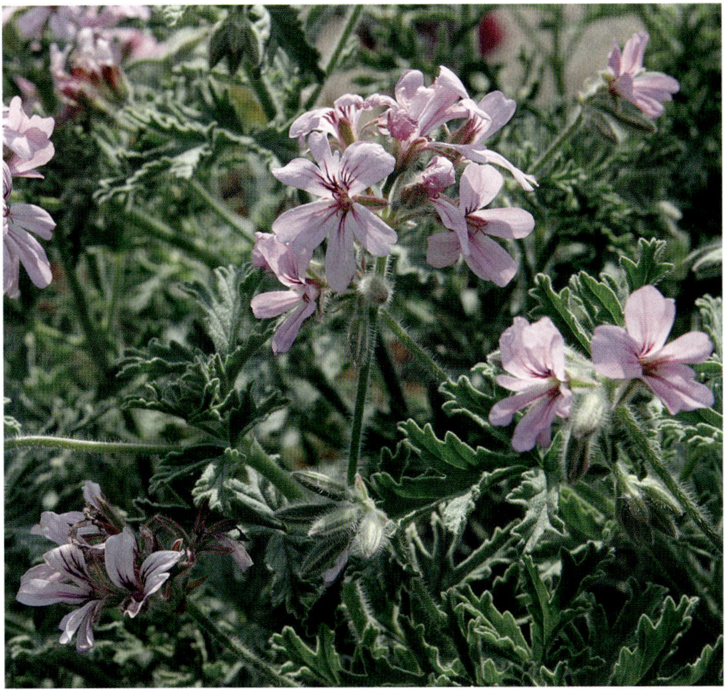

Geranie/Rosengeranie/Rosenpelargonie

Lateinischer Name: Pelargonium graveolens. *Pelargonium* geht auf das griechische Wort *pelargós* (»Storch«) zurück. »Geranie« stammt vom griechischen *géranos* für »Kranich«, *gerânion* heißt »Storchenschnabel«. In beiden Fällen bezieht sich der Name also auf die Frucht, die einem Vogelkopf mit langem Schnabel gleicht. *Grave olens* begegnete uns schon beim Dill, es ist lateinisch und heißt »stark riechend«. Der Duft der Rosengeranie geht logischerweise in die Richtung von Rosen. Es gibt aber noch viele weitere Arten. Die mit der Duftnote Zitrone heißt »Pelargonium odoratissimum« (das bedeutet »äußerst wohlriechend«). Andere Arten tragen die Aromata von Apfel, Muskat, Pfefferminze und so weiter, sie haben auch andere Namen. Zum Verzehr geeignet sind am besten die nach Rose und nach Zitrone duftenden Arten. Wobei jeweils nicht die Blüten-, sondern die Laubblätter duften und essbar sind. Mit den Blüten(blättern) darf man aber dekorieren.

Was ist es? Ein ein- oder mehrjähriges, nicht winterhartes Storchschnabelgewächs (Geraniaceae).

Wächst gern: Auf nahrhaftem Boden mit gutem Wasserabzug, viel Sonne und Schutz vor Kälte. Die Pflanze muss häufig gegossen werden, ist sonst aber pflegeleicht. Sie blüht weiß, rot, violett und in zahlreichen Variationen von Mai bis in den Herbst hinein. Sie lässt sich sehr gut im Topf auf der Fensterbank ziehen und so über den Winter bringen. Es gibt stehende und hängende Pflanzen.

Was verwendet man? Die Laub-, nicht die Blütenblätter.

Blätter schmecken gut: In Milch, Sahne oder Sirup, aus denen Süßspeisen, Sorbets und Eiscreme hergestellt werden. Klein gehackt in Fruchtsalaten, Puddings, Zuckergüssen, süßer oder pikanter Blütenbutter und Mayonnaise. Nur frisch verwenden, gekocht haben sie keinerlei kulinarischen Wert.

Heilende Wirkung: Von einer Ausnahme abgesehen (siehe »Pflanzenporträt«) nur als ätherisches Öl. In dieser Form handelt es sich bei der Rosengeranie/-pelargonie um ein natürliches Antibiotikum.

Ätherisches Öl, heilende Wirkung: Aus den Blättern, nicht den Blüten der Rosengeranie/-pelargonie wird per Wasserdampfdestillation ätherisches Öl gewonnen, das vor allem Geraniol, Citronellol und Linalool enthält. Auch aus ande-

ren Duftrichtungen von Pelargonien wird ätherisches Öl destilliert, das von der Rosenpelargonie ist aber das bekannteste und am weitesten verbreitete. Es gilt als Allzweckmittel und spielt in der Aromatherapie eine wichtige Rolle. Sein Odeur ist ausgesprochen angenehm. Die Wirkung ist schmerzlindernd, zusammenziehend, psychisch und hormonell ausgleichend, gegen Beschwerden in den Wechseljahren, gegen Stress, Angst und Depressionen, Erkältung und Grippe. Unterstützt die Ausscheidung von Schlacken, reinigt und strafft die Haut, vermindert Entzündungen, lindert Akne, besänftigt den Ausschlag, an dem Kinder leiden, die an Masern erkrankt sind.
Außerdem wehrt der Duft Insekten ab.
Das Öl findet als Ersatz für das extrem teure Rosenöl in sehr vielen Parfums und weiteren Duftmitteln Verwendung.

Pflanzenporträt

Die Gattung Pelargonium umfasst rund 280 Arten mit vielen Farben und Formen. Eine heißt »Pelargonium sidoides«. Aus ihren Wurzeln wird das Medikament Umckaloabo hergestellt, das man seit einigen Jahren gern gegen akute Bronchitis verschreibt, denn die Inhaltsstoffe haben immunstimulierende und antibakterielle Eigenschaften. Dies ist bei uns die einzige Verwendung einer Pelargonie zu medizinischen Zwecken, ätherische Öle ausgenommen.

»Geranie« ist der Trivialname, der auf den »Familien«namen »Geraniaceae« zurückgeht. Korrekt heißt die Pflanze »Pelargonie«. Sie wurde im 17. Jahrhundert von Südafrika nach Europa eingeführt. Mehr als 200 der rund 280 Arten kommen im südlichen Afrika vor. Es gibt einige wenige natürliche Vorkommen in Ostafrika, im Jemen, in der Türkei, auf Madagaskar und in Australien.

Entdecker der sogenannten Duftblattpelargonien war der Gärtner des englischen Königs Karl I., der in Gewächshäusern verschiedene Sorten anbaute. Lange wurden Geranien beziehungsweise Pelargonien in höfischen Orangerien gesammelt und ausgestellt.

Mitte des 19. Jahrhunderts fand die französische Parfumindustrie eine Methode, das Öl der Rosengeranie zu destillieren und so eine Alternative zum extrem teuren Rosenöl zur Verfügung zu haben. Wie gesagt, bis heute wird dieses Öl sehr gern in der Parfumherstellung verwendet.

Geranien respektive Pelargonien sind beliebte Zierpflanzen für Balkone, Terrassen und Gärten, bei uns in Deutschland die Nummer eins unter den Topfpflanzen. Weltweit sind sie die umsatzstärksten Zierpflanzen. Die breite Palette der Zuchtformen geht auf fünf bis sechs Stammformen wilder Pelargonien und ihrer Kreuzungen zurück.

In Duftgärten wie beispielsweise im entsprechenden Teil vom Rosengarten der Stadt München hat man Gelegenheit, die unterschiedlichen betörenden Aromen der Blätter über die Nase zu genießen. Eine der umfangreichsten wissenschaftlichen Sammlungen findet man im Botanischen Garten der Universität Münster. Sie umfasst etwa 230 der weltweit rund 280 Arten.

Anwendungen

Aromatherapie mit dem Öl der Rosengeranie/-pelargonie

Besonders gut wirkt das ätherische Öl der Rosengeranie/-pelargonie bei Hautproblemen. Man kann einen Tropfen davon auf ein Wattestäbchen geben und ein Herpesbläschen damit betupfen, das sich gerade entwickeln will. So wird man im besten Fall ein »Aufblühen« verhindern. Wenn es dafür schon zu spät ist, beschleunigen solche mehrmaligen Behandlungen am Tag den Prozess des Abheilens.

Alle Beschwerden, die oben beschrieben wurden, lassen sich sehr gut mit Kompressen, Bädern oder mit in der Aromalampe verdunstetem Öl behandeln.

Gesichtsmaske mit dem Öl der Rosengeranie/-pelargonie

Shirley Price, die große alte Dame der Aromatherapie in England, gibt in ihrem Buch *Aromatherapie bei Beschwerden* den Tipp für eine ganz einfache Gesichtsmaske, bei der zum Beispiel Rosengeranien- beziehungsweise -pelargonienöl, aber auch Lavendel-, Rosen- oder Kamillenöl sehr gute Zutaten sind.

Vermischen Sie 1 Teelöffel sehr guten flüssigen Imkerhonigs mit 2 Tropfen ätherischem Öl. Streichen Sie diese Mischung vorsichtig mit den Fingern auf Ihr gereinigtes Gesicht, sparen Sie dabei die Augenhöhlen aus. Es darf kein Öl in die Augen geraten. Nach einigen Minuten die Maske mit warmem Wasser abwaschen, die Haut abtrocknen und Ihre gewohnte Creme auftragen.

Wenn Honig kristallisiert, so ist das ein Zeichen für seine Qualität und Naturbelassenheit. Er lässt sich ganz einfach wieder verflüssigen, indem man das ganze Glas oder eine kleine Menge davon, in ein Gläschen oder Tässchen gefüllt, in warmes Wasser stellt. Immer wieder warmes Wasser nachfüllen. Die Temperatur darf 40 Grad nicht übersteigen, denn das würde viele der gesundheitsfördernden Eigenschaften im Honig zerstören.

Öl der Rosengeranie/-pelargonie gegen Zellulitis

Besonders gut wirkt das Öl der Rosengeranie/-pelargonie gegen Zellulitis, auch in Kombination mit Lavendel-, Majoran-, Rosmarin- oder Salbeiöl: mit einem gut verträglichen Trägeröl vermischen, beispielsweise Mandel- oder Aprikosenkernöl, und die betroffenen Stellen damit regelmäßig kräftig massieren.

Rezepte

Aromatisierter Zucker

Ganz einfach herzustellen ist dieser aromatisierte Zucker, mit dem sich Desserts und Getränke aufpeppen lassen.

Ein Glas mit Zucker füllen. 1 Handvoll gewaschener und trocken getupfter Blätter von der Rosenpelargonie oder einer anderen duftenden Pelargonie daruntermischen. Zugedeckt 2 Wochen stehen lassen. Vor Gebrauch die Blätter entfernen.

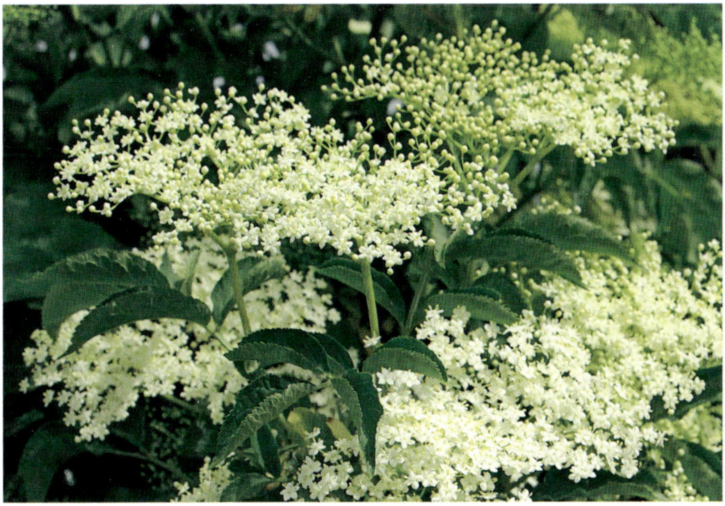

Holunder

Lateinischer Name: Sambucus nigra. Die ältere Form von *Sambucus* ist *Sabbucus* und geht wahrscheinlich auf das lateinische Wort für »(eingekochten) Mostsirup« zurück, *sapa niger* (femininum *nigra*) ist das lateinische Wort für »schwarz«, was sich auf die reifen Beeren bezieht.
Was ist es? Ein mehrjähriges Geißblattgewächs (Caprifoliaceae).
Wächst gern: In der Nähe von menschlichen Ansiedlungen, Ruinen, Mauern, an Wald- und Wegrändern.
Was verwendet man? Heute: Blüten und Beeren. Früher wurden zusätzlich die Blätter und die Rinde genommen. Die Blüten sollen bei trockenem Wetter geerntet werden, sobald vormittags der Tau verschwunden ist. In Form der Dolden trocknen und dann schütteln, so dass nur die kleinen Blüten übrig bleiben.

Blüten schmecken gut: Als Beigabe zu Süßspeisen, Fruchtkompotten und -salaten. In Teig gebacken als Nachspeise. Als Tee oder in Form von Sirup als Getränk.
Heilende Wirkung: Der Holunder ist ein natürliches Antibiotikum. Die Blüten wirken schweißfördernd und fiebersenkend. Sie steigern die körpereigene Abwehr, lösen Schleim, wirken harntreibend, östrogenartig und antirheumatisch.
Aus den frischen Blüten und Blättern wird das Homöopathikum Sambucus nigra hergestellt. Es wirkt als Schnupfenmittel für Säuglinge und Kleinkinder. Auch wird es zur Aktivierung der körpereigenen Abwehrkräfte bei Kindern gegeben.
Ätherisches Öl, heilende Wirkung: Vom Holunder wird kein ätherisches Öl destilliert.

Pflanzenporträt

Die etwa zwanzig Arten des Holunders sind im gesamten europäischen Raum, im Westen von Asien und in Nordamerika verbreitet und werden dort überall als Heilpflanze genutzt. Alle Teile sind medizinisch wirksam, sie wurden früher gegen die unterschiedlichsten Beschwerden verwendet: »Rinde, Beere, Blatt und Blüte, jeder Teil ist Kraft und Güte, jeder segensvoll.« In prähistorischer Zeit nahmen die Menschen Holunderbeeren, die übrigens nur gekocht verzehrt werden dürfen, als Nahrungsmittel und zum Färben. Das zeigen Funde aus Pfahlbausiedlungen.

Holunder gilt als Pflanze der Göttin Hulda, Holda, Frau Holle, einer Lichtgöttin. Die Germanen glaubten, die Göttin wohnte in diesem Strauch. Wenn man einen beschneiden musste, sollte man sich vorher bei ihm entschuldigen, sonst gäbe es ein Unglück, hieß es. Andererseits sollte der Strauch fähig sein, eine Krankheit aufzunehmen und zu neutralisieren, wenn ein betroffener Mensch ihn berührte. Als Glückszeichen sah man, wenn sich einer am Haus ausgesät hatte. Er galt als Schutzbaum der Sippe. Seine Nähe zum Haus sollte den Gebärenden zu einer glücklichen und komplikationslosen Geburt verhelfen.

Aber er hat nicht nur mit der Geburt zu tun, sondern auch mit Tod und Wiedergeburt; denn der Holunder ist praktisch nicht totzukriegen. Wenn man meint, jetzt ist er »hin«, treibt er schon wieder aus.

In Norddeutschland war es Sitte, dass der Schreiner einen frischen Holunderzweig schnitt, um damit bei einem Verstorbenen Maß für den Sarg zu nehmen. Der Fahrer des Leichenwagens hatte statt einer Peitsche einen Zweig vom Holunder in der Hand. Früher standen viele große Holunderbäume auf dem jüdischen Friedhof in Prag.

In unruhigen Zeiten vergruben die Menschen ihre Wertsachen unter einem Holunderbusch und hackten ihn ab. Wenn Ruhe eingekehrt war, hatte der Busch wieder ausgetrieben, und man wusste genau, wo man suchen musste. »Grüner Hüter« wurde er deshalb auch genannt.

Auf Englisch heißt Holunder *elder.* Das gleiche Wort bedeutet »Ahn/Ahne«. Man könnte *elderflower* also einerseits mit »Holunder-«, andererseits mit »Ahnenblüte« übersetzen, ein die Fantasie anregendes Gedankenspiel.

Bei uns gibt es ebenfalls den Volksnamen »Elderbaum«. Man sagt auch »Holder« und »Deutscher Flieder«, der Tee wird manchmal »Fliedertee« genannt, was zu Verwirrung führen kann. Denn beim weiß und lila blühenden Flieder handelt es sich um eine ganz andere Pflanze. Mit dem Likör »Sambuca«, der üblicherweise mit einer Kaffeebohne serviert wird, hat Sambucus nigra ebenfalls nichts zu tun. So ist der

»Elder« eine uralte Heilpflanze, seit Menschengedenken verehrt und mit allerlei überraschenden, zum Teil widersprüchlichen Geschichten bedacht.

Ein blühender, duftender Holunderbusch hat eine starke Ausstrahlung von Vitalität und überbordender Fülle. Er ist ein Wunder- und Wunschbaum, der in jeder Hinsicht vieles bietet, und zwar in mythologischer, ästhetischer, kulinarischer und medizinischer Hinsicht.

Anwendungen

Holunderblütentee

Über das Schwitzen befreit sich der Körper von Giftstoffen. Gleich, ob während eines Infekts, in den Wechseljahren oder in anderen Zusammenhängen, diese Selbstreinigungsaktion des Körpers sollte möglichst unterstützt werden. Wobei aber gleichzeitig selbstverständlich auf Körperhygiene besonderer Wert gelegt werden sollte. Sport zu treiben und/oder die Sauna zu besuchen sind also gute Maßnahmen, allerdings nicht, wenn man Fieber hat.

In dem Fall wirkt Holunderblütentee schweißaustreibend: Für 1 Tasse 1 frische Blütendolde oder 1 Esslöffel voll (etwa 3 Gramm) getrocknete Holunderblüten mit heißem Wasser aufgießen, 8 bis 10 Minuten lang zugedeckt ziehen lassen und nochmals kurz erhitzen. Denn man soll den Tee möglichst heiß trinken. Nach Geschmack mit Honig süßen, wobei sich die Heilkraft des Honigs bei mehr als 40 Grad verliert. Der Tee schmeckt sehr gut.

Äußerlich kann man mit dem ungesüßten Tee schmerzstillende Umschläge machen und bei Verbrennungen, Furunkeln und Hämorrhoiden zur Anwendung bringen.

Rezepte

Holunderblütensirup

Im Reformhaus oder auf Märkten, zum Beispiel auf dem Münchner Viktualienmarkt, gibt es hervorragenden natürlichen Holunderblütensirup zu kaufen. Mit sprudelndem Mineralwasser oder Sekt aufgegossen, wird er zu einem spritzigen, köstlichen und erfrischenden Getränk. Selbst gemacht schmeckt er allerdings noch besser. Hier das Rezept für mehrere kleine Fläschchen:

25 Dolden mit Holunderblüten
1 Kilogramm Zucker
25 Gramm Zitronensäure
1 Liter Wasser
1 Bio-Zitrone
1 Bio-Orange

Schütteln Sie den Holunder aus (wegen eventuell darin versteckter Insekten), und brausen Sie ihn mit kaltem Wasser ab. Den Zucker und die Zitronensäure im Wasser verrühren. 5 Minuten lang kochen lassen. Die Zitrone und die Orange jeweils in feine Scheiben schneiden und zusammen mit den Dolden in ein Gefäß schichten. Den Zuckersirup darüberschütten. An einem dunklen, kühlen Platz 3 Tage lang ziehen lassen, hin und wieder umrühren. Den Sirup durch ein Mulltuch gießen, aufkochen, sofort in ausgekochte Flaschen füllen und verschließen. Der Sirup hält sich etwa 1 Jahr lang.

In der *Süddeutschen Zeitung* vom 21./22. August 2010 schreibt Stefan Gabányi, neben Aperol Spritz oder »Sprizz« seien Mixgetränke mit Holunderblütensirup oder -likör die Kultgetränke des Sommers. Holunder werde in London und

New York gerade »zum Hipster-Aroma hochgejubelt« – womit wir also ganz und gar on top sind.

Gebackene Holunderblüten

Das Rezept fällt in diesem Buch aus dem Rahmen, denn es handelt sich bei gebackenen Holunderblüten nicht unbedingt um etwas »Gesundes«. Aber bei vielen Menschen wecken das Lesen und Verzehren schöne Kindheitserinnerungen, was ja Körper und Seele auf andere Weise guttun kann …

Die folgende Menge reicht für 4 Personen (als Nachtisch).

6 Eier
½ Liter Milch
200 Gramm Mehl
50 Gramm in der Pfanne verflüssigte und gebräunte Butter
Vollwertiges Salz
Zucker
12 Dolden Holunderblüten
Butterschmalz zum Ausbacken
Puderzucker

Eier, Milch und Mehl zu einem Pfannkuchenteig verarbeiten, der keine Klümpchen enthalten darf – notfalls durch ein Sieb streichen. Braune Butter, Salz und nach Geschmack Zucker zugeben. 10 Minuten lang kalt stellen. Die Blütendolden waschen und vorsichtig trocken schütteln oder tupfen. Einen Topf mit dem Butterschmalz erhitzen. Die Dolden durch den Teig ziehen, mit einer leichten Drehung am Stängel den überflüssigen Teig abschütteln. Im heißen Schmalz goldgelb backen, zum Abtropfen auf Küchenkrepp legen und mit Puderzucker bestreuen. Schnell servieren, denn die gebackenen Holunderblüten schmecken in abgekühltem Zustand nicht sehr gut.

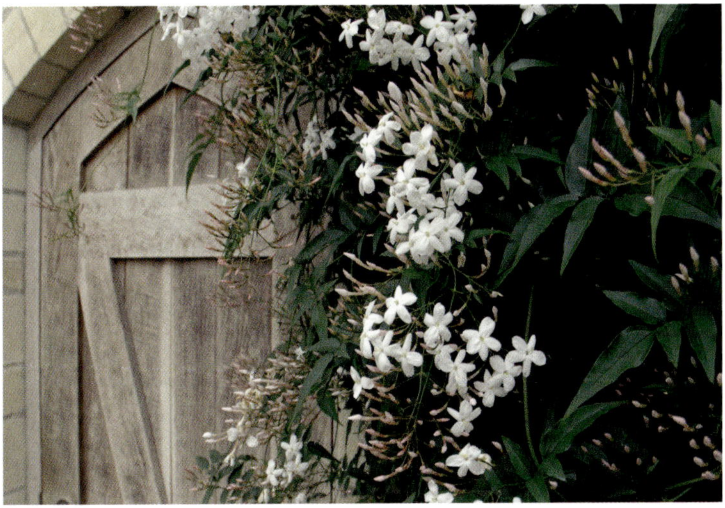

Jasmin

Lateinischer Name: Jasminum officinale oder grandiflorum. *Jasminum* geht auf das arabische *yasamin* zurück, das heißt »Jasmin« beziehungsweise »Jasminöl«. *Officinale* (»offizinell« oder »offizinal«) bedeutet »arzneilich, als Heilmittel durch Aufnahme in das amtliche Arzneibuch anerkannt«. Das aus dem Lateinischen abgeleitete *grandiflorum* bedeutet so viel wie »mit großen Blüten«.

Was ist es? Ein mehrjähriger Strauch aus der Familie der Ölbaumgewächse (Oleaceae). Zu dieser Familie gehört auch der Öl- oder Olivenbaum, der das bekannte und viel verwendete Speiseöl liefert. Die Art Jasminum officinale respektive grandiflorum ist die einzige in Südeuropa heimische Art, sie kommt hier auch verwildert vor. Ursprünglich stammt sie aus dem Iran, Kaschmir und China. Dort sowie in Afrika und Australien wachsen noch 200 bis 300 weitere Jasminarten.

Wächst gern: Im Warmen. Bei uns sollte man sie in Kübel pflanzen, die bei Kälte in einen Wintergarten oder in die Wohnung transportiert werden können. Ansonsten ist die Pflanze anspruchslos.

Was verwendet man? Die kleinen, zarten, weißen oder gelben Blüten.

Blüten schmecken gut: Über Risotto gestreut, in Süßspeisen, süßer Blütenbutter, süßen Getränken. Jasmintee kennen wir vor allem aus chinesischen Restaurants, er schmeckt aber auch zu Hause sehr gut, sogar als Eistee.

Heilende Wirkung: In der ayurvedischen Medizin werden Jasminblüten besonders gegen Würmer eingesetzt, aber auch gegen Haut- und Augenkrankheiten.

Ätherisches Öl, heilende Wirkung: Per Extraktion mit Lösungsmitteln wird ein ätherisches Öl hergestellt, das sehr teuer ist, denn man braucht unvorstellbar viele Blüten dazu. Wichtig für die gesundheitliche Wirksamkeit aber ist, dass es sich um ein absolut reines ätherisches Öl handelt. Daher Vorsicht vor Fälschungen! Lieber sollte man für eine kleine Menge – es gibt winzige Fläschchen mit 1 Milliliter Inhalt – mehr Geld investieren, aber sicher sein, dass das Öl dem Körper und der Seele auch guttut. Es ist im Übrigen sehr ergiebig, weil es so stark duftet.

Das ätherische Öl wirkt entspannend, krampflösend, stärkend, antiseptisch, harmonisierend und aphrodisierend, außerdem gegen Frigidität und Impotenz. Zum Nachdenken anregen kann die Tatsache, dass es heißt, es könne einerseits gegen Süchte eingesetzt werden, andererseits öffne es für spirituelle Liebe.

Achtung: Nicht während der Schwangerschaft verwenden!

Auch gegen Husten und Heiserkeit, Glieder- und Muskelschmerzen kann es helfen, aber dafür empfehlen sich preiswertere Öle wie das von Thymian oder Rosmarin. Manche Hebammen nehmen Jasminöl zur Geburtshilfe. Während der Schwangerschaft soll es aber nicht verwendet werden.

Pflanzenporträt

Wenn die Rose die Königin der ätherischen Öle ist, so kann man den Jasmin als den König ansehen, schreibt die britische Aromatherapeutin Patricia Davis. Der Duft ist sinnlich, balsamisch, sehr intensiv, auch Männer mögen ihn. Er kann bei Mann und Frau für die erotische Ebene öffnen und gegen Störungen im sexuellen Bereich wirken. In Indien gibt es viele Gemälde von Liebespaaren, auf denen auch die zarten, sternförmigen Jasminblüten eine Rolle spielen, welche dort »Mondschein im Garten« heißen. Der Duft entfaltet sich tatsächlich am besten nach Sonnenuntergang und bei Mondschein.

Überhaupt war und ist Jasmin in Indien ausgesprochen populär. Als Blumenschmuck bei Hochzeiten, generell als Haarschmuck bei Frauen, in Form von Girlanden, als Opfergabe für die Götter Shiva und Vishnu … und ganz profan als Delikatesse zum Verzehren. Auf der Insel Bali pflanzt man Jasmin häufig in die Nähe von Tempeln.

Schon 1000 Jahre vor Christi Geburt wurde Jasmin in

China und in Ägypten kultiviert. Man führte die Pflanze im 16. Jahrhundert über Spanien nach Westeuropa ein, im späten 17. Jahrhundert gelangte sie nach England. Sie ist und bleibt etwas Besonderes und Exotisches, eine Kostbarkeit mit dem Potenzial, einen schnurstracks in den siebten Himmel zu befördern.

Anwendungen

Aromatherapie mit Jasminöl

Dieses ätherische Öl ist etwas Extravagantes. Bäder, Massagen und das »Verduften« in der Aromalampe bringen seine zauberhaften Kräfte zur Entfaltung. Patricia Davis schreibt, es sei »... eines unserer besten Heilmittel bei Impotenz und Frigidität. Wie alle ätherischen Öle beeinflusst Jasmin nicht nur die körperliche, sondern auch die geistige und seelische Ebene. Da die meisten sexuellen Probleme durch Spannungen, Ängste und Depression und nicht durch physische Schäden verursacht werden, kann ein entspannendes, antidepressiv wirkendes Öl eine echte Hilfe darstellen.«

Rezepte

Honig-Blüten-Butter mit Jasmin

Honig-Blüten-Butter als Aufstrich lässt süße Brötchen, Honigkuchen, Muffins und Brot zu einer Sensation werden. Sie passt aber auch zu pikanten Gerichten, und man kann sie wie Kräuterbutter verwenden. Die enthaltenen Blüten werden in dem Fett leicht konserviert, die Blütenbutter hält sich gekühlt eine knappe Woche lang.

Auf 500 Gramm zimmerwarme, weich gerührte Butter geben Sie nach Belieben 4 Teelöffel bis 4 Esslöffel voll naturreinen Honig. Weiterhin passen abgeriebene Orangen- und Zitronenschale, einige Tropfen frischer Zitronen- oder Orangensaft, Orangenblüten-, Lavendel- oder Rosenwasser (Hydrolat). Aber nur sehr wenig Flüssigkeit einrühren, sonst leidet die Konsistenz. An Blüten dürfen Sie dazugeben, was Sie zur Verfügung haben: Lavendel, Rosen, Calendula, Holunder … Vielleicht nicht unbedingt zu viele intensiv schmeckende Blüten von Kräutern wie Salbei oder Thymian. Vor allem aber schmecken Jasminblüten darin ganz hervorragend. Vermischen Sie alles mit einer Gabel und formen Sie daraus Kugeln von etwa 5 bis 6 Zentimeter Durchmesser, die Sie in Blüten wälzen können. So sehen sie sehr dekorativ aus – wie große Pralinen.

Eine andere ansprechende Art der Präsentation ist, auf einer Folie essbare Blüten und abgeriebene Zitrusschale zu verteilen. Darauf geben Sie die weiche Butter. Das Ganze rollen Sie zu einer dicken Wurst zusammen und verschließen die Enden. Im Kühlschrank fest werden lassen, von der Folie befreien und in Scheiben schneiden. Das köstliche Produkt sieht kreativ und appetitlich aus und ist viel schneller und einfacher gemacht, als man meinen sollte.

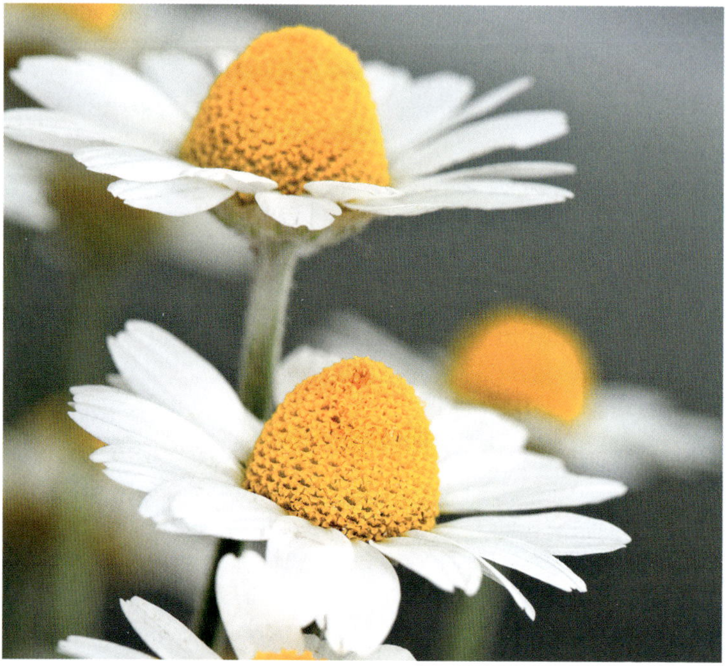

Kamille

Lateinischer Name: Chamomilla matricaria. Der erste Teil des Namens stammt vom griechischen *chameimelon*, gebildet aus *chameí* (»niedrig, am Boden«) und *melon* (»Apfel«). Die Bezeichnung »Apfel« bezieht sich auf den entsprechenden Blütenduft; *matricaria* leitet sich vom lateinischen Wort für »Gebärmutter, Stammmutter« her, *matrix*, und verweist auf die Verwendung der Pflanze bei nachgeburtlichen Beschwerden.

Was ist es? Ein einjähriger Korbblütler (Asteraceae). Dies ist die verbreitetste und am meisten verwendete von rund fünfzig Kamillenarten. Einige von ihnen sind mehrjährig.

Wächst gern: Auf fruchtbaren, feuchten Böden. Sie überlebt aber auch unter weniger günstigen Bedingungen. Beispielsweise findet man sie häufig an Wegrändern. Sie bevorzugt die Sonne.
Was verwendet man? Die Blüten. Am besten erntet man sie an einem sonnigen Tag morgens und trocknet sie auf einem aufgespannten Tuch. Mehrmals täglich wenden.
Blüten schmecken gut: Als Garnitur für Salate und Süßspeisen, wenn man den Geschmack mag. Er spricht allerdings nicht unbedingt jeden an, deswegen hält sich die kulinarische Verwendung in Grenzen.
Heilende Wirkung: Entzündungshemmend, krampflösend, beruhigend, gegen Blähungen, Koliken, Magen-Darm-Beschwerden, Verdauungsstörungen und Menstruationsschmerzen. Generell wird Kamille gegen Schmerzen eingesetzt, auch gegen Erkrankungen von Galle und Leber. Äußerlich wendet man sie bei Haut- und Schleimhauterkrankungen an, zum Spülen bei Entzündungen im Mund. Ist Bestandteil vieler Teemischungen und anderer Zubereitungen, Salben, Cremes und so fort.

Achtung: Nicht bei einer bekannten Allergie gegen Korbblütler anwenden!

Es gibt auch eine homöopathische Zubereitung, die vor allem gegen nervöse Beschwerden, akute Schmerzen und in der Kinderheilkunde verordnet wird. Sie lindert besonders Zahnungsbeschwerden. Die Kamille ist ein natürliches Antibiotikum.
Ätherisches Öl, heilende Wirkung: Aus den Blüten der Ka-

mille wird per Wasserdampfdestillation ätherisches Öl gewonnen, das die Hauptbestandteile Ester und Azulen aufweist. Erst bei der Destillation entsteht das entzündungshemmende und wundheilende Chamazulen, das dem Öl seine tintenblaue Farbe verleiht. Es besitzt vielfältige heilende Eigenschaften und wirkt mild, deswegen eignet es sich besonders für Kinder. Die antiinfektiösen Eigenschaften des Kamillenöls sind legendär. Außerdem wirkt es antiseptisch, krampflösend, schmerzlindernd, beruhigend, entspannend, beispielsweise auch bei kindlichen Wutanfällen. Man kann es gegen Kopf- und Bauchschmerzen, gegen Durchfall, Verstopfung, Blähungen und Koliken einsetzen, gegen Muskelschmerzen, Verbrennungen, kleine Wunden, Akne, Ekzeme sowie den Windelausschlag. Die Kraft der Kamille ist so stark, dass sie der von Cortison recht nahe kommt.
Das ätherische Öl der Kamille kann die Wirkung homöopathischer Medikamente abschwächen, daher sollte man sie möglichst nicht parallel zu deren Einnahme verwenden.

Pflanzenporträt

Ob der Sänger Udo Jürgens wirklich vor seinen Konzerten Kamillentee trinkt, statt sich mit Schampus oder etwas anderem Alkoholischen »aufzujazzen«, weiß man nicht genau. Aber die Legende wird immer wieder erzählt. Auf jeden Fall handelt es sich bei der Kamille und dem, was mit ihr und aus ihr gemacht wird, um etwas, was in jeder Hinsicht unterstützend wirkt.

Schon die alten Ägypter sollen sie als Heilmittel verwendet haben. Dort war sie dem Sonnengott Re oder Ra geweiht. Auch die nordischen Völker verglichen die Kamillenblüten mit der Sonne, sie schrieben sie wie das ähnlich aussehende Gänseblümchen ihrem Sonnengott Baldur zu und sahen sie als heilig an.

Die Kamille gehört zu den »Johanniskräutern«. Zusammen mit Arnika, Beifuß, Eisenkraut, Holunder, Wildem Thymian und selbstverständlich dem Johanniskraut band man sie zu kleinen Sträußchen. Die legte man sich in der Johannisnacht (24. Juni) unters Kopfkissen und hoffte auf prophetische Träume. Sträußchen nur aus Kamille hängte man Kindern übers Bett, denn die Menschen glaubten an die schützenden Eigenschaften. Außerdem sollten sie Geld anziehen, weswegen Spieler die Blüten gern mit den Händen berührten.

Andere Namen für die Pflanze lauten »Deutsche Kamille«, »Hermel« und »Mägdeblume«. »Kamilla« ist ein Mädchenname.

Die kleinen hübschen Blüten tun nicht nur uns Menschen wohl, sondern sie helfen auch kränkelnden Pflanzen, die in ihrer Nähe wachsen. Kranke Haustiere kann man mit Kamillentee versorgen, zum Beispiel Wunden damit auswaschen oder Kompressen tränken. Bei Durchfall hilft ihnen verdünnter Kamillentee.

Ursprünglich stammt die Kamille aus Süd- und Osteuropa, heute wächst sie fast auf der ganzen Welt. Ihr Duft vertreibt Bienen, deswegen gibt es keinen Kamillenhonig. Aber mit Honig gesüßter Kamillentee ist eine wunderbare, entzündungswidrige Angelegenheit und wirkt beispielsweise gegen Halsschmerzen.

Die Kamille ist bei uns wohl die bekannteste und in der Volksheilkunde am häufigsten eingesetzte Arzneipflanze. Ihre Wirkung wurde sehr gut wissenschaftlich belegt. So zeigen sich sogar strenge Schulmediziner von diesem Universalheilmittel begeistert.

Anwendungen

Hafer-Kamillen-Brei gegen Durchfall

Hinter einem Durchfall oder einer Entzündung des Darms können alle möglichen Ursachen stecken, die gegebenenfalls durch einen Arzt geklärt werden müssen. Bei einem Reise- oder einem leichten Durchfall, wie er häufig im Sommer auftritt, kann man aber meist auf eigene Faust damit fertigwerden. Die Einnahme von medizinischer Kohle und/oder von Heilerde bringt häufig schon eine Menge. Dazu soll man viel trinken und wenig essen. Bei starkem Hunger kann man Salzstangen, Zwieback, geriebenen Apfel oder einen dünnen Haferbrei zu sich nehmen. Der im Folgenden beschriebene Hafer-Kamillen-Brei empfiehlt sich besonders, denn er ist leicht und bekömmlich. Zusätzlich wirken die heilenden Inhaltsstoffe der Kamille.

1 Liter Wasser
1 Prise vollwertiges Salz
Feine oder Instant-Haferflocken (Menge nach Geschmack)
1 Esslöffel Kamillenblüten

Das Wasser mit dem Salz zum Kochen bringen. Hitze drosseln, so viel Haferflocken hinzufügen, dass ein dünner Brei entsteht, und einige Minuten lang rühren, bis die Konsistenz dicker wird. Kamillenblüten unterrühren, Topf vom Feuer nehmen und zugedeckt 10 Minuten lang ziehen lassen. Durch ein Sieb passieren und nach Bedarf kleine Mengen davon essen.

Inhalationen mit Kamillenblütendampf

Gegen Schnupfen hilft das Inhalieren mit Wasserdampf plus Kamille. Dafür in einem Topf etwa 2 Liter Wasser zum Kochen bringen, 3 bis 4 Esslöffel Kamillenblüten hinzufügen und den Dampf vorsichtig tief einatmen. Dies tut auch der Gesichtshaut sehr gut, daher sollte man am besten mit gereinigter Haut inhalieren und das Gesicht hinterher mit einer reichhaltigen Creme pflegen.

Nasenspülungen mit Kamillentee

Kamillentee ist ein so bekanntes und übliches Therapeutikum gegen Verdauungsstörungen, Blähungen und Magenbeschwerden, dass darauf hier nicht eingegangen zu werden braucht. Jeder kennt es, jeder weiß, wie's geht. Weniger bekannt aber ist, dass man bei Schnupfen und Nasennebenhöhlenbeschwerden mit einem verdünnten, lauwarmen Kamillentee die Nase spülen kann. Dafür verwendet man ein Nasenspül- oder »Neti«-Kännchen.

Während das Spülen mit Salzwasser der Reinigung dient, kann man eine Spülung mit Kamillentee als eine echte medizinische Maßnahme ansehen. Vielleicht ist nicht jeder Hals-Nasen-Ohren-Arzt damit einverstanden. Im Zweifelsfall probieren Sie es aus und testen, wie es Ihnen bekommt. Dass die Anwendung leicht schmerzt, ist normal.

Optimalerweise tut sich, wenn Sie regelmäßig zwei- bis dreimal täglich spülen, im gesamten Nasenraum eine Menge, und die Beschwerden verabschieden sich schnell, weil die Wirkstoffe der Kamille die Entzündung abheilen lassen.

Kompressen gegen Jucken und Ekzeme

Gegen Ekzeme und Hautausschläge, die häufig mit unangenehmem Jucken verbunden sind, helfen Kompressen mit

Kamillensud. Auch gegen schmerzende Hämorrhoiden, von Hautpilz befallene Stellen und Schuppenflechte können solche Kompressen helfen.

Dazu ¼ Liter Wasser zum Kochen bringen und 2 bis 3 Teelöffel Kamillenblüten einrühren, Topf vom Feuer nehmen und 10 Minuten lang ziehen lassen. Abseihen und mit sauberen Leintüchern oder Mullbinden Umschläge machen.

Solche Kompressen können auch bei Haustieren angewendet werden.

Kamille gegen Körpergeruch

In seinem Buch *Heilende Nahrungsmittel* unterstreicht der amerikanische Heilkräuterspezialist Dr. James Duke die desodorierende Wirkung von Kamillentee. Er schreibt: »Unter Umständen reicht schon ein kleiner Schluck von diesem Tee«, um Schwitzen zu unterdrücken.

Ein Tipp zum Improvisieren im Notfall ist dieser: für die schnelle Erfrischung feuchter Achselhöhlen »gebrauchte« Kamillenteebeutel ausdrücken und die Achselhöhlen damit auswischen.

Aromatherapie mit Kamillenöl

Empfindliche, trockene, sonnenverbrannte Gesichtshaut ist für eine erfrischende und heilende Maske dankbar, die man ganz einfach herstellen kann (nach der renommierten britischen Aromatherapeutin Shirley Price). Vermischen Sie 1 Teelöffel voll hervorragendem, flüssigem Imkerhonig mit 2 Tropfen Kamillenöl, und tragen Sie dies auf die gereinigte Gesichtshaut auf. Die Augen sollten Sie dabei aussparen. Einige Minuten lang einwirken lassen, dann mit warmem Wasser abwaschen. Abtrocknen und die gewohnte Hautcreme auftragen.

Kamillenbad zum Einschlafen

Beim Einschlafen hilft es, wenn man abends das Wasser für ein Wannenbad wie folgt mit ätherischen Ölen veredelt hat:

5 Tropfen Lavendelöl
3 Tropfen Kamillenöl
2 Tropfen Mandarinenöl
½ Tasse Vollmilch oder 1 Esslöffel Honig

Mischen Sie die Öle mit Milch oder Honig. Milch oder Honig dienen der Verbindung von Öl und Wasser (als Emulgator). In die gefüllte Badewanne geben, nachdem man eingestiegen ist. Duftet himmlisch, relaxt sofort.

Rezepte

Kalte Tomatensuppe mit Kamillenblüten

Weil die kulinarischen Verwendungsmöglichkeiten von Kamillenblüten – wie gesagt – beschränkt sind, kommt hier nur ein Rezept für eine Sommersuppe, die mit ihnen garniert werden kann, und eins für ein Sorbet. Auch andere Blüten sind für die Suppe geeignet, zum Beispiel die von der Kapuzinerkresse, vom Thymian oder vom Borretsch. Die Mengenangaben beziehen sich auf 4 Personen.

1 Kilogramm reife Tomaten
1 Schalotte oder kleine Zwiebel
2 Esslöffel Olivenöl
1 Esslöffel Balsamico-Essig
2 Esslöffel Sojasoße
1 Becher Crème fraîche

2 Esslöffel Zitronensaft und etwas abgeriebene Schale einer unbehandelten Zitrone
Vollwertiges Salz
Kamillen- und/oder andere essbare Blüten nach Geschmack

Tomaten mit dem Sparschäler schälen oder mit Hilfe von kochendem Wasser häuten. In Viertel schneiden und die Kerne entfernen. Die Zwiebel waschen beziehungsweise schälen und klein schneiden, in Öl andünsten. Tomaten, Essig und Sojasoße hinzufügen, etwa 5 Minuten lang leise kochen lassen. Mit dem Pürierstab pürieren und kalt stellen. Crème fraîche, Zitronensaft und -schale in die kalte Suppe rühren, mit Salz abschmecken, in tiefe Teller füllen und mit den Blüten garniert servieren.

Kamillensorbet

Aus Nordamerika stammt dieses Rezept für eine Nachspeise, die nicht nur mundet, jedenfalls wenn einem der Geschmack von Kamille zusagt, sondern auch die Verdauung unterstützt und die Nerven beruhigt. Dieses Rezept lässt sich genauso mit Lavendel verwirklichen. Die Zutaten reichen für 4 Personen.

2 bis 3 Esslöffel getrocknete oder doppelt so viele frische Kamillenblüten
50 Gramm Zucker
Saft von einer Zitrone
Kamillenblüten zum Dekorieren

Die Kamillenblüten in ein hitzebeständiges Gefäß geben und mit 2 Tassen kochendem Wasser übergießen. 5 Minuten ziehen lassen. Durchseihen und in einem kleinen Topf langsam erhitzen. Zucker und einige Tropfen Zitronensaft hinzugeben. Der Zucker soll sich auflösen. In ein anderes Gefäß füllen, abkühlen lassen und in den Kühlschrank stellen. Dann in ein Gerät zum Eisherstellen füllen und nach Anweisung zu einem Sorbet verarbeiten. Alternativ in ein kältebeständiges Gefäß gießen, nicht höher als 1 bis 2 cm hoch. 1 Stunde lang ins Eisfach stellen oder so lange, bis sich am Rand Eiskristalle bilden. Mit einer Gabel die Kristalle vom Rand weg in den Behälter hineinkratzen und gut schlagen. Weiterfrieren lassen und den Prozess wiederholen, bis ein Sorbet entstanden ist. Mit Kamillenblüten dekoriert servieren.

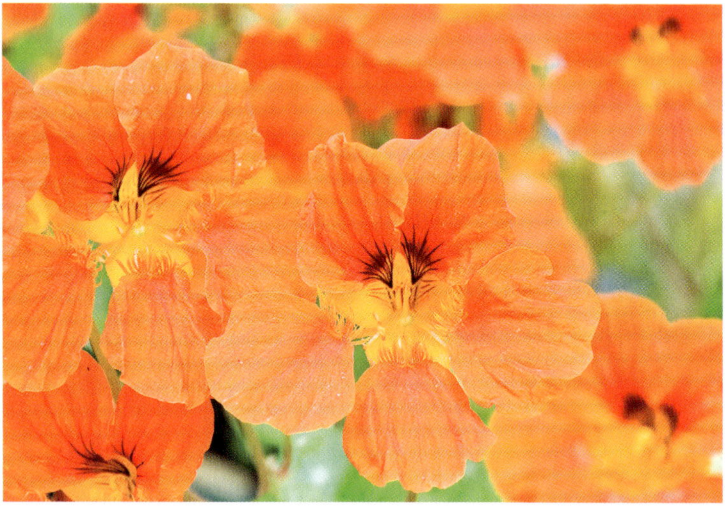

Kapuzinerkresse

Lateinischer Name: Tropaeolum majus. *Tropaeum* ist das lateinische Wort für einen gestutzten, mit Waffen behängten Baum (als Siegeszeichen), eine Trophäe; *tropaeolum* ist die Verkleinerungsform dieses Wortes. *Majus* bedeutet »größer« (vom lateinischen *maior*, Neutrum *maius*, dem Komparativ von *magnus* [»groß«]). Die Herkunft des deutschen Worts »Kresse« (mittel-/althochdeutsch *kresse/kresso*, englisch *cress*) ist unklar, volksetymologisch hat es sich aber ebenfalls aus einem lateinischen Begriff entwickelt, nämlich aus dem Verb *crescere* für »wachsen«. Bekanntlich wächst Kresse ausgesprochen schnell.
Was ist es? Ein einjähriges Kapuzinerkressegewächs (Tropaeolaceae).
Wächst gern: Niedrig am Boden, auch in Steingärten, oder hängend an Geländern, Zäunen und dergleichen. Kresse

kann sich nur mit Hilfe von Stäben oder Gittern aufrichten. Die bevorzugte Bodenqualität ist feucht und nährstoffreich. Blätter und Blüten sind sehr dekorativ. Frost vertragen sie überhaupt nicht. So wachsen die Pflanzen vom Mai bis zu den ersten Frösten im Herbst.

Was verwendet man? Blüten, Blätter und Stängel.

Blüten schmecken gut: In Salat beziehungsweise als Salat, in Kräuterbutter und -mayonnaise, direkt aufs Butterbrot geschnitten und zur Dekoration von allen Arten pikanter Gerichte. Auch zur Dekoration von Getränken wie Cocktails und Fruchtsäften ist die Kresse sehr geeignet.

Heilende Wirkung: Blüten, Blätter und Stängel überborden nur so von Vitamin C und gelten als Breitbandantibiotikum aus dem Pflanzenreich. Sie wirken gegen Bakterien, Viren und Pilze und machen zudem Giftstoffe unschädlich. Außerdem senken sie den Cholesterinspiegel. Ein gasförmiger Bakterienhemmstoff bekämpft Eitererreger und schädliche Darmbakterien noch bis zu neun Stunden nach dem Verzehr. Die Wirkung ist so stark, dass Kapuzinerkresse sogar in manchen naturheilkundlich orientierten Krankenhäusern als pflanzliche Alternative zu Antibiotika angeboten wird. In der Frauenheilkunde erweist sie sich als besonders hilfreich bei akuten Blasenentzündungen, bei leichten Nierenbeckenentzündungen und beim Scheidenpilz (hier jeweils am besten in Tablettenform). Der Verzehr hilft gegen Infekte der Atem- und Harnwege und stärkt das Immunsystem. Äußerlich kann man Kresse gegen Prellungen und Muskelschmerzen anwenden.

Achtung: Empfindliche Menschen reagieren eventuell mit Magenbeschwerden. Der Verzehr kann bewirken, dass man weniger Alkohol verträgt als normalerweise. In der Schwangerschaft nicht verzehren!

Ätherisches Öl, heilende Wirkung: Obwohl sie einen hohen Gehalt davon besitzt, wird von der Kapuzinerkresse kein ätherisches Öl destilliert.

Pflanzenporträt

»Gelbes Vögerl«, »Kapuzinerli«, »Klimmauf«, »Fensterguckerl«, »Mönchskappe« und »Salatblume« nennt man sie, diese Pflanze, die in Chile und Peru ihre Heimat hat. Dort kennt man ihre Heilwirkungen schon seit eh und je. Mit den frischen Blättern wurden und werden Verletzungen und entzündete Wunden behandelt, sogar Gerstenkörner am Auge.

Kapuzinerkresse galt und gilt als Liebespflanze. Im Jahr 1684 wurde sie nach Europa eingeführt und anfangs nur zur Zierde angebaut. Phänomenal ist ja ihre Fähigkeit, innerhalb kürzester Zeit nackte Mauern und Zäune auf das Zauberhafteste zu verkleiden. Später jedoch verstand man auch bei uns, um welch eine effektive Heilpflanze es sich handelt, und züchtete sie für medizinische Zwecke. Allerdings nicht nur dafür, sondern auch zur Freude der Augen und der Geschmacksnerven. Mit einer Handvoll Kapuzinerkresseblüten wird ein einfaches Mahl zu etwas Ausgefallenem. Der deutsche Name dieser Pflanze geht übrigens auf die Gestalt der Blüten zurück, die an die Kopfbedeckungen der Kapuzinermönche erinnern.

Anwendungen

Tee mit frischer Kapuzinerkresse

Zur Abwehr von Erkältungen ist Kapuzinerkresse besonders empfehlenswert. Sie können einer Erkältungsteemischung pro Tasse ½ bis 1 Teelöffel frisch gewaschene und klein gerupfte Kapuzinerkresse (Blüten und Blätter) hinzufügen. Tee plus Kresse mit kochendem Wasser übergießen, 10 Minuten lang ziehen lassen. Täglich 2 bis 3 Tassen davon trinken.

Rezepte

Salat von der Kapuzinerkresse

Als optischer und geschmacklicher Aufpepper von grünem oder gemischtem Salat sind die Blüten und Blätter von der Kapuzinerkresse unübertroffen. Aber man kann damit auch einen Salat zubereiten, der nur Kresse enthält. Allzu viel davon zu verzehren empfiehlt sich nicht, denn die Pflanze schmeckt ausgesprochen scharf. Aber pro Person etwa die Portion, die auf einen kleinen Salatteller passt, ist eine ausgesprochen schmackhafte, gefällige und noch dazu »gesunde« Beilage, zum Beispiel zu Bratkartoffeln mit Rührei.

Wenn man solch eine Mahlzeit zubereiten möchte, gelten die folgenden Angaben für 4 Personen.

4 Handvoll frische Kapuzinerkresseblätter und -blüten
4 bis 6 Esslöffel frisch gepresster Zitronensaft oder Essig
6 bis 7 Esslöffel Oliven- oder anderes Pflanzenöl
1 Teelöffel vollwertiges Salz
1 Prise Zucker oder eine winzige Menge Honig
Frisch gemahlener Pfeffer

Die gewaschene und trocken getupfte Kresse auf 4 kleine Teller verteilen. Nach Belieben die gewaschenen und abgetrockneten Stängel sehr fein schneiden und zu den Blüten und Blättern geben. Aus den anderen Zutaten eine Salatsoße zubereiten, in ein Kännchen füllen. Jeder »Mit-Esser« darf sich davon zu Beginn der Mahlzeit bedienen und so viel über seine Salatportion geben, wie er mag.

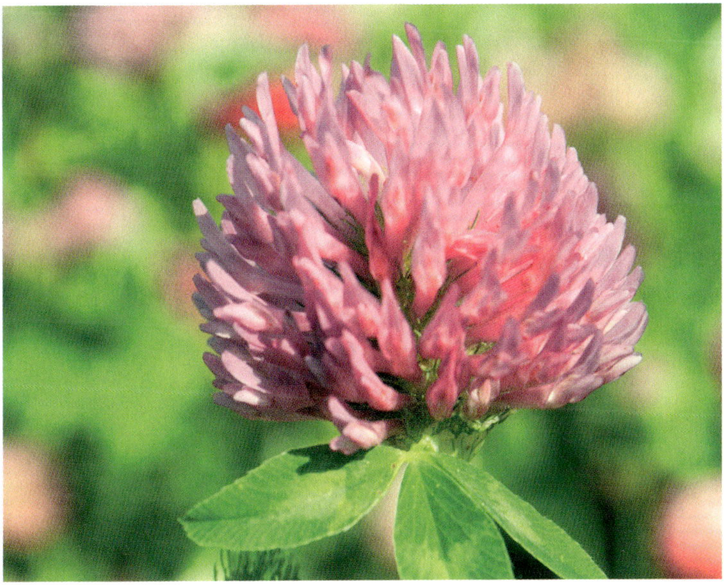

Klee/Rotklee

Lateinischer Name: Trifolium pratense. *Trifolium* heißt »Dreiblatt« (von *tres*, Neutrum *tria* für »drei«), *pratum* »Wiese«. Die Bedeutung also lautet etwa: »hat drei Blätter und wächst auf der Wiese«. Vom Wort *pratum* leitet sich der Name des Wiener Vergnügungsparks »Prater« her. Und »Wies'n« ist der bayerische Ausdruck für das Münchner Oktoberfest. Wie sich die Dinge doch gleichen!
Was ist es? Ein mehrjähriger Schmetterlingsblütler (Fabaceae), der in Europa, Mittelasien und Nordafrika vorkommt. Vom Trifolium/Klee gibt es etwa 230 verschiedene Arten, die in den gemäßigten und subtropischen Regionen der Erde wachsen. Hier gemeint ist Trifolium pratense, der Rotklee.
Wächst gern: Auf Wiesen (!), an Wegrändern … In Gärten ist

Klee kein geladener oder gern gesehener Gast, weil er zum Wuchern neigt.

Was verwendet man? Die roten beziehungsweise rotvioletten Blüten. In der Küche zupft man sie auseinander. Für medizinische Zwecke werden nur die vollständigen Blüten verwendet, wenn vorhanden frisch, sonst getrocknet. Sammeln sollte man sie ab Mai in sonnigen Morgenstunden. Zum Trocknen auf aufgespannte Tücher legen und häufig wenden.

Blüten schmecken gut: Na ja, wer's mag… Auf jeden Fall sollte man vor dem Verzehr alle grünen Teile entfernen, also am besten ganz auseinandernehmen, und damit Salate, Suppen, Gemüsegerichte, Frischkäsezubereitungen sowie Butterbrote bestreuen.

Heilende Wirkung: Äußerlich verwendet heilt Rotklee Wunden, Entzündungen an den Schleimhäuten, Ekzeme, Schuppenflechte. Innerlich wirkt er gegen Durchfälle, Leber- und Galleerkrankungen, chronische Bronchitis, Husten und Keuchhusten. Er wirkt zudem östrogenartig, verjüngend, blutreinigend und krebsfeindlich. Hemmt den Knochenabbau.

Es gibt davon Nahrungsergänzungsmittel, eine Urtinktur, Salben, Haar- und Hautpflegemittel sowie andere Zubereitungen, zudem ein homöopathisches Medikament, das gegen Entzündungen der Ohrspeicheldrüse (Mumps) und der oberen Atemwege verabreicht wird.

Ätherisches Öl, heilende Wirkung: Vom Klee wird kein ätherisches Öl destilliert.

Pflanzenporträt

Vielleicht ist das vierblättrige Kleeblatt das bekannteste pflanzliche Glückssymbol. Aber normalerweise hat das »Trifolium«, wie sein Name sagt, nur drei Blätter. Der irische Nationalheilige St. Patrick soll den Iren an diesem Beispiel die Dreifaltigkeit erklärt haben. Dabei war aber der Klee vorher schon ein Symbol der vereinten Dreiheit der keltischen Priester gewesen, der Barden, Ovaten und Druiden. Der Klee steht bis heute für Irland, St. Patrick und für Minnesänger. Er ist auch die Staatsblume des US-Bundesstaats Vermont. In der Wappenkunst und -kunde, der Heraldik, erfreuen sich das drei- wie das vierblättrige Kleeblatt größter Beliebtheit. Der deutsche Maler und Expressionist Paul Klee signierte seine Bilder mit einem dreiblättrigen Kleeblatt und seinen Initialen.

Die Redewendung »jemand über den grünen Klee loben« geht auf die Zeit zurück, in der man Gräber mit Klee bepflanzte. Über Tote darf man ja nichts Schlechtes sagen, deshalb tut man das Gegenteil davon. Eine solche Laudatio ist also nicht ganz ehrlich gemeint und zumindest ein wenig übertrieben.

Im Mittelalter war der Klee eine geschätzte Heilpflanze, über die man in vielen Kräuterbüchern etwas findet. Er wurde »Himmelsbrot« genannt. Apropos Brot, der rote Wiesenklee ist ja auch eine wichtige Futterpflanze. Die Bauern kannten und kennen seine hormonelle Wirkung. Wenn Kühe üppig Klee zu fressen bekommen, erhöht sich ihre Milchleistung. Zu viel davon allerdings oder erst recht zu viel vom Weißklee (Trifolium repens) verringert wegen der östrogenartigen Wirkung dann wieder, dass sie trächtig werden. Auch wenn sie übermäßig nassen Klee fressen, kann es zu Schäden kommen.

Die hormonähnliche Wirkung des Rotklees kann uns Menschen sehr nützlich sein; das heißt, die Pflanze wirkt gegen verschiedene Frauenleiden. In den letzten Jahren spricht man viel über Isoflavone, das sind Pflanzenhormone respektive Phytoöstrogene. Die Phytoöstrogene im Rotklee erwiesen sich in wissenschaftlichen Untersuchungen als wachstumshemmend bei hormonabhängigen Krebszellen, die Brust-, Prostata- und Gebärmutterkrebs verursachen. Außerdem steigern diese Isoflavone in den Wechseljahren das allgemeine Wohlbefinden, sie beugen dem Knochenabbau vor und verbessern eine Trockenheit der Scheide. So wurde der Rotklee ein beliebtes Nahrungsergänzungsmittel für Frauen ab dem Beginn ihrer Wechseljahre.

Andere Namen für den Rotklee lauten »Wiesen-«, »Ackerklee« und »Honigblume«.

Anwendungen

Blutreinigender Tee aus Rotkleeblüten

Etwa 6 frische oder getrocknete Blütenköpfchen mit ¼ Liter kochendem Wasser übergießen. 15 Minuten lang zugedeckt ziehen lassen. 4 bis 6 Wochen lang zwei- bis dreimal täglich eine frisch zubereitete Tasse davon trinken, damit die blutreinigende Wirkung zum Zuge kommen kann. Übrigens empfiehlt schon Hildegard von Bingen genau diesen Tee zur Blutreinigung. Sie schreibt, dass er außerdem gegen Husten hilft.

Der Tee lässt sich (ungesüßt) für Umschläge zur Unterstützung der Wundheilung verwenden.

Sitzbäder mit Rotkleeblüten

Margret Madejsky schreibt in ihrem *Lexikon der Frauenkräuter* ausführlich über Rotklee und empfiehlt gegen Scheidentrockenheit, chronisches Wundsein im Scheidenbereich, Ausfluss und andere Beschwerden am weiblichen Genital Sitzbäder mit frischen oder getrockneten Rotkleeblüten.

2 gehäufte Esslöffel getrocknete oder frische, vorher gründlich abgewaschene Blüten mit 1 Liter siedendem Wasser übergießen. 10 Minuten lang ziehen lassen, dann durch ein Sieb geben. In eine nur mäßig gefüllte Badewanne oder in eine Sitzbadewanne geben und darin baden.

Der abgekühlte Aufguss kann zum Waschen verwendet werden.

Rezepte

Pikante Blütenbutter

Für dieses Rezept können alle essbaren Blüten verwendet werden. So ist es möglich, dass im Lauf des Jahres Blütenbutter ganz unterschiedlich schmeckt und aussieht. Besonders ansprechend sind Ästhetik und Geschmack, wenn jeweils verschiedenfarbige Blüten darin stecken, beispielsweise gelbe von der Sonnenblume, rote von der Rose, violette von Thymian, grüne vom Dill und so weiter.

Auch die anderen Zutaten sind nicht festgeschrieben. Eine Zugabe von klein gewürfeltem Knoblauch, gehackten Kapern, gehackter in Öl eingelegter getrockneter Tomate, Senf, Tabascosoße, frisch gemahlenen Gewürzen wie Muskat, Koriander, Chili … ergibt immer wieder neue Variationen. Alles wird durch die Butter leicht konserviert. Die Blütenbutter hält sich im Kühlschrank etwa eine knappe Woche.

Sie ist ganz leicht und schnell hergestellt, dabei schmeckt sie absolut delikat und hinterlässt auch von ihrer Ästhetik her den besten Eindruck. Daher empfiehlt sie sich als Mitbringsel zu Picknicks oder Grillabenden sogar für Leute, die sich eigentlich nicht als sonderlich küchentauglich empfinden. Mit einer Blütenbutter kann überhaupt nichts schiefgehen.

1 gute Handvoll essbare Blüten, unter anderem abgezupfte Blütenblätter vom Klee

Eventuell noch einmal etwa die gleiche Menge essbarer Blüten zum Dekorieren

500 Gramm Butter, zimmerwarm

1 Esslöffel frisch gepresster Saft von einer ungespritzten Zitrone

Nach Geschmack etwas abgeriebene Zitronenschale

Vollwertiges Salz und frisch gemahlener Pfeffer

Die Blüten waschen, trocken tupfen und eventuell klein schneiden. Die Butter in einem tiefen Teller mit Hilfe einer Gabel mit Zitrone, Salz und Pfeffer und am Schluss mit den Blüten verkneten. In eine Butterdose streichen und kalt stellen. Vor dem Verwenden mit Blüten dekorieren. Oder ein Stück Pergamentpapier oder Aluminiumfolie mit abgeriebener Zitronenschale und gewaschenen, trocken getupften Blüten belegen. Die Butter darauf verteilen und Papier/Folie zu einer Wurst oder einer Art großem Knallbonbon zusammenrollen. Kalt stellen. Vor dem Servieren Papier/Folie entfernen und von der »Wurst« Portionsscheiben abschneiden. Sieht ganz entzückend aus!

Beachten Sie bitte auch das Rezept für die süße Blütenbutter im Kapitel über den Jasmin.

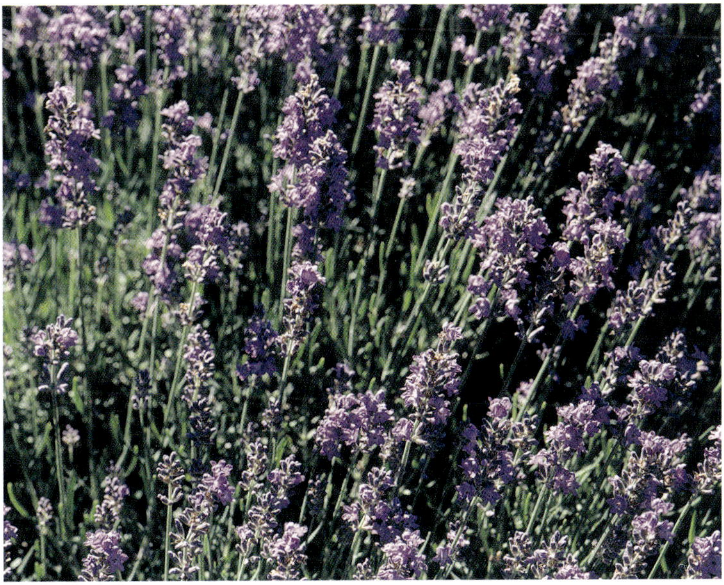

Lavendel

Lateinischer Name: Lavandula officinalis ist der sogenannte Echte Lavendel, Lavandula latifolia braucht zum Wachsen ein wärmeres Klima. Es gibt noch andere Lavendelarten. Der botanische Name »Lavandula« soll mit *lavanda* (»was zum Waschen dient«), dem Gerundivum des italienischen beziehungsweise lateinischen Verbs *lavare* (»[sich] waschen«) zu tun haben, denn Lavendel wurde schon früher dem Waschwasser für Körper und Kleidung beigegeben. Es gab auch die Schreibweise *Levendula,* was an das lateinische Verb *levare* (»leicht machen, erleichtern«) anklingt. Der Duft oder das ätherische Öl besänftigt und vermindert nämlich Krämpfe und Schmerzen, auch seelische Leiden wie Depressionen. *Officinalis* (»offizinell« oder »offizinal«) bedeutet »arzneilich,

als Heilmittel durch Aufnahme in das amtliche Arzneibuch anerkannt«. *Latifolia* heißt so viel wie »mit breiten Blättern«.
Was ist es? Ein mehrjähriger ausdauernder Lippenblütler (Labiatae). Es gibt, wie gesagt, viele Arten davon, einige sind winterhart. Die Farbe der Blüten ist meist violett, manchmal auch weiß, rosa oder grün.
Wächst gern: In der Sonne. Er ist aber robust und gedeiht, wenn er an einen guten Platz gepflanzt wird, sogar in Norwegen. Er mag kalkhaltige Böden, die nicht sauer sind.
Was verwendet man? Die frischen oder getrockneten Blüten. Wenn man sie für Heilzwecke sammeln möchte, schneidet man morgens oder abends (nicht in der Mittagshitze) kurz vor dem Aufblühen die Stängel ab, bindet sie zu Büscheln und hängt sie an einem trockenen, luftigen Ort auf. Wenn sie trocken sind, reibt man die Blütenstände vorsichtig mit den Händen von den Stängeln herunter und bewahrt sie lichtgeschützt auf, am besten in einem Schraubglas. Man kann Lavendelblüten aber auch in der Apotheke, im Kräuterladen oder Naturkosthandel kaufen.
Blüten schmecken gut: In süßen Gerichten wie Fruchtsalat, Eiscreme, Puddings, Kuchen, Keksen, zum Aromatisieren von Tortengüssen, süßen Soßen, heißen und kalten Getränken, sogar Cocktails. Genauso gut schmecken Lavendelblüten in pikanten Gerichten praktisch aller Art, Fleisch-, Fisch- und Gemüsegerichten, auch beispielsweise in Tomatensuppe. Frisch oder getrocknet empfiehlt es sich, sie vorsichtig zu dosieren, weil sie ein so intensives Aroma haben. Lavendel soll nicht vorschmecken, sondern einen Akzent setzen beziehungsweise den Eigengeschmack unterstreichen.
Heilende Wirkung: Die Blüten helfen bei der Wundheilung und gegen Entzündungen, gegen unreine Haut und Schwitzen, gegen Husten, Asthma und Krämpfe. Sie unterstützen

Gallenblase und Leber, erfrischen den Atem und reinigen die Mundhöhle. Sie wirken gegen Bakterien und Pilze und wehren Insekten ab. Sie beruhigen, stärken die Nerven und fördern die Konzentration. Lavendel ist ein natürliches Antibiotikum.

Aus den frischen Blüten stellt man ein homöopathisches Medikament her, das gegen Erkrankungen des Zentralnervensystems gegeben wird.

Ätherisches Öl, heilende Wirkung: Mittels Wasserdampfdestillation wird aus den Blüten und den Stängeln Lavendelöl gewonnen. Es duftet frisch, blumig, würzig. Der Inhaltsstoff Linylazetat ist für die beruhigende und entkrampfende Wirkung zuständig. Andere wie Cineol, Campher und Borneol wirken stark pilz- und virentötend und antiseptisch, außerdem schmerzlindernd, herzstärkend, durchblutungsfördernd, desodorierend, entgiftend und narbenbildend. Lavendelöl zählt zu den wichtigsten, eigentlich unentbehrlichen Ölen in der Aromatherapie. Es ist ein Universalheilmittel, ein natürliches Antibiotikum und gehört, wenn man es verträgt, in jede Haus- und Reiseapotheke. Weil es als hervorragendes Hautantiseptikum wirkt, besonders bei Schnitt- und Brandverletzungen, aber auch bei Insektenstichen und kleineren Entzündungen, kann man mit einem direkten Aufträufeln schnelle und durchgreifende Effekte erzielen. Das Wachstum neuer Hautzellen wird auf diese Weise gefördert. Die direkte Anwendung ist kaum schmerzhaft.

Außerdem hilft das Öl gegen Übelkeit, Koliken, Nasennebenhöhlenentzündung, Erkältung, Husten, Hals-, Kopf- und Muskelschmerzen, Harnwegsinfektionen, Regelbeschwerden und Pilze.

Im seelischen Bereich beruhigt und harmonisiert Lavendelöl. Es entspannt, hilft beim Einschlafen, entlastet den Kreislauf und regeneriert. Man kann es gegen Angst und Depressionen einsetzen. Besonders ist es auch für Kinder geeignet.

Pflanzenporträt

Vor einigen Jahren kam der Film »Der Duft von Lavendel« heraus, er wurde begeistert aufgenommen. In einfühlsamer Weise und mit zauberhaften Bildern beschreibt er, was das Aroma der Lavendelblüten ausdrücken kann: etwas Tiefes, Liebevolles, Sehnsüchtiges, vielleicht ein wenig Altmodisches. Der britische Schauspieler Charles Dance schrieb das Drehbuch und führte Regie, Darsteller waren Maggie Smith, Judi Dench und der junge Deutsche Daniel Brühl. Hin und wieder wird diese ungewöhnliche und leicht wehmütige Liebesgeschichte zwischen einer reifen Frau und einem jungen Mann im Fernsehen wiederholt. Es lohnt sich, darauf zu achten und sich den entsprechenden Abend freizuhalten.

Nicht nur die Schönheit des Lavendels, die mattgrüne Farbe seiner Blätter, das leuchtende Violett und die harmonische Form seiner kleinen Blüten sind ein Traum. Auch der Duft, der Geschmack, die vielen kulinarischen Möglichkeiten versetzen einen in Erstaunen. Und dann noch all die enthaltene Heilkraft! Kein Wunder, dass man früher in der Mittsommernacht am 21. Juni Lavendelblüten als Gabe an die göttlichen Wesen ins Freudenfeuer streute. Ein Brauch, den man durchaus wiederaufleben lassen darf!

Früher lautete der Name, der sich auf die ährenförmigen Blütenstände bezog, *spica*. Das englische Wort *spike* bedeutet »Ähre«. Bis heute lautet ein Volksname »Speik«. Andere Namen sind »Narde« und »Balsamblümli«.

Das Wort »Paradies« leitet sich von *pairi-daeza* her. So hießen vor 2000 Jahren die geschützten Duftgärten in Persien. Einige Lavendelarten haben ihren Ursprung in diesem Land, wo sie mit Sicherheit in den kleinen Paradiesen eine wichtige Rolle spielten. Eine Besonderheit dieser Pflanze, die in jenem Zusammenhang zusätzlich eine Rolle gespielt haben mag, ist die, dass ihr Duft einerseits für Menschen und für nützliche Insekten ausgesprochen attraktiv ist. Andererseits stößt er Schädlinge ab – ein Glücksfall.

Es heißt, Adam und Eva hätten den Lavendel aus dem Garten Eden mitgenommen.

Der Pharao Tutanchamun lebte etwa 1300 Jahre vor unserer Zeitrechnung. Rund 3000 Jahre lang war sein Grab verschlossen, bis es im Jahr 1922 geöffnet wurde. Darin fand man Gefäße mit Salben, die noch ganz leicht nach Lavendel dufteten. Kaum zu glauben, aber wahr. Überhaupt schätzte man im alten Ägypten lavendelhaltige Cremes und Parfums. Kleopatra soll Caesar mit der freundlichen Unterstützung solcher Produkte verführt haben.

Weil er so viele Dimensionen besitzt, hat man ihm immer auch magische Eigenschaften zugeschrieben. Ein Kreuz, hergestellt aus getrockneten Lavendelstängeln und -blüten und über der Tür angebracht, sollte das Haus vor schlechten Einflüssen schützen. Jungverheiratete steckten Sträußchen aus getrocknetem Lavendel unter die Matratze ihres Betts, damit ihre Leidenschaft bestehen blieb. Babys mit Schlafschwierigkeiten bekamen ein solches Sträußchen übers Bettchen gehängt.

Der griechische Arzt Dioskurides, der berühmteste Pharmakologe des Altertums, der im ersten nachchristlichen Jahrhundert lebte, und der Römer Plinius der Ältere (etwa 23–79 n. Chr.) lobten die Heilkräfte der »Narde«, die römischen Soldaten nahmen sie zur Behandlung von Kriegsverletzungen mit auf ihre Feldzüge. Hildegard von Bingen (1098–1179) empfahl Lavendelöl gegen Kopfläuse. Die Therapie funktioniert bis heute.

In Zeiten von Pest und Cholera schützten sich einige Männer und Frauen erfolgreich gegen die Krankheitserreger, und zwar mit ans Handgelenk gebundenem Lavendel, an dem sie immer wieder schnupperten.

»Sonnenkönig« Ludwig XIV. (1638–1715) schickte der jeweiligen Dame seines Herzens Stängel mit Lavendelblüten, die in Ambra getaucht waren. Wenn auch sie sich vorstellen konnte, mit ihm anzubandeln, verzehrte sie die Blüten in seiner Gegenwart – eine ziemlich eindeutig-zweideutige Geste!

Ein Parfum aus Lavendel-, Rosmarin-, Zitronen- und Bergamottöl, kreiert von dem angesehenen Pariser Parfumeur Pierre-François-Pascal Guerlain (1798–1864), wurde später der Liebesduft zwischen Josephine und Napoleon. Es verströmte nicht nur ein umwerfendes, fruchtig-frisches Aroma, sondern es half »ihr« zusätzlich noch gegen ihre Migräne. Das mit Bienen verzierte Flakon mit genau diesem »Unisex-Duft«, der also von Mesdames und Messieurs getragen werden darf, ist bis heute per Sonderbestellung bei der Firma Guerlain erhältlich.*

Doch nicht nur in Frankreich, auch in England wuchs und wächst Lavendel unter ganz ausgezeichneten Bedingungen und erfreut(e) sich größter Beliebtheit. Der Ertrag an ätherischem Öl soll sogar durch das härtere Klima dort besonders hoch sein. Belegt ist, dass diese Staude schon im Jahr 1301 in einem englischen Klostergarten angebaut wurde. Elisabeth I.

* Siehe auch Irene Dalichow: *Bienengeheimnisse.* Goldmann, München 2009, Seite 94

(1533–1603) trank in rauen Mengen Lavendeltee, um ihre Kopfschmerzen zu lindern. Auch parfümierte sie sich mit dem Öl. Der hohe Verbrauch am Königshof förderte die Entstehung zahlreicher Lavendelfarmen. Aus der Zeit Königin Victorias (1819–1901) stammt die Tradition, Lavendelblüten in kleine Kissen zu füllen und sie zur frisch gewaschenen und gebügelten Wäsche zu legen, was nicht nur gut duftet, sondern auch Motten fernhält. Damals begann man, Lavendelöl als Bestandteil von Möbelpolitur und Seife zu verwenden. Yardleys Lavendelseife ist noch heute im Handel.

Zu uns in den deutschsprachigen Raum wird Lavendel überwiegend aus Frankreich, Spanien und Südosteuropa eingeführt, heimisch ist er, wie erwähnt, in Persien und in den Mittelmeerländern. Dass er in den vergangenen Jahren einen Siegeszug um die gesamte Welt angetreten hat, wurde am Anfang des Buches schon betont. In den USA waren es die Shaker, eine streng religiöse Gruppe, die als erste Lavendel kommerziell kultivierten. Ihre Kräuterfarmen und die Arzneien, die sie aus den dort geernteten Zutaten herstellten, besaßen eine herausragende Qualität.

Fotos von gigantischen Feldern voll mit kräftig lilafarbenem, blühendem Lavendel, aufgenommen in der Provence oder anderen Teilen Südfrankreichs, hat fast jeder schon mal gesehen. Das weltweite Zentrum der Lavendelindustrie befindet sich um den kleinen Ort Grasse nahe Nizza.

Früher schnitt man die Stängel mit kleinen Sicheln ab, heute läuft die Ernte maschinell. Den geeigneten Zeitpunkt für diese Ernte festzulegen bedeutet für den Lavendelzüchter eine existenzielle Entscheidung. Die Blüten müssen voll entwickelt sein, damit sie möglichst viel Öl enthalten. Aber sie dürfen noch nicht abfallen. Und sie dürfen selbstverständlich nicht vom Regen aufgeweicht sein.

Nach dem raschen Schneiden und Einsammeln muss sofort destilliert werden. Aus 250 Kilo Blüten erhält man nur 500 Milliliter Öl. Das muss ein Jahr lang lagern, damit es seinen Duft und seine Heilkraft voll entwickelt.

Die südfranzösische Küche mag das Aroma von Lavendel in allen möglichen süßen und pikanten Speisen. Zusammen mit Thymian, Lorbeerblatt, Rosmarin und Fenchel gilt Lavendel beispielsweise als wesentliche Zutat von Kräutern der Provence. Weitere aromatische Ingredienzien wie Minze oder abgeriebene Zitronenschale werden häufig dazugenommen, die Köche lassen sich in ihrem Erfindungsreichtum nicht beschneiden.

Maurice Mességué, der bekannte französische Kräuterkundige und Autor (geboren 1921), sagt, Lavendel sei das »blau gekleidete Wunder des Südens« und sein Duft »Gottes Geschenk an die Erde«.

Anwendungen

Lavendeltee

Lavendeltee schmeckt ganz ausgezeichnet. Man kann ihn einfach nur aus »Genusssucht« zubereiten und trinken; er übernimmt aber auch gern die Rolle des Therapeuten. So hilft er dabei, nach Ärger oder einer Stressbelastung das Gemüt abzukühlen, sich zu entspannen und leicht einzuschlafen. Auch gegen Kopfschmerzen kann er wirken.

Unreine oder von Ekzemen befallene Haut beruhigt sich, wenn man sie mit abgekühltem Lavendeltee wäscht. Wer zu Nachtschweiß oder generell zum Schwitzen neigt, kann ihn für Körperwaschungen gebrauchen. Gurgeln mit dem Tee erfrischt den Atem und reinigt die Mundhöhle.

Eine größere Menge davon, etwa sechs- bis achtmal so viel wie hier angegeben, kann man einem Wannenbad zufügen. Das duftet nicht nur wunderbar, sondern es entspannt auch und es unterstützt den Körper bei der Heilung von Wunden.

Für 1 Tasse 1 Teelöffel voll frische oder getrocknete Lavendelblüten mit kochendem Wasser überbrühen. Zugedeckt 8 bis 10 Minuten lang ziehen lassen. Lauwarm trinken oder nochmals kurz erhitzen.

Hafer-Lavendelblüten-Gesichtsmaske

Das Rezept für diese Maske stammt aus Nordamerika, so werden die Mengen wie dort üblich in Tassen angegeben. Gemeint ist jeweils der Inhalt einer normalen Kaffeetasse (etwa 150 Milliliter).

Hafermehl tut der Haut sehr gut. Im Reformhaus oder Naturkostgeschäft kann man in der Getreidemühle Hafer oder Haferflocken zu Mehl vermahlen lassen. Für die Qualität und Hautverträglichkeit des Milchpulvers lassen Sie sich ebenfalls am besten in einem Fachgeschäft beraten.

½ Tasse getrocknete Lavendelblüten
1 Tasse Hafermehl
½ Tasse Milchpulver

Die Lavendelblüten leicht zerdrücken oder zermörsern. Mit den anderen Zutaten vermischen. Eine kleine Menge davon auf das gereinigte und noch feuchte Gesicht auftragen, einziehen und trocknen lassen.

Sie können auch die Menge für eine Anwendung in eine hohle Hand geben, mit etwas Wasser vermengen und auf diese Weise auf die Gesichtshaut auftragen. Mit warmem Wasser gründlich abwaschen.

Die Mischung für die Maske lässt sich in einem Schraubglas aufbewahren, sollte aber möglichst bald verbraucht werden.

Wenn Sie nur die kleine Menge dieser Mischung herstellen wollen, die Sie für eine einzige Gesichtsmaske verwenden, können Sie statt der getrockneten auch frische Lavendelblüten nehmen.

Aromatherapie mit Lavendelöl

Wie erwähnt bringt ein Fläschchen Lavendelöl in der Reiseapotheke viel. Wer beispielsweise in einem Auto, Bus, Flugzeug, unfreiwilligerweise geteilten Schlafzimmer von unangenehmen, aber unausweichlichen Gerüchen belästigt wird, kann sich davor mit einem Tropfen dieses Zaubermittels retten, das er unter seiner Nase aufträgt. Der wunderbar frische Duft verbannt alles andere in den Hintergrund. Vorbeugend gegen Insektenbesuche, therapeutisch gegen Stiche, Verbrennungen, kleine Wunden, Schmerzen wegen Muskelkater oder Verspannungen, Kopfschmerzen, Übelkeit, Erkältung… es gibt kaum etwas, wogegen Lavendelöl nicht eingesetzt werden kann. Und wenn auch vielleicht nicht sofort der große Durchbruch gelingt, auf alle Fälle verbessert der Duft die Laune, womit ja auch schon viel gewonnen ist. Das Öl lässt sich direkt auf die betroffenen Stellen auftragen, es gehört also zu den wenigen ätherischen Ölen, die man nicht unbedingt zu verdünnen braucht. Man kann auch ein paar Tropfen davon auf ein Papier- oder Stofftaschentuch geben und von dort aus einatmen. Für den Einsatz in der Aromalampe, als Zusatz zu Bädern, Massageölen und so weiter ist es ebenfalls bestens geeignet.

Aromabinde

Dieser Tipp stammt aus Margret Madejskys *Lexikon der Frauenkräuter.* Sie empfiehlt folgende Vorgehensweise, wenn Frauen nach einer Antibiotikabehandlung ein erhöhtes Scheidenpilzrisiko haben: eine Slipeinlage oder Binde mit 1 bis 3 Tropfen Lavendelöl beträufeln und als Einlage tragen. Bei Bedarf mehrmals täglich erneuern. Das allmähliche Verdampfen der Öle direkt an der kritischen Stelle hält mögliche Erreger in Schach.

Auch bei leichten Infektionen der Haut am äußeren Genital kann diese Anwendung helfen. Wichtig ist, dass die Slipeinlage oder Binde aus natürlichem Material besteht und dass sie außerdem nicht mit irgendwelchen Duftstoffen vorbehandelt wurde.

Rezepte

Lavendelessig

Essig bewahrt das Aroma von Lavendel besonders gut. Lavendelessig verleiht Salaten, Marinaden und Soßen einen ganz besonderen Pfiff.

1 Tasse frische Lavendelblüten, noch am Stiel

6 einzelne lange Stiele mit Lavendelblüten (erst später abpflücken oder abschneiden, nach 3 bis 4 Wochen)

3 Tassen weißer Essig von hervorragender Qualität

Geben Sie die Lavendelblüten und den Essig in ein Glasgefäß, zum Beispiel in ein Einmachglas. Decken Sie das Gefäß zu und stellen Sie es für 3 bis 4 Wochen an einen kühlen Platz. Dann seihen Sie den Essig durch, so dass er von allen Blütenresten befreit ist. Geben Sie die einzelnen langen Stiele mit frischen Blüten in eine Flasche. Füllen Sie den Lavendelessig ein, und verschließen Sie dieses ausgesprochen dekorativ aussehende »Objekt« mit einem Korken. Innerhalb von 6 Monaten verbrauchen.

Lavendelzucker

Zum Aromatisieren von süßen Desserts und süßen Getränken ist dieser ganz einfach herzustellende Blütenzucker geradezu perfekt.

500 Gramm Zucker mit 1 Esslöffel getrockneten Lavendelblüten vermischen und für etwa 12 Stunden ziehen lassen. Dabei immer wieder umrühren. Den Zucker durchsieben und von allen Blütenteilen befreien. Bald verbrauchen.

Ein alternatives Rezept lautet so: Die gleichen Zutaten sorgfältig miteinander vermischen und mindestens 1 Monat lang in einem luftdicht verschlossenen Gefäß stehen lassen. In regelmäßigen Abständen kräftig schütteln. Zur Zubereitung von Kuchen, Pudding und sommerlichen Getränken die Blüten heraussieben.

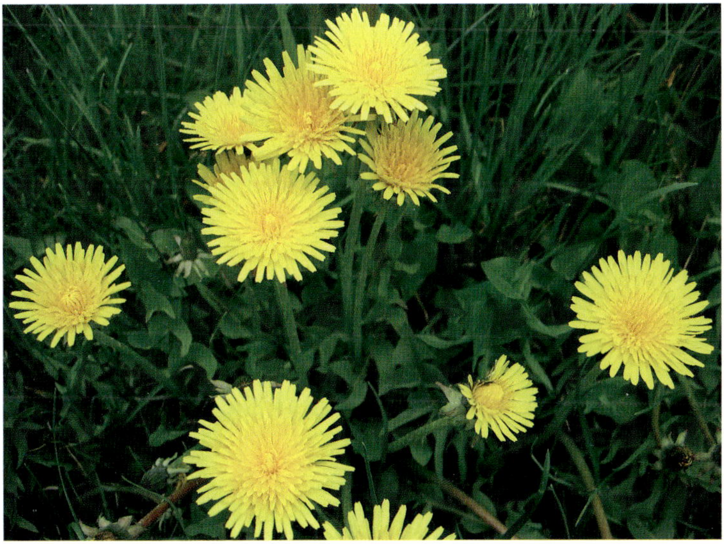

Löwenzahn

Lateinischer Name: Taraxacum officinale. Die Herkunft der Bezeichnung »Taraxacum« ist nicht eindeutig geklärt. Es heißt, sie gehe über das Mittellateinische auf das arabisch-persische *tharakhchakon* zurück. Mit diesem Begriff soll eine blau blühende Zichorie oder eine unbekannte Pflanze mit gelben Blüten bezeichnet worden sein. Einer anderen Interpretation zufolge ist der Begriff griechischen Ursprungs und wurde vom Substantiv *taraxé* für »Erregung, Aufruhr« abgeleitet. *Officinale* (»offizinell« oder »offizinal«) bedeutet »arzneilich, als Heilmittel durch Aufnahme in das amtliche Arzneibuch anerkannt«.
Was ist es? Ein mehrjähriger Korbblütler (Asteraceae).
Wächst gern: Wild auf Wiesen und am Weg. Unter günstigen Bedingungen kann er acht bis neun Monate im Jahr blühen.

Was verwendet man? Blüten, Blätter und Wurzeln. Die Blüten können jederzeit geerntet werden. Man sollte sie erst pflücken, wenn sie benötigt werden! Und dann in Wasser legen, damit sie sich nicht schließen. Für medizinische Zwecke trocknet man sie auf aufgespannten Tüchern.
Blüten schmecken gut: Wenn man alle grünen Teile entfernt. In Butter gebraten, verlieren sie allerdings ihre schöne leuchtende Farbe und ihre Konsistenz. Die Blüten sollte man so zubereitet in einen Salat geben oder zu Brot servieren. Als Dekoration sind sie ebenfalls sehr attraktiv, auch in getrockneter Form als »Schmuckdroge« für Kräuter- und Blütentees.
Heilende Wirkung: Blutreinigend, harn- und galletreibend, verdauungsfördernd, schlank machend. All das heißt, eine Frühjahrskur mit Löwenzahn ist ideal. Das wird unter anderem dadurch signalisiert, dass er zu den ersten Pflanzen gehört, die sich nach dem langen Winter zeigen. Er wirkt vor allem gegen Harnwegserkrankungen und zur Vermeidung von Gallensteinen. Es gibt zahlreiche Zubereitungen vom Löwenzahn, zum Beispiel eine Urtinktur und einen Frischpflanzenpresssaft. Auch eine homöopathische Zubereitung (Taraxacum officinale): Man stellt sie aus der frischen, blühenden Pflanze her, sie wird bei Magenbeschwerden, Leber- und Nierenleiden und häufigem Harndrang gegeben.

Achtung: Empfindliche Personen können auf den Löwenzahn allergisch reagieren.

Ätherisches Öl, heilende Wirkung: Vom Löwenzahn wird kein ätherisches Öl destilliert.

Pflanzenporträt

Farin Urlaub singt in seinem Lied »Ich ess Blumen«: »Für mich macht niemand Tiere tot, ich leg mir Löwenzahn aufs Brot.« In der Tat, das schmeckt und tut gut, auch dem Gewissen.

Tolle Volksnamen trägt der Löwenzahn, allein im deutschsprachigen Raum mehr als hundert! »Pusteblume«, »Mönchsplatte«, »Milchblume«, »Kuhblume«, »Pfaffenröhrlein«, »Bettseicher«, auf Englisch *piss-a-bed*, auf Japanisch *tampopo* – Junge, Junge!

Es existieren weltweit über 500 Arten davon. Der Dichter Hermann Löns (1866–1914), der als Meister der Naturschilderung gilt, erkor unseren hiesigen Löwenzahn zu seiner Lieblingsblume.

Der Löwenzahn ist ein Bodenheiler, der sogar auf überdüngten und anderen chemisch verseuchten Böden wächst und den Boden verbessert. Für den Gemüsegarten gibt es speziell gezüchtete Sorten, die meist weniger Bitterstoffe enthalten.

Er ist wie gesagt eine der ersten Pflanzen, die sich im Frühjahr zeigen. Dass man die zarten jungen Blättchen und auch die Blüten als herrlich schmeckenden, vitaminreichen, verdauungsfördernden Salat zubereiten kann, geriet lange Zeit in Vergessenheit. Doch in den vergangenen Jahren haben sich Gourmetköche und Privatleute wieder darauf besonnen. Dazu ist er noch ein echter Fatburner, fördert also die Fettverdauung, was ein zusätzliches Plus bedeutet.

Und noch ein weiterer Vorteil: Der Löwenzahn ist einer der besten Karotinlieferanten überhaupt. Karotinoide gehören zu den Antioxidanzien, die freie Radikale unschädlich machen. Um dies zu nutzen, kann man eine Kur mit dem Frischpflanzenpresssaft oder der Urtinktur machen. Auch sonst enthält die Pflanze viele wichtige Heil- und Aufbaustoffe.

Die Heilkundige Maria Treben* berichtet, dass sie aus Löwenzahnwurzeln, -blättern, -stängeln und -blüten einen Salat zubereitete, manchmal mit Pellkartoffeln und gekochten Eiern vermengt. Die Blüten, in Öl oder Butter gebraten, aß sie mit geröstetem Brot. Sie schreibt, der Löwenzahn enthalte wichtige Heil- und Aufbaustoffe, die sehr gut gegen Stoffwechselerkrankungen, Gelbsucht und Milzleiden helfen. Bei Gicht und rheumatischen Beschwerden wirkten sie blutreinigend.

Übrigens ist der Saft in den Stängeln nicht giftig, obwohl das immer wieder behauptet wird. Er hinterlässt jedoch auf der Haut und auf der Kleidung Flecken.

Der Apotheker Mannfried Pahlow schreibt in seinem *Großen Buch der Heilpflanzen*, dass der Löwenzahn Niere und Leber zu erhöhter Aktivität anregt und einen günstigen Einfluss auf das Bindegewebe ausübt. Von Letzterem profitierten auch Patienten mit rheumatischen Beschwerden. Das Zusammenspiel aller Wirkstoffe bessere das Allgemeinbefinden geschwächter Menschen.

Zudem hätten neuere Forschungsergebnisse gezeigt, dass man mit Löwenzahn die Entwicklung von Gallensteinen beeinflussen kann: »Bei vielen Menschen kommt es immer wieder zur Neubildung von Gallensteinen (Stein-Diathese). Löwenzahn vermag eine solche Krankheitsdisposition zu ändern.« Wenn jährlich zweimal eine Löwenzahnkur gemacht

---

* Maria Treben (1907–1991) war eine österreichische Kräuterkundige in der Tradition von Sebastian Kneipp. Sie legte besonderen Wert auf Wildkräuter. Ihr Buch (siehe Literaturverzeichnis) erschien in mehr als zwanzig Sprachen und einer Gesamtauflage von über acht Millionen Exemplaren.

werde, komme es nicht zu einer solchen Neubildung. Zwar würden vorhandene Steine nicht aufgelöst, wohl aber könne man eine »Steingalle« beruhigen und Koliken weitgehend ausschalten.

Pahlow empfiehlt, in allen hier aufgeführten Fällen eine Kur von 4 bis 6 Wochen Dauer zu machen und dabei entweder jeden Tag 1 Tasse Löwenzahntee zu trinken oder statt des Tees täglich 1 Esslöffel Löwenzahnsaft aus der Apotheke einzunehmen.

Anwendungen

Löwenzahntee

1 bis 2 Teelöffel geschnittene frische oder getrocknete Löwenzahnblätter und -blüten mit ¼ Liter kaltem Wasser übergießen, zum Kochen bringen und 1 Minute lang kochen. 10 Minuten lang ziehen lassen, durchseihen und trinken.

Rezepte

Löwenzahnsalat mit Blüten und Ei

Löwenzahnblätter schmecken naturgemäß besonders gut im Frühling. Später im Jahr geht der Geschmack in Richtung »bitter«, und die Konsistenz wird eher hart und zäh. Sowieso handelt es sich um »Kraftfutter«, von dem die Portion ausreicht, die in eine Hand passt. Wenn man einen Salat so zubereitet wie hier beschrieben, macht er sich gut als Bestandteil eines leichten Abendessens, zum Beispiel zusammen mit Brot, Butter und Käse. Die folgenden Mengenangaben gelten für 4 Personen.

4 Handvoll frisch gesammelte junge Löwenzahnblättchen
Einige Löwenzahnblüten, gewaschen und trocken getupft
4 weichgekochte Eier
1 Teelöffel scharfer Senf
3 bis 4 Esslöffel frisch gepresster Zitronensaft oder Essig
4 bis 5 Esslöffel Pflanzenöl
1 Teelöffel vollwertiges Salz
1 Prise Zucker oder eine winzige Portion Honig
Frisch gemahlener Pfeffer

Die verlesenen, gewaschenen und trocken getupften Löwenzahnblättchen auf 4 kleine Teller verteilen. Blüten vorsichtig zupfen und nur gelbe Blütenblätter beziehungsweise Teile davon über das Grün streuen. Die Eier, abgeschreckt und gepellt, aber möglichst noch warm, in Hälften oder Viertel schneiden und mit je einem den Teller dekorieren.

Aus den restlichen Zutaten bereiten Sie eine Salatsoße zu, die Sie in ein Kännchen füllen und bereitstellen. Jeder kann sich daraus nach Geschmack bedienen.

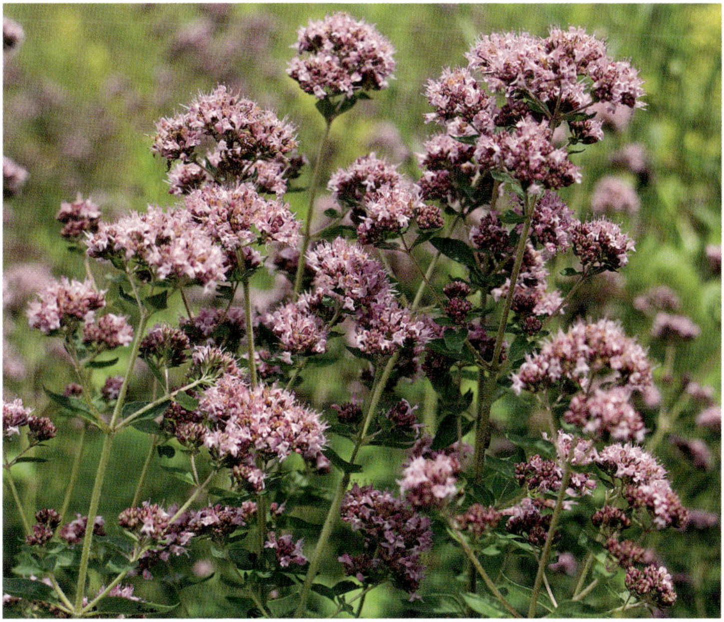

Majoran/Oregano

Lateinischer Name: Origanum majorana. Vom gleichbedeutenden griechischen Wort *oríganon* für »Dost, Wilder Majoran«. Woher wiederum dieser Name stammt, ist nicht klar, vielleicht vom griechischen *óros* (»Berg«) und *gánymai* (»ich freue mich«). »Majoran(a)« wurde in Anlehnung an *maior* (»größer«) gebildet, den lateinischen Komparativ von *magnus*.
Was ist es? Ein bei uns einjähriger Lippenblütler (Labiatae). In südlichen Gefilden, woher er stammt, wächst er mehrjährig. Oregano ist Wilder Majoran, Echter Majoran ist die kultivierte Art, die auch »Dost« genannt wird. Es gibt noch viele weitere Arten, zum Beispiel Französischen Majoran oder Diptamdost.

Wächst gern: Bei Temperaturen über 7 Grad Celsius. Das heißt, er reagiert empfindlich auf Kälte. Ebendeswegen ist er bei uns einjährig. Er mag es sonnig und warm, die Erde soll sehr wasserdurchlässig sein. Dann verbreitet er sich gut auf dem Boden.

Was verwendet man? Blüten und Blätter (»das blühende Kraut«). Für medizinische Zwecke erntet man beim Beginn der Blüte. In Büscheln trocknen.

Blüten schmecken gut: In Soßen, Salaten, Füllungen, Eintopfgerichten, Eier-, Käse-, Kartoffelgerichten, Gegrilltem, Blütenbutter und Obstsalat. Sie vertiefen den Geschmack. Sparsam dosieren. Erst unmittelbar vor dem Servieren auf heiße Speisen geben, sonst geht das volle Aroma verloren.

Heilende Wirkung: Majoran unterstützt die Verdauung, deswegen wurde und wird er gern als Gewürz für Würste verwendet. Er heißt auch »Wurstkraut«. Außer gegen Verdauungsbeschwerden hilft er gegen Krampfhusten, Migräne und Depressionen, er stärkt die Nerven. Der Verzehr wirkt allgemein kräftigend. In der Frauenheilkunde wird er zur Förderung der Menstruation, gegen Pilzerkrankungen, zur Milchbildung und gegen Wechseljahresbeschwerden eingesetzt.

Achtung: Schwangere sollten sowohl das Homöopathikum meiden wie auch den Verzehr der Blüten und Blätter unterlassen. In den ersten fünf Monaten einer Schwangerschaft verwendet frau auch besser nicht das ätherische Öl (es sollte ohnehin möglichst nur in verdünnter Form zum Einsatz kommen, denn es ist sehr scharf).

Es gibt eine homöopathische Zubereitung aus der blühenden Pflanze, die gegen Erkrankungen der männlichen Geschlechtsorgane, gegen Sexualstörungen bei Frauen und als Magenmittel gegeben wird. Majoran ist ein natürliches Antibiotikum.

Ätherisches Öl, heilende Wirkung: Aus den Blättern und Blütenköpfchen des Majorans wird per Wasserdampfdestillation ätherisches Öl destilliert, das die Hauptbestandteile Terpinen und Pinen hat. Es wirkt besonders wärmend und beruhigend, auch gegen einen übermäßigen Geschlechtstrieb, zudem schleim- und krampflösend. Bei allgemeiner Schwäche, Schlaflosigkeit, Gereiztheit, Kopfschmerzen, zu hohem Blutdruck, Bronchitis, Asthma, Regelschmerzen, Muskelkrämpfen, Neuralgien, rheumatischen und arthritischen Schmerzen, Bauchkrämpfen, Blähungen und Koliken. (Siehe auch den obigen Warnhinweis.)

Pflanzenporträt

Majoran stammt aus dem östlichen Mittelmeerraum. Schon vor über 3000 Jahren baute man ihn in Ägypten an, denn man wusste um seine medizinischen Qualitäten.

In Griechenland war Majoran der Liebesgöttin Aphrodite geweiht, für sie bedeutete er ein Symbol der Glückseligkeit. So legte man den hellenischen Brautpaaren Girlanden aus Majoran um. Man würzte Wein damit, um das Liebesverlangen und die körperliche Liebesfähigkeit zu wecken und zu stärken.

Majoran und Oregano sind so nah miteinander verwandt, dass es immer wieder zu Sprachverwirrungen kommt. In England heißt »Majoran«, was man in Italien als »Origano«

kennt. Die Griechen nennen ihn »Rigani«. In der Mittelmeerküche ist er nicht nur wegen seines angenehm würzigen Geschmacks beliebt, sondern auch deswegen, weil er den Speisen im warmen Klima zu mehr Haltbarkeit verhilft.

Seine antimikrobiellen Eigenschaften macht sich besonders die naturheilkundlich orientierte Frauenheilkunde zunutze. Margret Madejsky schreibt: »Gegen seine scharf schmeckenden ätherischen Öle hat kaum ein Bakterium eine Chance, und Pilze wie Candida albicans werden durch Majoran in ihrem Wachstum gehemmt.« Dafür gibt es einige Majoranpräparate im Handel, die von naturheilkundlich geschulten Frauenärzten bei bakteriellen Scheidenentzündungen oder Pilzinfektionen verschrieben werden können. Diese Präparate werden lokal angewendet und wirken ganz ausgezeichnet, schnell und durchgreifend. Zusätzlich empfiehlt sich die Einnahme von Majorantinktur über einen längeren Zeitraum.

Frauen vor oder in den Wechseljahren rät die Heilpraktikerin, in der Küche besonders viel Majoran einzusetzen. Denn weil die Pflanze die Sonnenkräfte in ätherische Öle umwandelt, hat sie ein erwärmendes und aufhellendes Wesen. So erwärmt sie auch den Unterleib auf heilsame Weise.

Bei all diesen Verwendungsmöglichkeiten gegen Frauenleiden ist Majoran jedoch auch ein Männerkraut. Unter Männerkräutern versteht man solche, welche die Lebenskraft, Lebensfreude, Herzens- und sexuelle Liebe von Männern unterstützen, erhalten und heilen.

Majoransalbe ist ein traditionelles Heilmittel, das man auf Nachfrage noch heute in der Apotheke bekommt. Damit können schlecht heilende Wunden, Verrenkungen und Stellen, an denen Nervenschmerzen auftreten, behandelt werden. Babys mit Verdauungsbeschwerden beruhigen sich nach einer vorsichtigen Bauchmassage mit dieser Salbe. Wenn ihre Nase verstopft ist, darf man ihnen eine winzig kleine Menge davon »unter die Nase reiben«. Ruhiger Schlaf ist die Belohnung.

Anwendungen

Majorantee

Dieser Tee stärkt Nerven und Magen: 1 gehäuften Teelöffel frisches oder getrocknetes Kraut mit 150 Milliliter kochendem Wasser übergießen, 8 bis 10 Minuten lang zugedeckt ziehen lassen, abseihen.

Aromatherapie mit Majoranöl

Majoranöl eignet sich besonders für Inhalationen, wenn bei Bronchitis oder Asthma das Atmen schwerfällt. In einen Topf heißes Wasser 2 bis 3 Tropfen Majoranöl geben und den Dampf etwa 10 Minuten lang vorsichtig, aber tief einatmen.

Die anderen obengenannten Beschwerden können über die Aromalampe, mit Bädern, Kompressen oder Massagen abgemildert werden.

Rezepte

Majoranblüten und Zitrone zum Salzsparen

Die Blüten des Majorans sind sehr klein, man hat davon also immer nur eine ganz geringe Menge zur Verfügung. Eine gute Möglichkeit, sie zu verwenden, ist dieses Rezept.

Die abgeriebene Schale einer halben ungespritzten Zitrone mit Majoranblüten und -blättchen und nach Geschmack noch mit anderen klein geschnittenen essbaren Blüten vermischen. Besonders geeignet sind sehr aromatische wie die vom Thymian, Rosmarin und/oder Lavendel. Die Mischung kann man zum Würzen praktisch aller pikanten Gerichte nehmen. Wer aufpassen muss, dass er nicht zu viel Salz verzehrt, kann damit auf angenehme Weise Salz einsparen.

Kräuteröl mit Majoranblüten

Aromatisiertes Öl ist eine praktische Zutat für Dressings, Marinaden und Soßen, die Gerichten einen speziellen Kick verleiht. Hier geht es um das Aroma der Majoranblüten. Als Zutat ebenso geeignet aber sind die von Lavendel, Thymian, Salbei, Rosmarin, Dill, Minze und anderen essbaren Blüten. Sie dürfen eine Sorte oder eine Mischung verwenden, ganz wie Sie wollen. Das Öl hält sich, wenn Sie es an einem dunklen und kühlen Ort aufbewahren, etwa ein halbes Jahr lang.

Für 1 Liter Oliven-, Sonnenblumen- oder Traubenkernöl nehmen Sie etwa 2 Handvoll frische Blüten, vorsichtig abgebraust und gründlich trocken getupft. Geben Sie die Zutaten in eine Flasche und lassen Sie das Öl einige Tage lang durchziehen. Probieren Sie, wann die Blüten ihren Geschmack wirklich abgegeben haben, und filtern Sie das Öl dann durch ein Sieb.

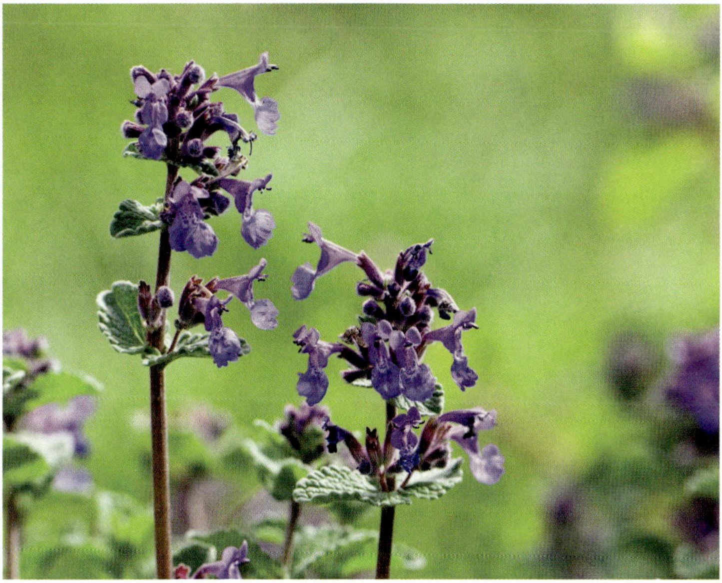

Minze/Katzenminze

Lateinischer Name: Nepeta cataria. »Nepeta« ist der ursprüngliche Name der etruskischen Stadt Nepet, wo man diese Pflanze früher kultivierte. Heute heißt der Ort »Nepi«, er liegt in der Toskana. »Cat(aria)« spricht für sich …
Was ist es? Ein mehrjähriger Lippenblütler (Labiatae). Stammt vielleicht aus Europa, vielleicht aus dem Fernen Osten. Die Katzenminze ist nicht so bekannt wie andere Minzearten, von denen es eine große Vielfalt gibt.
Wächst gern: An Straßenrändern, auf Schutthaufen und dergleichen. Hanglagen machen ihr nichts aus. Sie gedeiht in bis zu 3000 Meter Höhe. Dabei passt sie aber auch in Steingärten und überhaupt in Gärten, denn sie sieht attraktiv aus. Sie mag es sonnig, Trockenheit kann sie gut vertragen.

Was verwendet man? Die herzförmigen Blättchen und die hellblauen, lila, rosa oder weißen Blüten. Erntezeit sind die Monate Juni und Juli. Die Stängel abschneiden und bündelweise kopfüber zum Trocknen aufhängen.

Blüten schmecken gut: In Fleisch-, Gemüse- und süßen Gerichten, Salaten, auch Fruchtsalaten, Suppen, Soßen, Kräuterbutter, Getränken – in allem, wozu der frische Minzegeschmack passt. Der lässt sich übrigens sehr gut mit Zitrone kombinieren. Von den Blüten sollte man alle grünen Teile entfernen. Sparsam verwenden, das Aroma ist stark. Die Blüten eignen sich zum Kandieren.

Heilende Wirkung: Von den vielen Minzearten ist die Pfefferminze diejenige, die am häufigsten für medizinische Zwecke verwendet wird (mehr dazu gleich im Abschnitt über das ätherische Öl). Aber die Katzenminze verfügt durchaus über medizinische Qualitäten. Man kann Blüten und Blätter als Erste-Hilfe-Mittel gegen Zahnschmerzen kauen, das wirkt leicht schmerzstillend. Gegen Bauchschmerzen, Krämpfe, Blähungen, Menstruations-, Kopfschmerzen, Erkältungen, Husten, Schnupfen und Einschlafstörungen kann man den Tee trinken, der sehr gut schmeckt.

Ätherisches Öl, heilende Wirkung: Von der Katzenminze wird nicht kommerziell ätherisches Öl destilliert, obwohl sie viel davon enthält. Aber von Pfefferminze (Mentha piperata, das bedeutet genau dies: »gepfefferte Minze«) gibt es Öl. Das wird per Wasserdampfdestillation aus dem ganzen Kraut hergestellt und verfügt über viele Eigenschaften: Es stärkt das Gedächtnis, lindert Kopfschmerzen, erfrischt, löst Krämpfe und Schleim, desinfiziert und gleicht aus, zum Beispiel bei Übelkeit und Schwindel. Es lindert die Schmerzen, die bei Gicht auftreten. Heuschnupfenpatienten sollen schon gute Erfolge durch Inhalationen mit Pfefferminze erlebt haben.

Achtung: Bei Kindern sollte man das Öl nur sehr gering dosiert und vorsichtig anwenden.

Man kann das Öl als Universalheilmittel ansehen. Im Gegensatz zu fast allen anderen ätherischen Ölen ist das Pfefferminzöl in Deutschland als Standardarzneimittel registriert und darf von Unternehmen mit entsprechender Zertifizierung mit verschiedenen Heilwirkungen angeboten werden.

Pflanzenporträt

»Die Haut heißt ›Haut‹, weil man darauf haut«: Von diesem naiven »volks«etymologischen Kinderspruch könnte man sich zu folgender Analogie inspirieren lassen: »Die Katzenminze heißt ›Katzenminze‹, weil Katzen sie lieben.« Sie wälzen sich nämlich gern in der duftenden Staude mit den hübschen kleinen Blüten und lassen sich davon vermutlich berauschen. Ein anderes »Katzenkraut« mit ähnlicher Wirkung ist der Baldrian. Man kann von beidem ein bisschen ins Futter mischen, das bereitet Minka oder Minkel besondere Freude.

Allerdings sind nicht alle Miezen scharf auf Katzenminze. Biologen vermuten, dass der Grund dafür in ihren Genen liegt. Auf Englisch heißt sie *catnip,* nicht zu verwechseln mit *catnap,* dem Wort für »Nickerchen«.

Sie stammt vielleicht hier aus Europa, möglicherweise aber auch aus dem Fernen Osten, und sie wächst heute in Südeuropa, Afrika und Asien. Lange schon wird sie für medizinische Zwecke eingesetzt, zum Beispiel von Hildegard von Bingen (1098–1179).

Von der Gattung Nepeta existieren insgesamt etwa 250 Arten, mittlerweile hat man damit viel in der Zucht experimentiert.

Eine besonders faszinierende Qualität der Echten Katzenminze ist, dass sie durch ihren starken Duft Schädlinge abwehrt. Pflanzt man sie beispielsweise mit Rosen zusammen, verhindert sie deren Befall mit Blattläusen. Andererseits schätzen aber nützliche Insekten wie Bienen und Hummeln den Blütennektar. Schon allein wegen dieser den Gärtner doppelt beglückenden Eigenschaft hat sie den »Stauden-Oscar« verdient: Der Bund deutscher Staudengärtner kürte sie zur Staude des Jahres 2010.

Vielleicht ist sie dadurch jetzt bekannter geworden. Zuvor war sie nämlich, wie gesagt, nicht so populär wie andere Arten, von denen es sehr viele gibt. Besonders bekannt sind Wasser- (Mentha aquatica), Acker- (Mentha arvensis) und Pfefferminze. Bei Letzterer handelt es sich um eine Kreuzung, einen »Bastard«, der im Jahr 1696 in England spontan auftauchte und nicht wild wächst. Sie entstand aus Wasser- und Krauser Minze (Mentha spicata), heute ist sie, wie gesagt, die für medizinische Zwecke am meisten verwendete Art. Zusammen mit der Kamille gehört sie bei uns zu den beliebtesten Heilkräutern. Ihre durchgreifende Wirkung als Tee bei Magen-, Darm- und Gallenbeschwerden ist ja auch Legende.

Die Minze hat darüber hinaus einen mythologischen Hintergrund: Minthe, bezaubernde Tochter des Unterwelt-Flussgottes Kokytos, war das Objekt der Leidenschaft von Hades, dem Gott der Unterwelt. Dieser hatte allerdings sein Eheversprechen schon längst anderweitig getätigt. Des Hades Schwiegermutter Demeter wurde so wütend, dass sie Minthe in Stücke riss. Aus diesen Stücken erwuchs ein Kraut,

»dem Hades seinen Penis gab«. So nahm es ein wunderbares Aroma an, welches Menschen und Götter entzückte. Lange Zeit wurde dann der Duft der Minze als Liebesmittel gesehen, ergo flocht man in der Antike aus den Stängeln Kränze für Brautleute.

Der Tee hilft wie gesagt gegen zahlreiche Beschwerden. Ob er als Aphrodisiakum wirkt, müsste man ausprobieren. Auf alle Fälle erleichtert er das Einschlafen.

Anwendungen

Tee aus der Katzenminze

Einen Tee aus den Blüten und Blättern von der Katzenminze soll man so zubereiten, dass man ihn nur mit heißem Wasser aufgießt und dann 8 bis 10 Minuten ziehen lässt. Auf keinen Fall darf man ihn kochen, denn dadurch würden sich die kostbaren ätherischen Öle mit dem Wasserdampf verflüchtigen. Wie gesagt, er wirkt gegen Bauch- und Menstruationsschmerzen, Husten, Schnupfen, Erkältung und Einschlafschwierigkeiten. Die schmerzstillende Wirkung dieses Tees soll sogar bei unangenehmen Schleimbeutelentzündungen und bei Rückenschmerzen helfen. Schmerzpatienten trinken am besten 3 bis 4 Tassen täglich.

Der Tee schmeckt ausgezeichnet, besonders wenn er aus frischen Blüten und Blättern gebrüht wird. Er darf auch zum Waschen verwendet werden, was desodorierend wirkt.

Aromatherapie mit Pfefferminzöl

Gegen Hitzewallungen in der Menopause oder wenn man im Sommer unter heißem Wetter leidet, hilft folgendes Rezept:

8 Esslöffel Wasser oder
4 Esslöffel Lavendelwasser
(Hydrolat, in der Apotheke erhältlich)
4 Esslöffel Rosenwasser (dito)
5 Tropfen Zypressenöl
2 Tropfen Rosenöl
2 Tropfen Pfefferminzöl

Geben Sie alles nacheinander in ein Fläschchen mit Spritzverschluss. Vor dem Gebrauch gut schütteln. Bei Bedarf Gesicht, Hals, Nacken und Schultern damit besprühen, die Augen unbedingt aussparen.

Rezepte

Mayonnaise mit Katzenminze-Blüten

Im *Zeit-Magazin* vom 10. Juni 2010 schrieb der bekannte Journalist und Gastrosoph Wolfram Siebeck ein amüsantes Plädoyer für die Mayonnaise. Die Überschrift: »Weg mit dem Mayo-Tabu!« Am Schluss seines Beitrags liefert er sein Rezept.

Wir wollen noch zusätzlich anmerken, dass in diesem Grundrezept besonders viele Variationen stecken. Zum Beispiel kann man am Schluss klein gewürfelten frischen Knoblauch einrühren. Und/oder fein gehackte Blüten von der Katzenminze oder von anderen essbaren Blüten: Kapuzinerkresse, Salbei, Thymian, Ringelblume …

Damit eine Mayonnaise gelingt, müssen alle Bestandteile unbedingt die gleiche Temperatur haben, am besten Zimmertemperatur. Hier das leicht abgewandelte Rezept:

3 Eigelb
Salz, Pfeffer
1 Esslöffel Essig oder frisch gepresster Zitronensaft
½ Liter Pflanzenöl
½ TL Minzeblüten

Das erste Eigelb in einer Rührschüssel mit Salz und Pfeffer sowie einigen Tropfen Essig und etwas Öl verrühren. Dann die beiden anderen Eigelbe nacheinander vorsichtig einrühren und das restliche Öl in einem dünnen Strahl langsam mit dem Holzlöffel untermischen. Den noch vorhandenen Essig ebenfalls sensibel auf diese Art einarbeiten. Falls die Masse trotz aller Vorsichtsmaßnahmen gerinnt, 1 Teelöffel voll siedend heißes Wasser einrühren. Am Schluss nochmals mit Salz und Pfeffer abschmecken und die klein geschnittenen Minzeblüten plus eventuell andere Blüten zugeben. Mit ganzen Minzeblüten dekoriert zu Gegrilltem, Fisch, gekochten Eiern, Pellkartoffeln und Ähnlichem servieren.

Katzenminze-Pistazien-Soße

Mit folgender delikaten Soße kann man Salat, gegrilltes Gemüse, gebackene Kartoffeln und Ähnliches aufpeppen.

1 großes Büschel Katzenminze, davon die Blättchen und Blüten
1 Handvoll Pistazien, ohne Schale und klein gehackt
1 bis 2 Esslöffel Essig oder frisch gepresste Zitrone
1 Teelöffel Honig
2 Spritzer Rosenwasser

Einige Blüten zur Dekoration aufbewahren. Restliche Zutaten durch den Mixer laufen lassen, kühl stellen und mit Blüten garniert servieren.

Artischockenherzen mit Katzenminzeblüten

In der römischen Küche verwendete und verwendet man Minze besonders gern. Das folgende Gericht ist typisch für die alte und neue römische Küche. Dort heißt es »Carciofi alla romana«.

Die Mengenangaben reichen für 4 Personen; das heißt, pro Person sind anderthalb Artischocken gedacht. Man kann dazu Kartoffeln, Reis oder geröstetes Brot servieren.

6 große Artischockenherzen
2 Tassen Weißwein
1 Tasse hervorragendes Olivenöl
3 Teelöffel klein gehackte Petersilie
3 Teelöffel klein gehackte Blättchen und Blüten von der Katzenminze
Einige ganze Blüten zum Dekorieren aufheben
2 Teelöffel frisch gepresster Zitronensaft
Zum Abschmecken: klein gehackte frische Knoblauchzehe, vollwertiges Salz und frisch gemahlener Pfeffer

Die von allen Blättern befreiten Artischockenherzen (ein bisschen vom Stängel stehen lassen) mit Wein, Öl, den Kräutern und Blüten und allen anderen Zutaten in einen Topf legen, in den sie gerade eben hineinpassen. Zum Kochen bringen, die Hitze auf mittel reduzieren und 15 bis 20 Minuten lang sanft köcheln lassen, bis sie gar sind. Einige Male vorsichtig umdrehen. Die Artischocken mit den Stängeln nach oben servieren, mit der Flüssigkeit beträufeln und mit einigen Blüten garniert servieren.

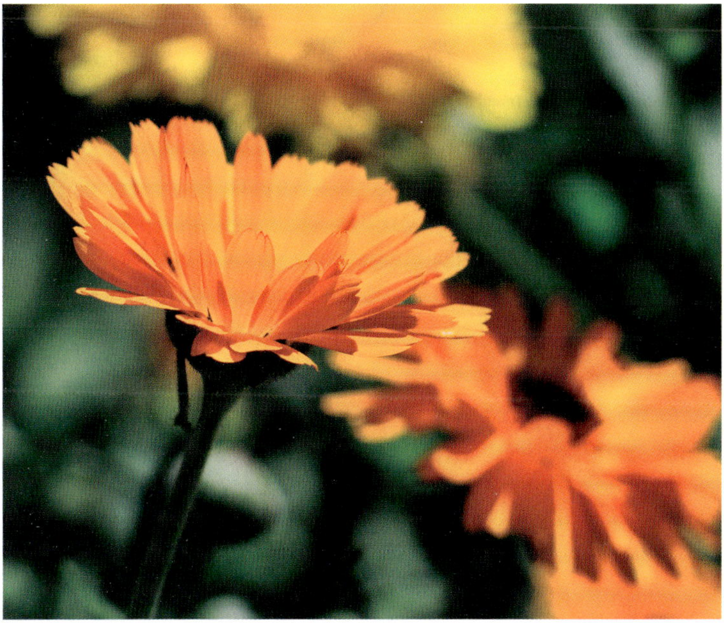

Ringelblume/Calendula

Lateinischer Name: Calendula officinalis. Woher der Name stammt, wird an unterschiedlichen Stellen unterschiedlich erklärt. Vielleicht leitet er sich vom lateinischen *caltha* her. Das bedeutet »gelbe, stark duftende Blume«. Oder er hat mit dem »Kalender« zu tun (lateinisch *calendula* für »kleiner Kalender«), denn die Blüte zeigt durch Öffnen und Schließen des Blütenstands die Tage an. Außerdem kann sie das Wetter vorhersagen (siehe unten). *Officinalis* (»offizinell« oder »offizinal«) bedeutet »arzneilich, als Heilmittel durch Aufnahme in das amtliche Arzneibuch anerkannt«.
Was ist es? Ein einjähriger, ausnahmsweise auch zweijähriger Korbblütler (Asteraceae).

Wächst gern: Auf nahrhaftem, lockerem Boden. Die Pflanze ist nicht sehr empfindlich gegen Kälte, bevorzugt aber die Sonne. Ringelblumen und besonders ihre Wurzeln tun der Gartenerde gut.
Was verwendet man? Die leuchtend gelb und orangefarbenen ganzen Blüten und Blütenblätter. Für medizinische Zwecke erntet man sie am besten von April bis Juni oder im September/Oktober. Man sollte sie bei strahlendem Sonnenschein pflücken, weil dann die Heilkräfte besonders aktiviert sind: locker aufschichten und schnell trocknen.
Blüten schmecken gut: Wenn man beim Verzehr der ganzen Blüte nichts gegen einen leicht bitteren Geschmack hat. Sonst sollte man nur die abgezupften Blütenblättchen essen. Ganze Blüten oder Blütenblätter passen in Salate, Blütenbutter, Gemüse- und Reisgerichte, Kuchen und Desserts.
Heilende Wirkung: Ringelblumenblüten sind entzündungshemmend, wundheilend, abschwellend, schmerzlindernd, hautregenerierend, lymphanregend, krampflösend, harn- und galletreibend. Sie helfen gegen Wunden und Verletzungen, gegen Entzündungen im Mund- und Rachenraum und generell gegen Infekte. Es gibt eine Tinktur, die sich zur äußerlichen und innerlichen Anwendung eignet, zum Beispiel zum Reinigen von kleinen Schnitten und Wunden. Auch gegen schmerzhafte und hartnäckige Nagelbettentzündungen kann diese Tinktur wirken.
Viele naturheilkundliche Medikamente enthalten Calendula, zum Beispiel Teemischungen, Öle, Salben, Cremes oder Augentropfen. Salben werden beispielsweise gegen Krampfadern, Venenentzündungen, Fisteln, Frostbeulen, Brandwunden und vieles mehr empfohlen. Sie wirken erstaunlich schnell und durchgreifend. Es lohnt sich, in der Apotheke nachzufragen.

Das Homöopathikum Calendula wird zur Anregung der Wundheilung gegeben. Die Ringelblume ist ein natürliches Antibiotikum. In sehr seltenen Fällen kann es zu Allergien kommen.

Ätherisches Öl, heilende Wirkung: Die Ringelblume enthält ätherisches Öl, das wird aber nicht kommerziell destilliert.

Pflanzenporträt

Wahrscheinlich stammt die Ringelblume aus dem mediterranen Raum, mittlerweile wächst sie in ganz Europa. Seit dem 12. Jahrhundert wird sie bei uns als Heilpflanze geschätzt und in Apotheker- und Hausgärten gezogen. Heute baut man sie vor allem in Deutschland und den Niederlanden kommerziell an. Es gibt mehrere Dutzend Arten davon. Für den Pfarrer Sebastian Kneipp war sie die Heilpflanze schlechthin. Im Jahr 2009 wurde sie zur Heilpflanze des Jahres gekürt. Pharmazeutisch bedeutsam sind besonders die enthaltenen Flavonoide, aber auch der Bitterstoff Calenden.

Die leuchtend gelb und orangefarbenen, ausgesprochen schönen und üppigen Blüten scheinen schon Heilkraft auszustrahlen, wenn man sie bloß anschaut. Ein Strauß Ringelblumen muntert auf.

Der deutsche Name geht auf die Form der Früchte zurück, die sich zu einem kleinen Ring zusammenziehen.

Wenn die Blüten morgens noch geschlossen sind, steht ein Regentag bevor – diese Vorhersage wurde in Zeiten, als es noch keine Wettervorhersage im Radio oder Fernsehen gab, von Bauern sehr geschätzt, weil sie ihre Aktivitäten darauf ausrichten konnten. Ein Volksname für die Pflanze lautet denn auch »Barometerblume«.

Marigold ist der klangvolle englische Name, was auf eine Beziehung zu Maria hinweist. Als »Liebfrauenblume« sollte sie, als Tee zubereitet, Frauen mit unregelmäßiger Menstruation helfen.

Für eine Liebesweissagung im Traum trockneten junge Frauen früher Ringelblumen zusammen mit anderen Sommerkräutern. Sie verarbeiteten diese Mischung mit Honig und Essig zu einer Art Salbe, die sie abends vor dem Schlafengehen auftrugen. Dann wünschten sie sich, von ihrer großen Liebe zu träumen, was bestimmt häufig in Erfüllung ging; denn allein der ganze Aufwand und die intensive Beschäftigung mit dem Thema dürfte ja schon enorm anregend gewesen sein. Ob Amor dann auch wirklich auf Dauer günstig gestimmt war, stand freilich auf einem anderen Blatt.

Schon immer verwendeten die Menschen diese Blüten, um Nahrungsmittel zu färben und sie dadurch appetitlicher aussehen zu lassen, zum Beispiel Suppen, Soßen oder Butter. Bis heute werden in der Nahrungsmittelindustrie Butter und Käse mit Ringelblumen gefärbt. Calendula galt als Safran des kleinen Mannes, denn das teure Gewürz, das »den Kuchen gehl« macht, war für einfache Menschen unerschwinglich.

Die Blumensprache des 19. Jahrhunderts sieht in der Ringelblume ein Sonnensymbol. Und die Pflanze steht dafür, dass jemand seinem Lebensweg folgt, so wie die Blüte der Sonne im gesamten Tagesverlauf ihr Gesicht zuwendet. Allerdings hat sie auch die genau entgegengesetzte Bedeutung und wird als Totenblume auf Gräber gepflanzt. Darüber hinaus steht sie als Symbol für Unvergänglichkeit.

Anwendungen

Ringelblumen gegen Warzen

In der Volksheilkunde gibt man zerquetschte frische Ringelblumenblüten und -stängel auf Warzen, damit sie sich zurückbilden. Einen Versuch ist dies auf jeden Fall wert!

Ringelblumentee

Folgender Tee wirkt gegen Bauchschmerzen, zudem reguliert er die Monatsblutung und den Gallenfluss. Gegen Verbrennungen, Frostbeulen und andere Wunden helfen Umschläge mit sauberen Leintüchern oder Mullbinden, die damit getränkt werden. Man darf damit gurgeln und den Mund spülen, wenn Entzündungen bekämpft werden sollen.

Die doppelte oder dreifache Portion kann man in ein Wannenbad geben, was lindernd, abschwellend und flüssigkeitszuführend wirkt.

3 Teelöffel frische oder getrocknete Ringelblumenblüten mit ¼ Liter kochendem Wasser überbrühen, 10 Minuten ziehen lassen und abseihen. Immer frisch zubereiten.

Ringelblumentinktur und -salbe gegen Infektionen

In der Apotheke erhältliche Tinkturen und/oder Salben aus Ringelblumen können bei folgenden Problemen direkt auf die Haut aufgetragen werden und zeitigen zum Teil ganz erstaunliche Erfolge: Insektenbisse und -stiche, offene Stellen, schmerzende Scheidenregion, Pilz- und Bakterieninfektionen, Windeldermatitis, schmerzende Windpocken, Schnittwunden, schlecht heilende Narben, Sonnenbrand und andere Verbrennungen. Auch als Erste-Hilfe-Mittel geeignet, passt das Mittel gut in eine private Reiseapotheke.

Rezepte

Blütentortilla

Eine Tortilla ist ein einfaches spanisches Gericht, das vielseitig variiert werden kann. Das folgende klassische Grundrezept lässt sich abwandeln, zum Beispiel dadurch, dass man die Zucchini und Champignons durch andere Gemüse wie Tomaten oder Erbsen, Mohrrüben, Bohnen und dergleichen ersetzt. Statt die unterschiedlichen Gemüse in Öl zu braten, kann man sie in Salzwasser vorkochen. So spart man Öl und damit Kalorien.

Als Blüten werden hier Ringelblumen empfohlen, aber auch alle anderen in diesem Buch erwähnten essbaren Blüten passen.

Eine Tortilla schmeckt heiß und kalt, Stückchen davon werden gern als »Tapas« serviert, also als Fingerfood zum Aperitif. Die Mengenangaben gelten, wenn man an eine vollständige Mahlzeit denkt, für 4 Personen.

200 Gramm Champignons

Gut 500 Gramm festkochende Kartoffeln

1 bis 2 Knoblauchzehen (dürfen auch wegfallen)

8 Eier

Vollwertiges Salz

Pflanzenöl zum Braten

4 kleine oder 2 mittelgroße Zucchini, in dünne Scheiben geschnitten

Eine gute Handvoll gewaschene und trocken getupfte Ringelblumenblüten und/oder andere essbare Blüten

Pilze putzen, trocken abreiben und in Scheiben schneiden. Kartoffeln schälen, in dünne Scheiben schneiden und mit Küchenpapier trocken tupfen. Knoblauch schälen und daraus winzige Würfelchen machen.

Eier in eine Schüssel schlagen, salzen und verrühren, aber nicht schaumig rühren. Öl in eine Pfanne geben. Die Kartoffeln darin etwa 5 Minuten lang bei mittlerer Hitze weich braten. Herausheben, in ein Sieb füllen, abtropfen lassen und zur Ei-Masse geben. Zucchini, Pilze und Knoblauch in das Öl legen, etwa 2 Minuten lang braten, herausnehmen, abtropfen lassen, salzen und unter die Eier mischen.

Das Öl durch ein feines Sieb schütten und auffangen, um es dann sofort wieder zu verwenden. Pfanne erneut erhitzen, Öl einfüllen. Die Ringelblumen- oder anderen essbaren Blüten kurz anbraten. Darauf die Ei-Gemüse-Mischung füllen, glatt streichen und 3 bis 4 Minuten lang bei mittlerer Hitze backen. Die Tortilla mit Hilfe eines flachen Deckels oder eines Tellers wenden und in weiteren 4 Minuten goldbraun backen. In Tortenstücke teilen und mit Blüten verzieren.

Wenn Sie nur eine mittelgroße Pfanne haben, nacheinander mit jeweils der Hälfte der Eimasse 2 Tortillas herstellen.

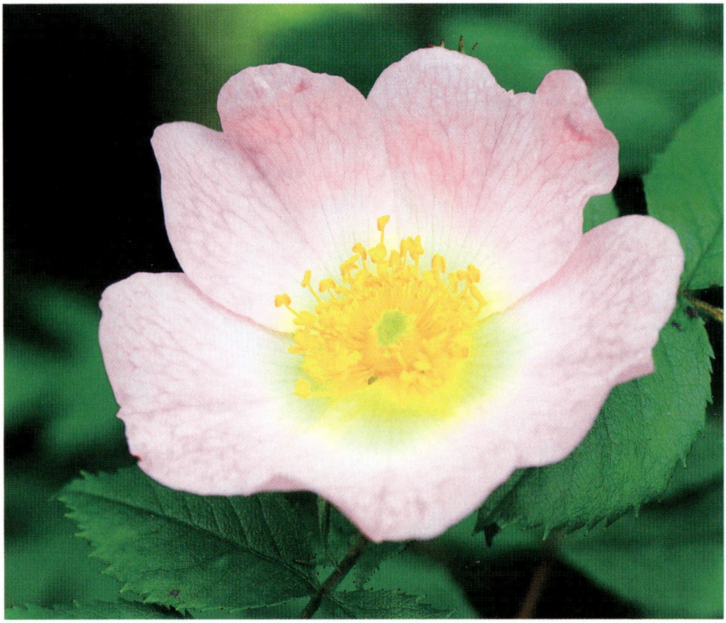

Rose

Lateinischer Name: Rosa centifolia, damascena und gallica (Essigrose). *Rosa* ist der lateinische Name, der mit dem griechischen *rhódon* (»Kulturrose«) verwandt ist. *Centifolia* ist ebenfalls lateinisch, es bedeutet »hundertblättrig«. *Damascenus* heißt »aus Damaskus«, und *gallicus* bedeutet »gallisch«, also »französisch« (der deutsche Name »Essigrose« geht darauf zurück, dass man mit den Blüten Essig aromatisierte). Bei all diesen Varianten handelt es sich bereits um Züchtungen.

Was ist es? Ein mehrjähriges Rosengewächs (Rosaceae).

Wächst gern: An allen möglichen Standorten. Die Rose stellt keine besonderen Anforderungen. Sie blühte in ihrer Urform nur einmal kurz, die Züchtungen blühen von Mai bis Oktober.

Was verwendet man? Blüten und Früchte (Hagebutten). Zum Verzehr der frischen Blütenblätter müssen die bitteren weißen Blattansätze herausgeschnitten werden. Am besten zum Verzehr geeignet sind stark duftende Rosen wie die obengenannten. Es gibt aber auch unter anderen Rosengruppen Duftrosen. Solange es ungespritzte, ungefärbte Blumen sind, dürfen alle Arten und Farben zum Zuge kommen, von Weiß über Rosa, Gelb und Orange bis hin zu Rot, Magenta und Pflaumenrot.

Für Tee sammelt man die noch geschlossenen Blütenknospen frühmorgens und trocknet sie auf aufgespannten Tüchern. Es gibt Rosenblütenknospen und -blätter in der Apotheke und im Kräuterfachgeschäft zu kaufen.

Blüten schmecken gut: In Salaten, über den Risotto gestreut, in süßer oder pikanter Blütenbutter, Mayonnaise, als Anteil oder zum Bestreuen von Süßspeisen und Getränken.

Heilende Wirkung: Zusammenziehend, entzündungshemmend, wundheilend, blutreinigend, harntreibend. Gegen Durchfall sowie gegen Entzündungen im Mund- und Rachenraum, zur Kräftigung des Immunsystems. Aus den frischen Blütenblättern wird ein homöopathisches Medikament hergestellt.

Ätherisches Öl, heilende Wirkung: Das per Wasserdampfdestillation gewonnene Öl besteht aus mehr als 400 Einzelkomponenten und weist eine große Bandbreite von Wirkungen auf. Es stärkt Herz, Nerven und Leber, fördert die Menstruation, wirkt aufbauend, harmonisierend, krampflösend, entzündungshemmend, reinigt und regeneriert die Haut, lindert Kopfschmerzen, lehrt Liebe und Geduld. Wirkt sinnlich öffnend, entspannend, antidepressiv. Das Öl unter-

stützt das Lernen, wie im Abschnitt über die »Dufte Schule« erwähnt (siehe Seite 81 bis 86).
Aromatherapeuten sprechen von einem »Schwellenöl«, denn Rosenöl hat sich sowohl in der Geburtshilfe als auch in der Sterbebegleitung sehr bewährt.
Das Hydrolat von der Rose, also die wässrigen Anteile, die bei der Herstellung vom ätherischen Öl übrig bleiben, kann sehr gut als Gesichtswasser und zur Behandlung von Bindehautentzündungen am Auge verwendet werden. Außerdem kann man damit in der Küche Süßspeisen und Getränke würzen. Rosenwasser ist eine unentbehrliche Zutat für Marzipan.

Pflanzenporträt

Flora: So hieß die römische Göttin der Blüte und des Frühlings. Sie höchstpersönlich soll die Rose erschaffen haben. Die Königin der Blumen – so nannte sie zuerst die griechische Dichterin Sappho, die 612–570 v. Chr. lebte – wäre demnach ein Geschöpf der Göttin. In anderen Kulturen galt sie als Geschenk der Götter oder als eine Blüte, die aus göttlichem Blut entstanden ist: Man beachte die Wortverwandtschaft zwischen »Blut« und »Blüte«.

Kaum zu glauben, aber die Rose zählt zu den ältesten Gewächsen der Erde. Entsprechende fossile Funde aus Versteinerungen von vor 25 Millionen Jahren stammen aus Asien, Europa und Nordamerika. Ihr natürliches Verbreitungsgebiet sind die gemäßigten Klimazonen der nördlichen Halbkugel.

Von den Chinesen wurde sie schon in prähistorischer Zeit angebaut, und es gab darüber eine Fülle von schriftlichen Aufzeichnungen. Der chinesische Philosoph Konfuzius (551–479 v. Chr.) berichtet, dass sich zu seinen Lebzeiten in der kaiserlichen Bibliothek Chinas etwa 600 Bücher über Rosen befanden! In den kaiserlichen Gärten Pekings gab es damals umfangreiche Rosenkulturen zur Gewinnung des ätherischen Öls.

Das älteste Zeugnis für die Nutzung der Rose durch den Menschen aber ist eine Liste von Kriegsbeute, die bei der Freilegung der Königsgräber von Uruk in Südmesopotamien entdeckt wurde, dem heutigen Irak. Diese Liste ist in Keilschrift verfasst; und sie führt auf, dass Weinstöcke, Feigen und Rosenpflanzen erbeutet wurden. Sie waren den Göttern geweiht, vor allem Ishtar, der Göttin des Kampfes und der Liebe (Dornen beziehungsweise Stacheln und Blüte).

Immer galt diese Blume als Attribut der Liebesgöttinnen: Aphrodite, Venus, Kybele, Freyja … Sie wurde stets als betörendes Aphrodisiakum gesehen und in Getränken, Speisen und Parfums als solches genutzt. Die rote Rose ist das Liebessymbol schlechthin, sie symbolisiert zudem das Herz.

Später wurde die Rose zur Blume Mariens. Dass sie als die Königin der Blumen mit der Himmelskönigin zusammengeht, liegt auf der Hand. Weil die Rose in ihrer ursprünglichen Form fünf Blütenblätter hat, war Fünf die marianische Zahl. In der großen Zeit der Kathedralen erhielt Maria häufig Beinamen wie »Rose«, »Rosenbusch«, »mystische Rose«, »Rosengarten« oder »Rosenkranz«. Die Madonna im Rosenhag ist ein beliebtes Motiv in der Malerei des Mittelalters, wie Simone Widauer in ihrem Buch aufzeigt.

Kleopatra soll verrückt nach Rosen gewesen sein. Sie bettete ihren Kopf auf die Blütenblätter. Mit Rosenblüten versehener Wein war ein Getränk, für das die Römer alles andere stehen ließen. Gastgeber taten sich dadurch hervor, dass sie bei ihren Gelagen Blütenblätter und Rosenwasser auf die Gäste »hinunterregnen« ließen.

Bis zur Zeit der römischen Invasion gab es in Mitteleuropa nur die einfachen fünfblättrigen Rosen, die pro Saison ein einziges Mal blühen. Von ihnen existieren viele Arten, zum Beispiel die Hunds-, Wein-, Zimt-, Alpen-, Pimpinell- oder Apfelfrüchtige Rose. Die heißt so wegen ihrer großen, kugeligen Hagebutten. Solche Rosensträucher wurden zu natürlichen Einfriedungen und schützenden Hecken. Mit den römischen Legionären begann der Siegeszug der Edelrosen, von denen es eine große Anzahl gibt. Die Römer besaßen auch das gärtnerische Wissen darüber, wie man pfropft.

Wahrscheinlich war die Rosa gallica, die französische Rose, die Stammpflanze aller Edelrosen. Bei uns heißt sie wie gesagt »Essigrose«, weil man mit ihren Blättern Essig parfümierte. Den nahm man nicht nur für kulinarische Zwecke her, sondern auch zum Desinfizieren und Einreiben. Weil sie eine so wichtige Heilpflanze war und ist, nennt man sie auch »Apothekerrose«.

Im 16. Jahrhundert gelangte von Persien aus die erste gelbe Rose nach Europa. Der persische Name *gul* bedeutet »Blume« und steht dem Wort *ghul* nahe, was »Geist« bedeutet.

Ende des 18. Jahrhunderts wurden aus China Rosen eingeführt, die nicht nur einmal im Jahr, sondern ständig blühen. Darunter befanden sich Teerosen, die wahrscheinlich deshalb so genannt wurden, weil man sie in Teekisten transportierte. Es handelte sich um sehr empfindliche Pflanzen, die mit robusteren einheimischen Rosen gekreuzt werden mussten.

Heute gibt es um die 30 000 verschiedene Rosenarten. Sie werden in Wuchsgruppen aufgeteilt: Kletter-, Strauch-, Beet-, Flächen-, Edel-, Zwerg- und Alte Rosen. Kenner lieben vor allem die alten Sorten mit ihren intensiven und köstlichen unterschiedlichen Düften.

In Liedern, Gedichten, Mythen, Märchen und Sagen kommt die Rose häufig vor, man denke nur an das Grimm'sche Märchen »Schneeweißchen und Rosenrot«. Folgendes Sprichwort stammt aus Persien: »Das Buch ist der Rose vergleichbar, denn es öffnet dem Leser das Herz, wenn er Blatt für Blatt betrachtet.« Ein intensives »Sichversenken« in eine Rose stellt bis heute eine beliebte meditative Übung dar.

Die Rose ist ein verbreitetes Symbol, auch für Geheimgesellschaften wie die Rosenkreuzer. Was »unter der Rose« gesagt wurde, war streng vertraulich. Als Schmuck vieler hölzerner Beichtstühle findet man geschnitzte Rosen.

Die fünf Blütenblätter, die im Kreis zusammenfinden, kann man mit einem Lineal zu einem Pentagramm verbinden, einem uralten Zauberzeichen, das nur zum Teil positiv besetzt ist. Beziehungsweise es ist nur dann förderlich, wenn zwei Spitzen nach unten zeigen. Zeigt eine einzige Spitze nach unten, hat es eine schwarzmagische Bedeutung. Die Geometrie der Rose galt romanischen und gotischen Baumeistern als Grundmuster für ihre Bauwerke.

Josephine, Napoleons Frau, trug immer eine Rose mit sich, um ihre schlechten Zähne dahinter zu verbergen, wenn sie lachte. Es existiert eine Rose mit ihrem Namen. Viele Züchtungen wurden und werden nach berühmten Persönlichkeiten benannt.

Die Ausbeute bei der Destillation des ätherischen Öls, für das hauptsächlich Damaszenerrosen verwendet werden, ist äußerst gering. Um 1 Kilogramm davon zu erhalten, braucht man etwa 4000 bis 5000 Kilogramm Blüten. So muss man für Rosenöl vergleichsweise viel bezahlen. Es zu verwenden bedeutet aber eine solche Freude, solch einen Luxus, und es kann so tiefgehend wirken, dass sich die Ausgabe auf jeden Fall lohnt.

Die Schönheit der Rose bezaubert jeden. Das hat wahrscheinlich mit den Gegensätzen zu tun, die sie in sich vereinigt. »Keine Rose ohne Dornen, jede Liebe kostet Leid«, heißt es in einem alten Schlager. So zeigt die Königin der Blumen durch ihre Polarität von »stachlig und seidig«, »kräftig und zart«, wie das Leben nun einmal ist.

Anwendungen

Rosentonikum

Zur Reinigung und Pflege der Haut, besonders wenn sie juckt und/oder unrein ist, eignet sich dieses Tonikum.

3 Handvoll frisch gepflückter Rosenblütenblätter mit ½ Liter kaltem Wasser übergießen. In einem Glasgefäß gut verschlossen 1 Woche lang an einen sonnigen Platz stellen. Abseihen und ¼ Liter Wein- oder Apfelessig hinzufügen. Dies ist das Tonikum. Es muss noch einmal 1 zu 1 mit Wasser verdünnt werden.

Rosentee

Leider schmeckt dieser Tee weniger nach Rose, als man denken könnte. (Man kann mit einem Schuss Rosenwasser nachhelfen, den man direkt vor dem Genuss hinzufügt.) Er wirkt leicht harntreibend, zusammenziehend und entzündungshemmend. Bei Darmbeschwerden 2 bis 3 Tassen täglich davon trinken. Bei Entzündungen im Mund damit spülen und gurgeln.

1 Esslöffel voll frische oder getrocknete Blütenblätter mit 150 Milliliter kochendem Wasser überbrühen. Zugedeckt 8 bis 10 Minuten lang ziehen lassen und abseihen.

Aromatherapie mit Rosenöl

Das kostbare Rosenöl lässt sich besonders sparsam in der Aromalampe verwenden, wo es beispielsweise als Aphrodisiakum oder genereller Stimmungsaufheller wirken kann. Es ist sehr mild, daher eignet es sich sogar für Babys und Kleinkinder. Susanne Fischer-Rizzi schreibt in ihrem Buch *Himmlische Düfte*, ein wertvoller Ersatz für die im Handel erhältlichen Babyöle, die als Basis Mineralöl enthalten, sei folgende Mischung: In 100 Milliliter Mandelöl gibt man 1 bis 2 Tropfen Rosen- und 1 bis 2 Tropfen Kamillenöl. Man kann es für alle Zwecke verwenden, für die sonst Babyöl genommen wird.

Hagebutten trocknen

Getrocknete Hagebutten, die Sie als Tee aufgießen wollen, werden Sie ziemlich sicher fertig kaufen, denn das Zerkleinern, Sortieren und Trocknen ist relativ aufwändig. Hier aber trotzdem eine Anleitung dazu, denn es kann ja sein, dass Sie Wert auf die Verwendung selbst geernteter Hagebutten legen.

Die Früchte gründlich waschen und abtrocknen. Stielansätze und die gegenüberliegenden Seiten, an denen sich die Blütenblätter befanden, vorsichtig mit einem scharfen Messer abschneiden. In der Mitte durchschneiden und die Samen am besten mit einem Löffelchen gründlich herauskratzen. Bekanntlich kann man die Samen als »Juckpulver« verwenden, sie sind nicht appetitlich.

Dann das Fruchtfleisch klein schneiden und die Stückchen auf ein Backblech oder Backpapier legen. Etwa eine Stunde lang bei 40 Grad im Ofen trocknen. Abkühlen lassen und in einem Schraubglas aufbewahren.

Für 1 Tasse Tee 1 gehäuften Teelöffel voll mit heißem

Wasser übergießen, 8 bis 10 Minuten lang ziehen lassen und abseihen. Dieser Tee schmeckt sehr gut – leicht säuerlich – und enthält viel Vitamin C, er kann daher gut zur Vorbeugung und Therapie gegen Erkältungen getrunken werden.

Mit Hagebutten, auch mit solchen in noch grünem Zustand, lassen sich attraktive und originelle Blumensträuße und -gestecke kreieren. Im Spätsommer, wenn es gleichzeitig Blüten und Früchte gibt, auch in Kombination mit Rosen.

Rezepte

Rosen-Kirsch-Marmelade

Diese Marmelade hat nicht nur einen traumhaften, blumig-fruchtigen Geschmack, sondern sie sieht mit ihrem leuchtenden Rot auch noch ungewöhnlich appetitlich aus. Die Mengenangaben gelten für 4 Gläser.

4 duftende rote Rosenblüten, zum Beispiel Othello oder Erotica
1 Kilogramm frische, entsteinte Sauerkirschen
1 Kilogramm Gelierzucker
1 Bio-Zitrone

Die Blütenblätter vom Kopf der Rose zupfen, die weißen bitteren Blattansätze mit einem Messer entfernen. Dann die Blütenblätter in Streifen schneiden. Sauerkirschen mit Gelierzucker vermischen und unter ständigem Rühren erhitzen. Nach dem ersten Aufwallen 10 Minuten lang kochen lassen. Zitrone auspressen, den Saft zusammen mit den Blütenblättern zur Konfitüre geben und gut durchrühren. Heiß in saubere Gläser mit Schraubdeckeln füllen, sofort verschließen.

Gebackener Kürbis mit Blütenblättern

Dieses Gemüsegericht ist ganz einfach zuzubereiten. Es schmeckt delikat und enthält viele Vitamine, zudem macht es durch seine Farbigkeit viel her. Die Mengenangaben beziehen sich auf 4 Personen.

2 kleine Hokkaidokürbisse

10 bis 12 mittelgroße bis große Kartoffeln

4 Eier

Olivenöl, vollwertiges Salz, frisch gemahlener Pfeffer

Zum Bestreuen: gemischte Blüten/Blütenblätter, zum Beispiel von Rosen, Ringelblumen, Thymian, Rosmarin, Salbei, Sonnenblumen oder Gänseblümchen

Die Kürbisse – gewaschen und von eventuellen unansehnlichen Stellen befreit – halbieren und mit einem Esslöffel von ihren Kernen befreien. Hokkaidokürbisse brauchen nicht geschält zu werden, im Gegenteil, die Schale schmeckt, nachdem sie gekocht oder gebacken wurde, besonders gut. Dann entweder große Ringe oder halbkreisförmige Spalten von etwa 2 Zentimeter Dicke schneiden und so auf ein Backblech legen, dass 4 große Ringe entstehen.

Die Kartoffeln, gewaschen und geschält, in etwa 0,5 Zentimeter dicke runde Scheiben schneiden. Davon jeweils eine mitten in die Kürbisringe legen, sodass 4 »Plattformen« für die Spiegeleier entstehen, die später dort hinein geschlagen werden sollen.

Die anderen Kartoffelscheiben und den in Stücke geschnittenen Rest von den Kürbissen auf dem Backblech verteilen, mit Öl beträufeln, mit Salz und Pfeffer bestreuen. Im vorgeheizten Backofen bei guter Hitze etwa ½ Stunde lang backen.

Dann das Blech aus dem Ofen holen. In die 4 Kürbisringe jeweils 1 Ei hineinschlagen, das Eigelb mit Salz bestreuen. Wieder in den Ofen schieben, bis die Spiegeleier fertig sind.

Vorsichtig die einzelnen Ringe sowie die Gemüse- und Kartoffelstücke auf 4 Teller verteilen und mit Blüten bestreut servieren.

➤ EXTRA: Alternativen zu »schmutzigen« Kosmetika

Im Sommer 2010 erregte ein Buch mit dem Titel *No More Dirty Looks* (etwa »Kein schmutziges Aussehen mehr«) Aufmerksamkeit, geschrieben von den beiden amerikanischen Journalistinnen Siobhan O'Connor und Alexandra Spunt. Sie hatten recherchiert, welch haarsträubend schädliche, teilweise sogar krebsfördernde Inhaltsstoffe in vielen Kosmetika von Shampoos über Deodorants bis hin zu Cremes und Make-ups enthalten sind, und zwar nicht nur in Billigprodukten, sondern auch in global erhältlichen Luxusmarken.

Aus dem Angebot dessen, was die beiden Autorinnen als natürliche und noch dazu preiswerte Alternativen zu »schmutzigen« Produkten empfehlen, finden Sie im Folgenden eine kleine Auswahl. Nicht alles hat direkt mit dem Thema der *Blütenapotheke* zu tun, aber einiges.

Hydrolate, also die wässrigen Anteile von Rosen, Lavendel, Orangenblüten und anderen Pflanzen, die bei der Herstellung von ätherischen Ölen übrig bleiben, eignen sich hervorragend als Gesichtswasser. Das bestätigen sogar Hautspezialisten. Es handelt sich um absolut reine, zusatzstofffreie Produkte, die die Haut nach der Reinigung zusammenziehen (adstringieren), pflegen und die noch dazu ganz wunderbar duften. Man kann sie in der Apotheke und im Fachgeschäft kaufen. Allerdings muss man darauf achten, dass es sich nicht um Hydrolate handelt, die mit Konservierungsstoffen versehen wurden. (Eine sichere Bezugsquelle ist die Firma Taoasis [siehe »Adressen« am Ende des Buches].)

Ein Vorschlag der beiden Autorinnen, sich selbst ein Körperpeeling zuzubereiten, ist dieser: Meersalz mit einem hautfreundlichen Pflanzenöl vermischen, zum Beispiel Mandel- oder Olivenöl. 1 bis 2 Tropfen ätherisches Öl hinzufügen, etwa Rosen-, Lavendel- oder Kamillenöl. Die Mengenangaben dürfen Sie nach Belieben »handeln«. Den Körper mit der Mixtur abrubbeln, dann unter die Dusche gehen. Abtrocknen und das erfrischte Gefühl genießen.

Die Kopfhaut jedes Menschen ist empfindlicher und »durchlässiger«, als man gemeinhin annimmt. Ein Shampoo, das Haare und Kopfhaut wirklich gründlich reinigt, ohne die Haare auszutrocknen und die Kopfhaut zu reizen, ist dies: 1 Esslöffel voll Kaiser-Natron, erhältlich für wenig Geld im Drogeriemarkt, mit 1 Tasse Wasser verrühren. Vorsichtig ins feuchte Haar reiben. Sehr gründlich ausspülen, am besten unter der Dusche.

Als Spülung für die gewaschenen Haare eignen sich Zitronensaft oder Apfelessig, was bestimmt noch einige Leserinnen aus den fünfziger, sechziger Jahren kennen. Beides hat einen günstigen pH-Wert, besänftigt und pflegt Haare wie Kopfhaut. Zudem erleichtert es das Durchkämmen längerer Haare. Den Saft von ½ Zitrone (durch ein feines Sieb gegossen) oder 1 bis 3 Esslöffel voll Apfelessig mit 1 Tasse Wasser vermischen und nach der Wäsche über das Haar gießen. Nicht ausspülen. Der saure Geruch verschwindet nach dem Trocknen.

No More Dirty Looks ist gründlichst recherchiert und witzig geschrieben – eine empfehlenswerte Lektüre für Frauen und Männer, die gern gut informiert sind, die gepflegt sein und nicht zuletzt gesund leben wollen. Außerdem enthält das Buch für diejenigen, die am liebsten mit etwas Vorgefertigtem umgehen, Listen mit international vertriebenen empfehlenswerten, weil von schädlicher Chemie unbelasteten Produkten (auch solche von deutschen Anbietern). Ein besonders wertvoller Tipp der Autorinnen: vor dem Kauf die Beipackzettel lesen. Je weniger Inhaltsstoffe ein kosmetisches Produkt enthält, umso besser.

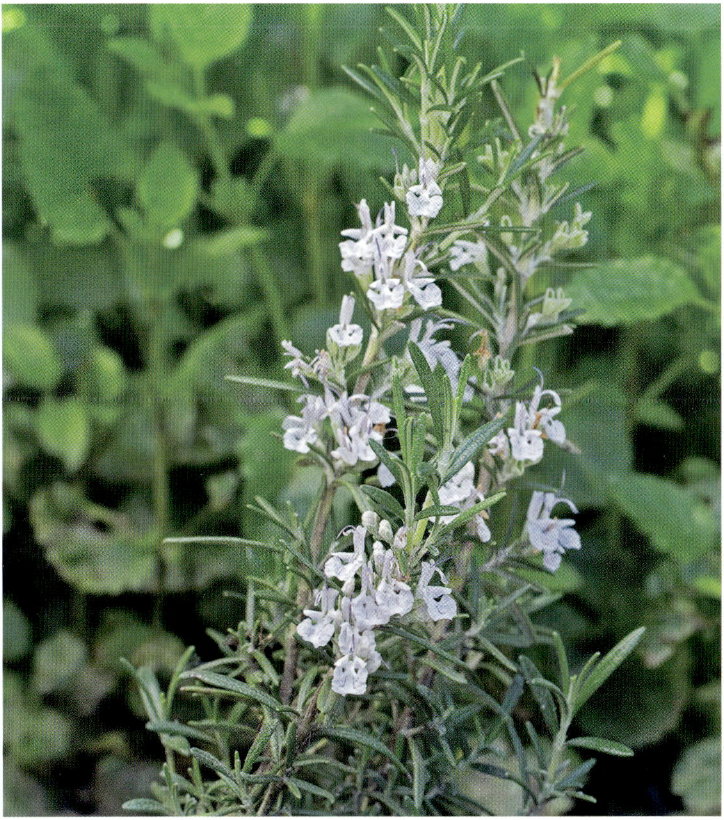

Rosmarin

Lateinischer Name: Rosmarinus officinalis. Die mittellateinische Bezeichnung *ros marinus* lässt sich mit »Meertau« übersetzen (*ros* heißt »Tau« und *mare* »Meer«). Sie geht darauf zurück, dass die Büsche rund um das Mittelmeer und häufig ganz nah am Strand wuchsen. *Officinalis* (»offizinell« oder »offizinal«) bedeutet »arzneilich, als Heilmittel durch Aufnahme in das amtliche Arzneibuch anerkannt«.

Was ist es? Ein mehrjähriger Lippenblütler (Labiatae).
Wächst gern: Geschützt und in der Sonne. Rosmarin ist sehr kälteempfindlich. Am besten pflanzt man ihn in einen Topf, den man im Winter ins Haus holen kann. Weil sich die immergrünen Blätter das ganze Jahr über ernten lassen, lohnt sich das Trocknen nicht.
Was verwendet man? Blüten und Blätter, die ganzen Zweige. Die Blüten sind manchmal rosa oder weiß, meistens blau. Für medizinische Zwecke sind nur die Blätter relevant, gesammelt werden die jungen Zweige mit den Blättern, nicht die verholzten Teile. In lockeren Büscheln schnell, dabei vorsichtig trocknen.
Blüten und Blätter schmecken gut: In Schmor-, Fisch-, Reis- und Gemüsegerichten, besonders mit Hülsenfrüchten. Auf Kartoffeln, die im Ofen gebacken werden. Man sollte Rosmarin sparsam verwenden. Zweige, die man in glühende Grillkohle legt, verleihen dem Grillgut einen besonders aromatischen Geschmack. Entblätterte Zweige können als Grillspieße verwendet werden. Getrocknet passen Blüten und Blätter gut in Potpourris. Kurioserweise wird auch manchmal Schnupftabak mit Rosmarin aromatisiert.
Heilende Wirkung: Antiseptisch, nervenstärkend, verdauungsfördernd, krampflösend, harntreibend, anregend, tonisierend für den Kreislauf, ausgleichend für das Nervensystem. Vor allem regt Rosmarin die Harn- und Schweißabsonderung an, reguliert den Monatszyklus, beruhigt bei Keuchhusten und fördert die Gallebildung. Rosmarin kann möglicherweise Diabetes abschwächen (siehe Pflanzenporträt). Enthält viele Antioxidanzien und beugt Arteriosklerose vor.
In der Kosmetik wirken Bäder, Cremes, Lotionen, Deodorants mit Rosmarin erfrischend und desodorierend. Zahnpasten und Mundwässer straffen das Zahnfleisch.

Achtung: Rosmarinblüten und -blätter nicht in der Schwangerschaft verwenden!

Aus den frischen Blättern stellt man eine homöopathische Zubereitung her. Sie wird gegen Erkrankungen des Zentralnervensystems und der weiblichen Geschlechtsorgane verschrieben. Rosmarin ist ein natürliches Antibiotikum.
Ätherisches Öl, heilende Wirkung: Aus den blühenden Trieben des Rosmarins wird mittels Wasserdampfdestillation ein ätherisches Öl gewonnen, dessen wesentliche Bestandteile Borneol, Pinen und Cineol sind. Es wird viel verwendet und ist vor allem wegen seiner antiseptischen, anregenden und schmerzstillenden Eigenschaften bekannt und beliebt. Zum Beispiel wirkt es hervorragend gegen Gelenk- und Muskelschmerzen, rheumatische Schmerzen und Halsstarre.

Achtung: Das ätherische Öl darf in den ersten fünf Monaten einer Schwangerschaft nicht angewendet werden, ebenfalls nicht bei Bluthochdruck.

Rosmarinöl stärkt das Gedächtnis. Es festigt zudem allgemein Körper, Geist, Seele und Nerven, kann sogar gegen Depressionen wirken. Lindert Husten, Erkältungen und Grippe, Magen-, Darm- und Leberprobleme.

Pflanzenporträt

Im Mittelalter gab man Hochzeitsgästen vergoldeten Rosmarin zum Andenken mit. Die Pflanze steht nämlich für Liebe, Hochzeit, auch für treues Gedenken, Tod und Unsterblichkeit. Volksnamen lauten »Hochzeitskraut« und »Gedenkemein«. Dass der Duft beziehungsweise das ätherische Öl das Gedächtnis stärkt, wusste man offenbar schon immer.

In der Antike war der Duft einer Pflanze höher angesehen als ihr Äußeres. So schätzte man den Rosmarin sehr, der in all seinen Teilen über ein starkes Aroma verfügt, und zwar 365 Tage im Jahr: Wurzeln, Stängel, Blätter und Blüten. Er war eine heilige Pflanze, mit der man Götterstatuen bekränzte. Apollo oder Aphrodite soll den Rosmarin den Menschen geschenkt haben. Später schmückte er christliche Altäre.

Um die Götter gnädig zu stimmen, ihnen zu danken oder sich mit ihnen zu versöhnen, wurden Rosmarin und Thymian zusammen mit Tieropfern verbrannt. Das ersetzte den oft extrem teuren Weihrauch, ein Baumharz, das von weit her importiert werden musste.

Der Name bedeutet wie gesagt »Meertau«. Auch deswegen galt die Pflanze als ein Attribut der Liebesgöttin Aphrodite. Denn die sollte aus dem Schaum des Meeres geboren und an ihrem Kraftort auf der Mittelmeerinsel Zypern dem Meer entstiegen sein.

In vielen Liedern, welche die Troubadoure sangen, war Rosmarin ein Symbol für unwandelbare Treue. In England hängte man früher zu Weihnachten Rosmarinzweige als Willkommensgruß für Feen und Elfen auf, und zwar bemerkenswerterweise in Kirchen.

Der berühmte französische *vinaigre des quatre voleurs,* das bedeutet »Essig der vier Diebe«, enthielt Rosmarin. Damit rieb man den Körper ein, um Infektionskrankheiten abzuwehren. Im Zuge einer Pestepidemie 1630 machten sich diese »Technik« vier Diebe zunutze, um Leichen zu plündern, ohne sich dabei anzustecken. Andere Bestandteile des auf Apfelwein oder -essig beruhenden Rezepts waren Salbei, Absinth, Zimt, Gewürznelken, Muskat, Knoblauch, Zitronensäure und Campher.

Anthroposophisch orientierte Ärzte beobachten bei Patienten mit Diabetes II, dass sich ihr Zustand verbessert, wenn sie verstärkt Rosmarin zu sich nehmen. Offenbar verzögert das Kraut die Aufnahme von Kohlenhydraten aus dem Darm. Das bewirkt nach dem Essen einen langsameren Anstieg des Blutzuckerspiegels, und so tritt eine Besserung ein.

Anwendungen

Rosmarintee

Aus den frischen Zweigen des Rosmarins mit oder ohne Blüten kann man einen Tee zubereiten, der innerlich angewendet verdauungsfördernd, hustenlindernd, harntreibend und allgemein kräftigend wirkt. Er empfiehlt sich also ganz besonders während einer Rekonvaleszenz, aber auch als »Reisetee«, um Übelkeit vorzubeugen. Er schmeckt frisch und würzig, und zwar ganz ausgezeichnet.

Man kann sich damit auch waschen beziehungsweise die Haut reinigen, gurgeln und den Mund spülen.

1 Teelöffel frischer Blätter und Blüten mit 150 Milliliter kochendem Wasser überbrühen. 8 bis 10 Minuten lang zugedeckt ziehen lassen und abseihen.

Aromatherapie mit Rosmarinöl

Rosmarinöl gehört zur aromatherapeutischen Grundausstattung, denn es besitzt viele unterschiedliche Eigenschaften. Man kann damit beispielsweise sehr gut inhalieren, was gegen Husten und Halsschmerzen hilft: einige Tropfen in heißes Wasser geben und den Dampf vorsichtig tief einatmen. Mit Salz oder Honig emulgiert und ins Badewasser gerührt, bringt es auch auf diese Weise eine Menge gegen eine Erkältung. Zudem kann solch ein Bad bei Krampfadern, Ödemen und Orangenhaut lindernd oder sogar verbessernd wirken.

Gegen Muskelschmerzen, auch bei Verrenkungen und Arthritis, bei Kopfschmerzen, Bauchweh und bei unregelmäßiger Menstruation sind Bäder, Einreibungen und Massagen mit Rosmarinöl ausgesprochen hilfreich.

Rezepte

Kichererbsensuppe mit Rosmarin

Diese Suppe schmeckt wunderbar und ist nahrhaft. Mit Brot serviert, ergibt sie eine Hauptmahlzeit für 4 Personen.

2 Knoblauchzehen (dürfen weggelassen werden)
1 gehäufter Teelöffel frischer Rosmarin, abgezupfte Blüten und Blätter
4 Esslöffel Olivenöl
150 g frische Tomaten, geschält
450 g Kichererbsen, entweder aus der Dose oder getrocknete Kichererbsen, eingeweicht und weich gekocht
Gemüsebrühe als Würfel oder aus der Streudose
½ Liter Wasser
Vollwertiges Salz und frisch gemahlener Pfeffer

Knoblauch schälen und hacken, Rosmarin waschen, trocken tupfen und sehr fein hacken. Öl erhitzen und Knoblauch darin leicht anbraten. Rosmarin und die grob gewürfelten Tomaten zugeben, kurz aufkochen und bei schwacher Hitze ½ Stunde lang köcheln lassen. Kichererbsen zugeben. Gemüsebrühe und Wasser unterrühren, mit Salz und Pfeffer abschmecken.

Rosmarin-Feta-Dip

Wie man aus den in Tassen (etwa 150 Milliliter) bemessenen Mengen ersehen kann, stammt dieses Rezept aus den USA. Der Dip eignet sich zum »Aufstippen« mit Crackern, geröstetem Brot oder in Streifen geschnittenem frischen Gemüse.

1 Tasse/1 Becher Joghurt
1 Tasse zerkrümelter Feta-Käse
Blätter und Blüten von 2 Stängeln Rosmarin, klein geschnitten
Nach Geschmack in kleine Würfel geschnittener Knoblauch (1 Zehe)
Vollwertiges Salz und frisch gemahlener Pfeffer
Eventuell zur Verbesserung der Konsistenz etwas Milch

Alle Zutaten (außer einigen Blüten, die man zum Dekorieren aufhebt) mit Hilfe einer Gabel oder eines Rührstabs miteinander vermischen. Kalt stellen, abschmecken und mit den Rosmarinblüten bestreut servieren.

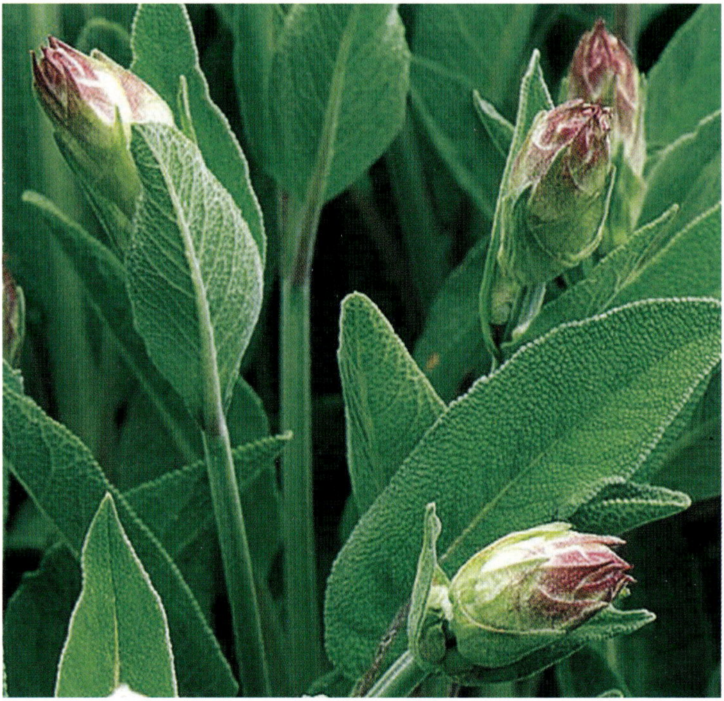

Salbei

Lateinischer Name: Salvia officinalis. Das lateinische Wort *salvare* bedeutet »retten«. So wäre also Salbei wegen seiner Heilkraft ein Retter. Eine andere Herkunft könnte *salvus* sein, was »gesund« bedeutet. *Officinalis* (»offizinell« oder »offizinal«) bedeutet »arzneilich, als Heilmittel durch Aufnahme in das amtliche Arzneibuch anerkannt«.

Was ist es? Ein ein- oder mehrjähriger Lippenblütler (Labiatae).

Wächst gern: In der Sonne, er braucht davon möglichst 6 Stunden am Tag. An den Boden stellt er keine besonderen

Anforderungen. Man sollte ihn im Herbst zurückschneiden. Er ist eine ausgesprochen schöne Pflanze und verträgt sich nicht nur geschmacklich, sondern auch im Garten sehr gut mit Rosmarin. Salbei lockt Bienen an.

Was verwendet man? Blüten und Blätter für kulinarische Zwecke. Zum medizinischen Gebrauch nur die Blätter, die man vor der Blüte sammeln sollte, bei uns im Mai und Juni. Die Blüten sind meist violett, es gibt aber auch blau, weiß und gelb blühenden Salbei.

Blüten schmecken gut: In Fleisch-, Fisch-, Gemüsegerichten, Blütenbutter und Salat, auch in Obstsalat. Zudem passen sie überraschenderweise ganz hervorragend in heißen Apfelsaft. Wenn beim Kochen Salbei verwendet wird, verlängert sich die Haltbarkeit der Speisen. Aber man sollte die Blätter nur ganz kurz mitkochen, die Blüten gar nicht, Letztere also nur über das fertige Gericht streuen.

Heilende Wirkung: Kräftigt den gesamten Körper, auch das Gehirn, hilft zum Beispiel gegen Verwirrtsein. Kann möglicherweise den Ausbruch der Alzheimer'schen Krankheit verzögern. Antiseptisch, krampflösend, blähungswidrig, zusammenziehend, beruhigend, geruchsbindend, schmerzlindernd. Regt die Gallentätigkeit an. Enthält kleine Mengen von Östrogen, was gegen Wechseljahresbeschwerden hilfreich sein kann. Um die Schmerzen bei Zahnfleisch- und Mundraumentzündungen zu lindern, kann man Blüten und Blätter kauen. Überhaupt wirkt Salbei gegen Zahnfleischschwund und -geschwüre, lockere Zähne, Eiterherde an den Zähnen und Mundgeruch. Zudem gegen Zittern, Nieren-, Leber-, Magen- und Darmleiden, Gallenstau und als Hilfe zum Abstillen. Beugt gegen Schlaganfälle vor, hilft nach Schlaganfällen, dass sich Lähmungen wieder verabschieden, stärkt die Nerven. Salbei ist ein natürliches Antibiotikum.

Achtung: Nicht während der Schwangerschaft, bei Neigung zu Epilepsie und bei Erkrankungen des Nervensystems verzehren.

Es gibt eine homöopathische Zubereitung aus den frischen Blättern, Salvia officinalis. Sie wird meist als schweißhemmendes Mittel eingenommen.

Ätherisches Öl, heilende Wirkung: Per Wasserdampfdestillation wird aus dem Kraut ein ätherisches Öl gewonnen, das vor allem Thujon und Campher enthält. Es wird wegen seiner desinfizierenden und schweißregulierenden Qualitäten geschätzt. Außerdem wirkt es reinigend, aufbauend, stärkend und schleimlösend. Es gibt Seife, Shampoos, Deodorants und andere kosmetische Produkte, die Salbeiöl enthalten. Sparsam dosieren.

Achtung: Das Öl nicht in der Schwangerschaft, bei Babys und Kleinkindern anwenden.

Pflanzenporträt

In Ägypten und in Griechenland glaubte man an den Salbei als Mittel gegen Unfruchtbarkeit. Ein Paar, das sich ein Kind wünschte, sollte vier Tage lang enthaltsam sein und täglich leicht gesalzenen Saft von der ganzen Salbeipflanze trinken. Danach, so hieß es, sei die Empfängnis sicher. Im alten Rom galt Salbei, »der Retter«, als Geschenk der Götter, als *ambro-*

sia deorum (»Götterspeise«) und Allheilmittel. Die Anwendungsmöglichkeiten sind ja auch unglaublich vielfältig. Für die keltischen Druiden war er das Kraut, das Tote zum Leben erwecken konnte. Andererseits streute man Salbeiblätter auf frische Gräber und bepflanzte Grabstätten damit.

Einer christlichen Legende nach fand Maria mit ihrem kleinen Sohn auf der Flucht vor des Herodes Soldaten unter einem Salbeistrauch Schutz. Zum Dank soll sie der Pflanze gesagt haben: »Ich gebe dir die Kraft, die Menschen von jeder Krankheit zu heilen. Errette sie vom Tod, so wie du es mit mir getan hast.«

Maria Treben schreibt: »Bei Nachtschweiß ist Salbei außer Lavendel die einzige Heilpflanze, die Abhilfe schafft. Sie heilt die Krankheit aus, die den Nachtschweiß verursacht.«

Der offizinelle Salbei gelangte von Rom über die Alpen in die mitteleuropäischen Klostergärten und von dort in die Bauerngärten. Es gibt um die 500 verschiedene Salbeiarten, zum Beispiel Ananas- oder Purpursalbei, nicht alle sind winterhart. Von Südeuropa bis China und in die amerikanischen Subtropen wachsen sie, zum Teil sind sie berückend schön.

Der hier bei uns wild vorkommende Wildsalbei (Salvia pratensis) trägt zwar köstliche essbare Blüten, wird aber für arzneiliche Zwecke nicht verwendet, denn sein Gehalt an ätherischem Öl ist viel geringer als der des offizinellen Salbeis. Den findet man wild im Mittelmeergebiet, vor allem in Dalmatien. Bei uns wächst er nur kultiviert. Volksnamen lauten »Edelsalbei«, »Salbine«, »Salver« und »Müsliblätter«.

Die Blüten der meisten Arten tragen eine violette Farbe, es gibt aber auch Salbei mit weißen oder blauen Blüten. Und in den Marin Headlands nördlich von San Francisco wächst gelb blühender *coastal sage* (»Küstensalbei«).

Die amerikanischen Ureinwohner räucherten mit getrocknetem *white sage* (»Weißem Salbei«), um die Atmosphäre zu reinigen, Schutz aufzubauen, Konzentration und geistige Klarheit zu bringen. Heute wird dies häufig in schamanischen, kräuterkundlichen und anderen Seminaren getan, auch hier bei uns. Der ganz spezielle würzig-herbe Duft ist vielen vertraut und angenehm. Interessant, dass das englische Wort *sage* sowohl »Salbei« als auch »weise« bedeutet. Im Mittelalter hieß es, die Pflanze gedeihe nur dort richtig gut, wo ein Weiser lebe und/oder wo die Frau Herrin im Hause sei.

In seinem Buch *Heilende Nahrungsmittel* berichtet James Duke über eine kleine medizinische Studie, bei der Alzheimerpatienten vier Monate lang regelmäßig entweder eine Salbeitinktur oder ein Placebo erhielten, also ein Scheinmedikament. Die Patienten, die vom Salbei profitieren konnten, zeigten eine bessere Gedächtnisleistung. Er schreibt: »Vermutlich wirkt Salbei, indem er die Wirkung der Enzyme blockiert, die für den Aufbau des Neurotransmitters Acetylcholin im Gehirn zuständig sind. Alzheimerpatienten haben offenbar einen eher niedrigen Acetylcholinspiegel. Eventuell schützt Salbei das Gehirn auch dadurch, dass er die Bildung freier Radikale unterbindet und Entzündungen lindert.« Er empfiehlt das Trinken von Salbeitee, um Gedächtnisverlust vorzubeugen.

Anwendungen

Salbeiblütenessig zum Einreiben

1 Handvoll frische Salbeiblüten in ½ Liter Apfelessig legen. Einige Tage lang ziehen lassen, durch ein Sieb geben und in einer Flasche aufbewahren. Zum Einreiben verwenden, zum Beispiel wenn jemand schwer krank ist und sich nicht wa-

schen kann. Eine solche Einreibung wirkt durchblutungsfördernd, wohltuend und belebend.

Salbeibäder gegen Fußpilz und Schwitzen

Gegen Fußpilz wirken Bäder mit frischen oder getrockneten Salbeiblättern und -blüten. Wobei die Blüten fast zu schade dafür sind.

3 bis 4 Esslöffel frischen oder getrockneten Salbei mit 1 Liter kochendem Wasser übergießen. 10 Minuten lang ziehen lassen und abseihen. In einen großen Eimer oder eine kleine Wanne geben, so dass die Füße bis zu den Knöcheln bedeckt sind. 10 Minuten lang baden und dann gut abtrocknen, auch zwischen den Zehen, wozu man einen Haarföhn verwenden kann. Täglich praktizieren, bis die Beschwerden sich bessern.

Den gleichen Salbeiaufguss kann man für ein Wannenbad oder zum Waschen nehmen, wenn man zum Schwitzen neigt. Und man kann mit einem solchen Wannenbad Erkältungskrankheiten und Beschwerden im Verdauungstrakt lindern.

Salbeitee

Folgender Tee eignet sich besonders zum Gurgeln, Spülen und für Wundumschläge, denn er ist relativ hoch dosiert. In geringerer Dosierung beziehungsweise verdünnt kann man ihn gegen die obengenannten Beschwerden trinken, ebenso als »Reisetee«, um Übelkeit vorzubeugen. Außerdem eignet er sich zur Stärkung schwacher Kinder. In dem Fall sollte er wegen seines herben Geschmacks mit Honig gesüßt und eventuell noch mit einem anderen süßen oder säuerlichen Tee oder Saft vermischt angeboten werden, zum Beispiel mit erwärmtem Apfelsaft.

2 gehäufte Teelöffel voll Salbeiblätter, Salbeiblüten und Kamilleblüten, entweder frisch oder getrocknet, mit ¼ Liter kochendem Wasser überbrühen. Etwa 10 Minuten ziehen lassen und durchseihen.

Aromatherapie mit Salbeiöl

Die schweißregulierenden und geruchsbindenden Eigenschaften vom Salbei kann man sich auch über das Öl zunutze machen. Für eine erfrischende und desinfizierende Dusche gehen Sie folgendermaßen vor: Stellen Sie Honig und ein Fläschchen mit Salbeiöl bereit. Reinigen Sie Ihren Körper während einer kurzen Dusche mit Seife. Geben Sie dann etwa so viel Honig, wie auf einen Esslöffel passt, in eine hohle Hand. Damit vermischen Sie 2 bis 3 Tropfen Salbeiöl. Reiben Sie die feuchte Haut Ihres ganzen Körpers mit der Honig-Öl-Mischung ein und spülen Sie sie kurz, aber gründlich mit lauwarmem Wasser ab. Nicht mit kaltem Wasser, weil das schon wieder zum Schwitzen anregen würde.

Salbeiwein

Früher bediente man sich häufig der Methode, Heilpflanzen mit Wein aufzugießen und auf diese Weise einen alkoholischen Auszug zuzubereiten, der die Heilkräfte enthält. Hier ein Rezept.

100 Gramm Salbeiblüten 1 Woche lang in 1 Liter Rotwein, zum Beispiel Bordeaux, ziehen lassen. Danach durchseihen. Schmeckt gut, eignet sich allerdings weniger für Weinkenner als mehr für Menschen, denen der Arzt oder Heilpraktiker empfohlen hat, abends regelmäßig eine kleine Menge Rotwein zur Stärkung zu trinken.

Rezepte

Salat aus gebackenen Kartoffeln mit Salbeiblüten

Dieses Rezept stammt aus den USA, es ist eine interessante und die Zunge verwöhnende Variante von Kartoffelsalat. Die Mengenangaben gelten für 4 Personen, wenn der Salat als Beilage gegessen werden soll.

1 Kilo kleine neue Kartoffeln, möglichst mit roter Schale
3 bis 4 Esslöffel Olivenöl
3 Teelöffel Salbeiblätter, klein gehackt
Vollwertiges Salz
Frisch gemahlener schwarzer Pfeffer
4 Esslöffel schwarze Oliven, entkernt und klein gehackt
Knapp 1 Tasse Mayonnaise
1 Teelöffel Salbeiblüten zum Garnieren

Den Backofen vorheizen. Kartoffeln, unter fließendem Wasser gesäubert und in Viertel geteilt, mit Öl vermischen, mit Salbei, Salz und Pfeffer bestreuen und 30 bis 40 Minuten lang backen, bis sie gar sind. Abkühlen lassen. Oliven, Mayonnaise, eventuell selbst gemacht (siehe Seite 206) und vielleicht mit Joghurt verlängert, sowie Kartoffeln in einer Schüssel gründlich miteinander vermischen und nochmals mit Salz und Pfeffer abschmecken. Kalt stellen. Vor dem Servieren mit den Blüten garnieren.

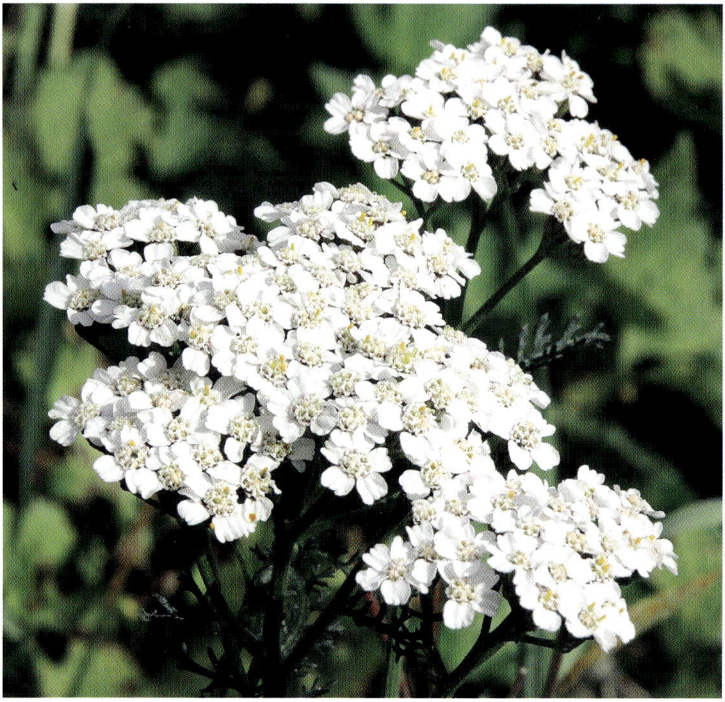

Schafgarbe

Lateinischer Name: Achillea millefolium. *Achillea* bedeutet »Kraut des Achilles«. Das war der durch Kraft und Schönheit ausgezeichnete trojanische Held, der sich vor allem auf die Behandlung von Wunden mit mild wirkenden Heilkräutern verstand. *Millefolium* heißt »Tausendblatt« und bezieht sich auf die fein gegliederten Laubblätter. Es gibt noch andere Arten von Schafgarbe, diese aber ist die am weitesten verbreitete und meistverwendete.

Was ist es? Ein mehrjähriger, also ausdauernder Korbblütler (Asteraceae).

Wächst gern: Auf Äckern, Wiesen und an Wegrändern im gesamten europäischen Raum. Die anspruchslose Pflanze mag es trocken und sonnig. Sie zählt zu den »Bodenheilern« und besiedelt sogar ganz und gar übersäuerte Böden, deren Regeneration sie unterstützt. Ihre weißen oder rosa Blüten (von Juni bis Oktober) machen auch im Garten oder auf dem Balkon etwas her.
Was verwendet man? Zum Verzehren: Blätter und Blüten. Für den medizinischen Gebrauch heißt es »die blühenden Sprossspitzen«, damit sind die Blütendolden gemeint. Korrekt gesagt, handelt es sich um Scheindolden. Man sammelt sie am besten in kräftigem Sonnenschein und schneidet sie etwa 10 Zentimeter unterhalb des Blütenstands ab. Zu Büscheln gebunden an einem luftigen und schattigen Ort trocknen, in Papiertüten oder Stoffsäckchen aufbewahren. Es gibt sie aber auch in der Apotheke zu kaufen.

Achtung: Menschen mit einer Allergie gegen Korbblütler sollen diese Pflanze nicht verzehren oder anwenden. In der Schwangerschaft nur wenig davon nehmen!

Blüten schmecken gut: Wenn sie möglichst gerade erst aufgeblüht sind. Sonst können sie bitter sein. Das Gleiche gilt für die Blättchen, man sollte sie in möglichst frischem, zartem Zustand pflücken und essen. Dann eignen sich Blüten und Blätter für Salate, Gemüse-, besonders Pilzgerichte, Fisch- und Eiergerichte, auch für die Frankfurter Grüne Soße (siehe Seite 118), zum Aromatisieren von Dips, Butter, Essig, Öl und Salz. Die getrockneten Blüten sehen in Trockenblumensträußen gut aus.

Heilende Wirkung: Schafgarbenblüten ähneln in ihrer Wirkung der Kamille. Sie wirken vor allem wundheilend, blutfluss- und entzündungshemmend, gegen Pilze und Bakterien, verdauungsfördernd und beruhigend. Gern werden sie in der Frauenheilkunde verwandt. Häufig sind sie in Teemischungen zu finden, die Leber und Gallenfluss unterstützen, entschlackend wirken, Magen und Darm beruhigen und die Menstruation regulieren. Auch sind sie Bestandteil von verdauungsfördernden Likören. Äußerlich kann man Schafgarbentee zur Reinigung von Wunden verwenden. Es handelt sich bei der Schafgarbe um ein natürliches Antibiotikum.
Die Urtinktur Millefolium wird aus dem frischen blühenden Kraut zubereitet. Man gibt sie als Kreislaufmittel, bei Krampfadern sowie bei Unstimmigkeiten im Magen, Darm und Unterleib.
Das aus dem frischen blühenden Kraut hergestellte Homöopathikum soll ebenfalls gegen Krampfadern helfen, außerdem gegen Blutungen.
Ätherisches Öl, heilende Wirkung: Per Wasserdampfdestillation wird aus der blühenden Schafgarbe ätherisches Öl destilliert, das unter anderem Azulen und Campher enthält. Der Duft ist mild, nach Blüten und Kraut. Es wirkt krampflösend und entzündungshemmend, blutreinigend und -verbessernd, deswegen kann es gegen Gicht und rheumatische Beschwerden eingesetzt werden. Auf der Haut hilft es, Wunden zu heilen, auf den Schleimhäuten vertreibt es Pilze.

Pflanzenporträt

Im alten China waren Schafgarbenstängel heilig. Man sammelte sie, schnitt sie in gleich lange Stücke, trocknete sie und warf damit das *I Ging*. Bis heute verwendet man sie für dieses Orakel, obwohl mittlerweile auch gern Münzen dafür genommen werden.

Der Sage nach wurde der unverwundbare griechische Held Achilles oder Achill, der nur an seiner sprichwörtlichen Achillesferse zu packen war, vom heilkundigen Zentauren (Pferdemenschen) Chiron auf die Schafgarbe aufmerksam gemacht. Chiron brachte Achill bei, dass er mit dieser Pflanze Wunden heilen könne, was er dann im Trojanischen Krieg ausgiebig und erfolgreich tat. So kam es zum Pflanzennamen »Achillea«. Volksnamen lauten »Militärkraut« (»Herba militaris«), »Blut-« und »Blutstillkraut«. Bis heute legt man frische Schafgarbenblättchen auf Wunden, um die Heilung zu fördern.

Johann Wolfgang von Goethe ließ seinen Götz von Berlichingen nicht nur den berühmt-berüchtigten Ausruf von sich geben, den jeder kennt. Sondern auch über diese Pflanze sagen, dass sie das Blut stillt und neue Kraft verleiht. Im Volksmund heißt es »Schafgarb im Leib tut wohl jedem Weib.« In der Tat lindert sie viele Frauenbeschwerden.

Die Fülle von Bezeichnungen zeigt, wie beliebt Achillea war: »Achilleskraut«, »Feldgarbe«, »Garbenkraut«, »Grilengras«, »Katzkraut«, »Bauchwehkraut«, »Mausleiter«, »Tausendblättchen«, »Schafzunge« und »Schafrippe«. Die letzten beiden Namen und der gebräuchlichste, »Schafgarbe«, weisen darauf hin, dass Schafe darin eine besondere Delikatesse sahen und sehen. Viele Tiere sind ja in der Lage, die Heilkräfte bestimmter Pflanzen zu spüren und sie sich zunutze zu machen, indem sie sie fressen.

Eigentlich jeder kennt die eher unscheinbare Schafgarbe. Man nimmt sie als selbstverständlich hin. Dabei handelt es sich um ein kraftvolles Heilkraut, das sogar den Boden wieder ins Gleichgewicht bringt, auf dem es wächst. Sebastian Kneipp und Maria Treben hielten eine Menge von dieser Pflanze.

Sie hat in vielfältiger Weise für sich allein medizinische Wirkungen, besitzt aber auch die Eigenschaft, andere Heilkräuter in ihrer Wirkung zu unterstützen. Deswegen ist das Kraut ein gern gesehener Bestandteil von Heilteemischungen.

Anwendungen

Bad mit Schafgarbenblüten

1 Handvoll frische oder getrocknete Schafgarbenblüten in ein Fußbad gegeben erfrischt und lässt die Füße abschwellen – ein wunderbarer Effekt nach einer Wanderung oder einem Tag, an dem man lange stehen musste.

Die doppelte Menge Blüten auf ein Wannenbad erzielt die gleiche Wirkung für den ganzen Körper. Solche Bäder sollen auch bei Nervenentzündungen guttun.

Schafgarbentee

Für 1 Tasse Tee 1 gehäuften Teelöffel voll frische oder getrocknete Schafgarbenblüten mit heißem Wasser überbrühen, zugedeckt 8 bis 10 Minuten lang ziehen lassen und durchseihen. Bei Schlaflosigkeit, Nervosität, Kopfschmerzen, Nasenbluten, Bauchschmerzen und Verdauungsstörungen zwei- bis dreimal täglich 1 Tasse davon trinken. Besonders geeignet ist dieser Tee auch zur Linderung von Menstruationsschmerzen, zur Reduktion zu starker Monatsblutungen und bei Wechseljahresbeschwerden. Bei Blasenentzündungen kann man extra viel von diesem Tee trinken und 2 bis 3 Liter starken Tee in ein Sitzbad geben. Darin zu baden entkrampft die Blase.

Der abgekühlte Tee empfiehlt sich zum Reinigen von Wunden und Abschürfungen, für Kompressen und bei Entzündungen im Mund- oder Rachenraum (zum Gurgeln). Im Mund kann man ihn mit Heilerde kombinieren.

Aromatherapie mit Schafgarbenöl

Gegen schlecht heilende Wunden hilft folgende herrlich duftende Kombination ätherischer Öle:

2 Tropfen Schafgarbenöl
2 Tropfen Rosen-, Rosengeranien- oder -pelargonienöl
2 Tropfen Lavendelöl
2 Tropfen Kamillenöl
3 Esslöffel Trägeröl, zum Beispiel Mandelöl

Die Öle miteinander vermischen und auf die entsprechenden Hautstellen auftragen. Gegebenenfalls mit einem Pflaster oder einer Binde abdecken. Anwendung mehrmals täglich wiederholen.

Margret Madejsky empfiehlt Schafgarbenöl als Alternative zu Cremes gegen Scheidenpilz. Es wirkt entzündungswidrig, bekämpft Bakterien und hemmt das Wachstum von Candida albicans. Außerdem lindert es den Juckreiz.

Über 1 bis 2 Wochen hinweg jeden Tag von Neuem 2 gehäufte Teelöffel voll Bio-Joghurt mit jeweils 1 bis 2 Tropfen Lavendel- und Schafgarbenöl vermischen. Mit einer sauberen Einmalspritze vorsichtig in die Scheide einbringen und Watte oder eine Binde vorlegen.

Rezepte

Salsa Verde mit Schafgarbe

Alice Waters ist eine der bekanntesten Köchinnen und Kochbuchautorinnen Amerikas. Von ihr war im Kapitel über das Guerilla Gardening die Rede. Das folgende Grundrezept für »Salsa Verde« stammt aus ihrem Bestseller *In the Green Kitchen. Salsa* ist das spanische Wort für »Soße«. So kann man sagen, dass es sich um die mexikanisch-kalifornische Version der Grünen Soße handelt. (Das Rezept für die Frankfurter Grüne Soße finden Sie auf Seite 118).

Dieses Basisrezept ergibt etwa 1 Tasse. Man kann damit viele Gerichte aufpeppen; das heißt, man macht die Salsa zum Teil eines Büffets, man reicht sie zu Gegrilltem oder Ähnlichem.

1 Esslöffel Kapern (abgetropft)

1 geschälte Knoblauchzehe

1 Schalotte oder Minizwiebel, klein gewürfelt

Saft von 1 Zitrone

½ Tasse voll verschiedener frischer Gartenkräuter mit Blüten, darunter Schafgarbe

½ Tasse Olivenöl

Vollwertiges Salz und frisch gemahlener Pfeffer

Einige Blüten zum Verzieren

In einem Steinmörser Kapern und Knoblauch zu einer Paste verarbeiten. Wenn Sie keinen Mörser haben, alles ganz klein schneiden. Statt Kapern können Sie auch gern selbst eingelegte Gänseblümchenkapern verwenden (siehe Seite 135). Die anderen Zutaten langsam damit vermischen. ½ Stunde lang stehen lassen, dann abschmecken. Mit Blüten garnieren.

Durch die Verwendung unterschiedlicher Kräuter ist eine große Geschmacksvielfalt gegeben. Weitere Variationen sind durch Senf, klein gehackte Nüsse, ein hartgekochtes, klein geschnittenes Ei und andere Zutaten möglich.

Omelett mit Schafgarbe

Zusammen mit Pellkartoffeln und einem grünen oder bunten Salat, der vorzugsweise Schafgarben- und andere Blüten enthält, ergibt dieses Omelett eine köstliche, einfache Sommermahlzeit. Die Mengenangaben gelten für 4 Personen.

1 Handvoll frische Schafgarbenblüten
Einige Schafgarbenblättchen
8 Eier
1 Esslöffel süße oder saure Sahne
Vollwertiges Salz, frisch gemahlener Pfeffer
Olivenöl zum Backen

Die Schafgarbe gründlich waschen und trocken tupfen. Etwa die Hälfte davon klein hacken und mit den Eiern und der Sahne verschlagen. Mit Salz und Pfeffer würzen. In einer großen Pfanne Öl sehr heiß werden lassen. Die Hitze drosseln, die Eiermischung eingießen und stocken lassen. Einen Teller über die Pfanne stülpen und auf diese Weise das Omelett wenden. Von der anderen Seite backen. Mit der restlichen Schafgarbe garniert servieren.

Sonnenblume

Lateinischer Name: Helianthus annuus. *Helianthus* kommt von den griechischen Wörtern für »Sonne«, *hélios,* und »Blüte«, *ánthos. Helianthés* heißt im Griechischen »Sonnenblume«. *Annuus* leitet sich aus dem lateinischen Wort *annus* (»Jahr«) her und heißt »einjährig«.
Was ist es? Ein einjähriges Korbblütengewächs (Asteraceae).
Wächst gern: Auf Feldern, in Gärten, auf Terrassen, und zwar auf humusreichem Boden und mit guter Wasserversorgung. Besitzt die Fähigkeit, der Erde Schadstoffe zu entziehen.
Was verwendet man? Die gelben, manchmal auch rotbraunen Blütenblätter und die Früchte beziehungsweise Kerne, aus denen ein Vitamin-E-reiches Öl destilliert wird. Die Blüten im Schatten an einem luftigen Ort trocknen.
Blüten schmecken gut: In Salat, Blütenbutter, Dips, Teemischungen. Sie eignen sich gut zum Dekorieren.
Heilende Wirkung: Aus den getrockneten Blütenblättern kann man einen Tee aufgießen, der Fieber senken soll. Noch wirksamer ist er, wenn zur Hälfte Sonnenblumen-Blütenblätter und zur Hälfte Lindenblüten genommen werden.
Eine Tinktur aus den frischen Blütenblättern der Sonnenblume wirkt gegen Fieber, besonders bei Malaria und verschiedenen Lungenkrankheiten. Aus den reifen Früchten macht man eine homöopathische Zubereitung, die gegen Erkrankungen des Magen-Darm-Trakts verschrieben wird.
Ätherisches Öl, heilende Wirkung: Aus der Sonnenblume wird kein ätherisches Öl destilliert. Aber das sogenannte fette Öl aus den Kernen, also aus den Samen, ist zum einen sehr wohlschmeckend, zum anderen ausgesprochen vitaminreich, wie gesagt besonders an Vitamin E. In der Volksheil-

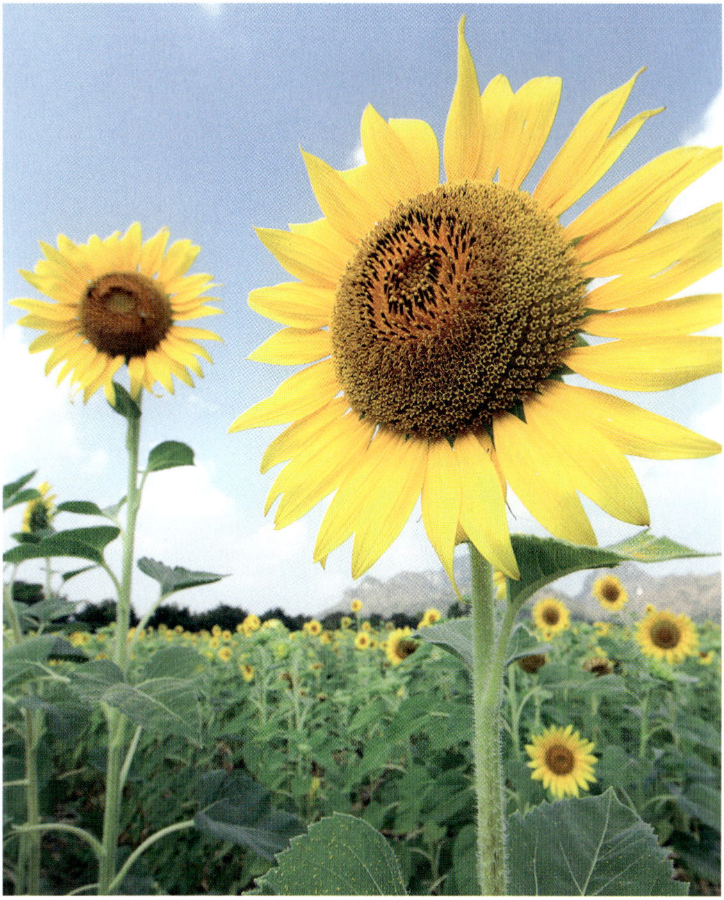

kunde wird es gern zum Massieren schmerzender Glieder verwendet. Und man nimmt es für morgendliche Mundspülungen, die der Gesundheit der Zähne und des gesamten Körpers nutzen.

Pflanzenporträt

Die Sonnenblume stammt aus Nord- und Südamerika. Dort wurde sie schon etwa 2500 Jahre vor Christi Geburt sowohl in der Region des Mississippi als auch des heutigen Mexiko von indianischen Völkern kultiviert und für kulinarische, medizinische und kosmetische Zwecke genutzt. Sie war aber auch eine heilige Pflanze und stand für die Sonne und den Sonnengott.

Im Jahr 1569 brachten die Eroberer die Pflanze mit nach Spanien, aber viel von dem Wissen über ihre Verwendbarkeit ging verloren. Die schöne Blume, deren Blütendolde einen Durchmesser von bis zu 50 Zentimetern erreichen kann, eroberte die Herzen der Europäer zuerst als Zierpflanze. Dann begann man, die Kerne in Brotteig oder in geröstetem Zustand als Kaffee- und Kakaoersatz zu verwenden. Erst seit Anfang des 19. Jahrhunderts gewann man aus Sonnenblumenkernen Öl. Es ist ernährungsphysiologisch sehr wertvoll, soll aber auf keinen Fall zu hoch erhitzt werden. Auch in der Pharmazie nutzt man es.

Die Stängel dienten in Russland als Ersatz für Kork, in China stellte man aus ihnen Papier her. Viele Vitamine und Mineralstoffe sind in den Kernen enthalten. Sie werden gern geröstet oder ungeröstet als Snack genascht, zudem sind sie ein beliebtes Futter, das man den Vögeln im Winter anbietet.

In der flämischen Dichtung wurde die Sonnenblume als Symbol für die Kunst des Malens auserkoren. Vincent van Gogh machte sie durch seine Bilder so populär, dass eine ganze Generation von Malern sie zu ihrer Lieblingsblume erklärte. Jenseits davon war und ist sie ein Motiv für Wappen und Siegel. Sie ist das Staatssymbol des US-Bundesstaates Kansas und steht für die ökologischen Parteien vieler Länder.

In zahlreichen Sprachen taucht im Namen der Blume das Wort »Sonne« auf: *sunflower, zonnebloem, tournesol.* Das Französische *tournesol* bedeutet wörtlich »die sich nach der Sonne dreht«. Tatsächlich verfolgt die Knospe an sonnigen Tagen die scheinbare Reise der Sonne über den Himmel von Ost nach West. Am Morgen ist sie dann nach Osten zurückgekehrt. Diese »lichtwendige« Eigenart der Pflanze wird »Heliotropismus« genannt.

Der Name »Helianthus« stammt aus der griechischen Mythologie. Das Mädchen Klytia verliebte sich in den Sonnengott Helios und tat nichts anderes, als die Reise seines Wagens über den Himmel zu beobachten. Nach neun Tagen wurde sie in eine Blume verwandelt, Helianthus. Allerdings muss es sich damals um eine andere Pflanze gehandelt haben, denn unsere Sonnenblume stammt ja aus Amerika und war in Europa noch unbekannt.

Kaiserin Elisabeth von Österreich, »Sisi«, soll mit Vorliebe einen Tee getrunken haben, der Sonnenblumenblüten enthielt. Es gibt ihn noch heute. Auf dem Etikett steht: »Elegante Mischung aus Schwarzen Tees aus Ceylon. Verfeinert mit Orangenschalen und Sonnenblumenblüten, veredelt mit hochwertigen Aromen feiner Früchte.«

Anwendungen

Sonnenblumentee

Gegen Fieber wirkt dieser Tee. Er sollte dreimal täglich frisch zubereitet und getrunken werden.

1 gehäufter Esslöffel frische oder getrocknete Sonnenblumen-Blütenblätter mit ¼ Liter kochendem Wasser übergießen und 10 Minuten lang ziehen lassen. Abseihen, eventu-

ell mit Honig süßen. Ungesüßt kann man damit entzündete Haut behandeln, die Wirkung ist zusammenziehend.

Zur besseren Wirksamkeit gegen Fieber kann man die Blütenblätter mit Lindenblüten mischen.

Rezepte

Sonnenblumen-Frischkäse

Dieses Grundrezept ist für viele Variationen offen. Man darf alle möglichen anderen Kräuter, Blüten, Gewürze und weiteren Zutaten wie klein geschnittene getrocknete Tomaten, Gewürzgürkchen und so weiter verwenden. Empfiehlt sich als Aufstrich und als Dip.

60 Gramm Doppelrahm-Frischkäse

1 Esslöffel saure oder süße Sahne

Nach Geschmack: frischer Zitronensaft, vollwertiges Salz, frisch gemahlener Pfeffer, andere frisch gemahlene Gewürze wie Koriander, Piment, Muskat

1 Handvoll Sonnenblumen-Blütenblätter, gewaschen, trocken getupft und klein geschnitten

Alle Zutaten mit Hilfe einer Gabel miteinander vermischen. In ein kleines gläsernes Gefäß streichen und mit Blütenblättern bestreut servieren.

Sonnenblumensalat

Diesen Salat kann man in einem Kindergarten oder einer Schule zu einem Lernprojekt machen, denn man kann an ihm demonstrieren, welch eine vielseitige und nützliche Pflanze die Sonnenblume ist. Wenn es sich bei den verwendeten Blütenblättern und/oder Kernen auch noch um Anteile einer selbst gezogenen Blume handelt – umso besser. Dann beginnt das Lernprojekt schon einige Monate vorher.

Die Mengenangaben gelten für 4 Personen, wenn der Salat als Beilage gedacht ist.

So viele gewaschene, trocken getupfte und eventuell klein geschnittene Salatzutaten, dass sie eine Schüssel Salat ergeben: grüner Salat, Eisbergsalat, Rucola/Rauke, Löwenzahnblätter und -blüten, Spinat, Mangold, Chicorée …

1 gehäufte Handvoll Blütenblätter von der Sonnenblume, ebenfalls gewaschen, abgetrocknet und klein geschnitten

Eventuell noch andere »sonnenartige« Blumen oder Blütenblätter davon: Gänseblümchen, Kamille, Ringelblume (Calendula) …

Für die Salatsoße:

4 Esslöffel Apfel- oder Weinessig

6 bis 8 Esslöffel Sonnenblumenöl

Nach Geschmack: mittelscharfer Senf, klein geschnittene Zwiebel und Kräuter wie Schnittlauch und Petersilie, vollwertiges Salz, frisch gemahlener Pfeffer

Zum Bestreuen:

In der Pfanne leicht angeröstete Sonnenblumenkerne, eventuell am Schluss mit hochwertiger Sojasoße abgelöscht

Bereiten Sie aus den entsprechenden Zutaten eine Salatsoße zu. Vermischen Sie die Salatzutaten und die Blüten(blätter) vorsichtig, aber gründlich miteinander und gießen Sie die Soße darüber. Bestreuen Sie den Salat vor dem Servieren mit den gerösteten Sonnenblumenkernen.

Stiefmütterchen

Lateinischer Name: Viola tricolor. Der lateinische Name bedeutet »Dreifarbiges Veilchen«. Die Blüten sind gelb, hell- und dunkelviolett. *Viola* soll von Io stammen, einer Geliebten des Zeus.
Was ist es? Ein einjähriges Veilchengewächs (Violaceae).
Wächst gern: Auf reichhaltigen wie auf kargen Böden, auf Wiesen, Äckern und an Wegrändern. Gern lässt es sich in Kübeln halten. Das Schneiden der Blüten regt die Pflanze zur Wiederblüte an. Gemeint ist hier das wilde Stiefmütterchen, nicht das zu vielen Variationen gezüchtete ein- und zweijährige Gartenstiefmütterchen.
Was verwendet man? Für den kulinarischen Bereich die Blüten, für den medizinischen das Kraut. Man sammelt das blühende Kraut, bündelt es und lässt es hängend trocknen.
Blüten schmecken gut: In Salaten, Suppen, Gemüsegerichten, Blütenbutter. Vor allem zum Dekorieren verwenden, auch von süßen Gerichten und Getränken. Die ganze Blüte einschließlich der Staubgefäße ist essbar.
Heilende Wirkung: Blutreinigend, schleimlösend, harn- und schweißtreibend, entzündungshemmend, reinigend, besonders bei Hauterkrankungen, zum Beispiel Neurodermitis, und Stoffwechselstörungen. Fördert die Entgiftung. Gegen Arterienverkalkung. Durch Stiefmütterchen sehr positiv beeinflusst werden Milchschorf und Ekzeme bei Kleinkindern. Dafür kann man den Tee zu trinken geben oder diesen Tee statt Wasser zur Nahrungsbereitung verwenden.
Es gibt ein homöopathisches Medikament, Viola tricolor, aus der frischen blühenden Pflanze. Es wird gegen Hautausschläge, Milchschorf, Ekzeme, Juckreiz im Bereich der

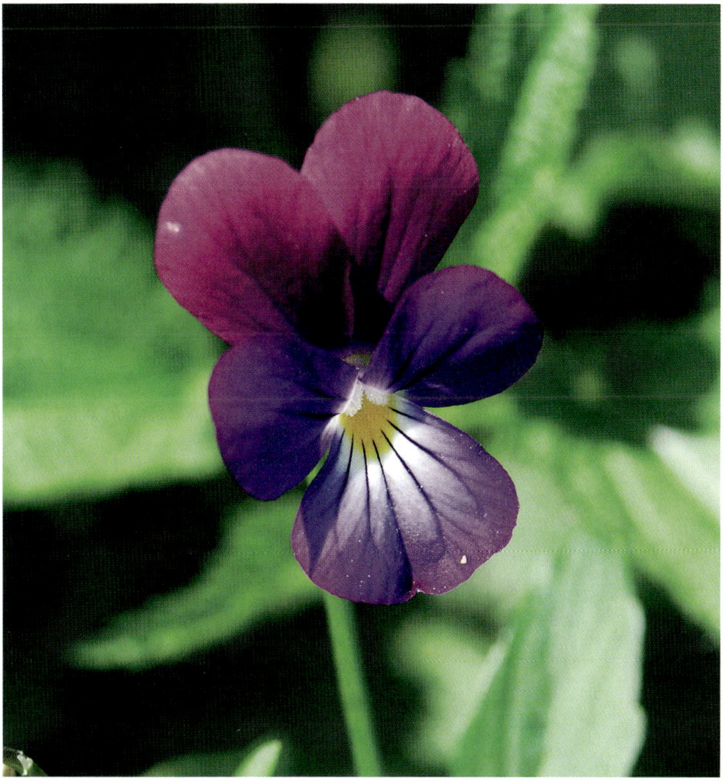

Scheide, Nachtschweiß in den Wechseljahren und rheumatische Beschwerden gegeben.
Ätherisches Öl, heilende Wirkung: Vom Stiefmütterchen wird kein ätherisches Öl destilliert.

Pflanzenporträt

Im alten Rom war das Stiefmütterchen ein Attribut Jupiters. Mit dem Christentum wurde es dann zu demjenigen von Jesus Christus. In England steht es in Verbindung mit dem heiligen Valentin, der die Liebenden schützt, egal, ob sie arm oder reich sind. Oberon braute aus den Blüten in Shakespeares »Sommernachtstraum« einen Liebestrank. Der englische Name lautet *pansy*, was sich vom französischen *penser* (»denken«) herleitet. Gedenke mein. Genau dies ist auch ein Volksname: »Gedenkemein«.

»Denkanblümlen«, »Dreifaltigkeitsblümchen«, »Sammetblümeli«, »Mädchenaugen«, »Muttergottesschuh«, »Schöngesicht«, »Liebesgesichtli«... so wurde und wird diese kleine, bezaubernde, heilkräftige Pflanze genannt.

Ab Anfang des 19. Jahrhunderts jubelte man das Ackerkraut in England zu einer Modeblume hoch. Die Gärtner übertrumpften sich gegenseitig mit ihren Neuzüchtungen.

Der Name »Stiefmütterchen« erklärt sich so: Fünf schlanke grüne Kelchblätter tragen die fünf bunten Blütenblätter. Das unterste große, stark farbige Blütenblatt ist die »Stiefmutter«. Rechts und links von ihr sitzen »ihre eigenen Töchter«, ebenfalls bunt. Die beiden oberen Blütenblätter, die ein wenig in den Hintergrund treten und meist nur eine Farbe tragen, sind die »Stieftöchter«.

Traditionell tröstete man jemanden, der an akutem Liebeskummer litt, mit einem Tee von Viola tricolor. Das Rezept finden Sie gleich im Anschluss.

Anwendungen

Tee von Stiefmütterchenblüten

2 Teelöffel frische oder getrocknete Stiefmütterchenblüten mit ¼ Liter kochendem Wasser überbrühen, etwa 10 Minuten lang ziehen lassen und abseihen. Wie gesagt, mit diesem Tee kann die Nahrung von kleinen Kindern zubereitet

werden, die an Ekzemen oder Milchschorf leiden. Größeren Kindern oder Erwachsenen mit Ekzemen oder anderen Hautkrankheiten, auch Akne, wird empfohlen, etwa 2 Monate lang regelmäßig jeden Morgen und jeden Abend 1 Tasse zu trinken. Hilft auch gegen trockenen Husten. Und vielleicht, vielleicht sogar gegen ein gebrochenes Herz …

Stiefmütterchen gegen blaue Flecken

In seinem Buch *Heilende Nahrungsmittel* lobt der amerikanische Pflanzenspezialist Dr. James Duke den hohen Rutingehalt von wilden Stiefmütterchen. Das ist ein Bio-Flavonoid, welches gegen blaue Flecken vorbeugt und sie, wenn sie doch aufgetaucht sind, schneller wieder verschwinden lässt. Außerdem senkt es die Anfälligkeit für Blutergüsse, Krampfadern, Hämorrhoiden und Grünen Star. Er empfiehlt, wann immer es möglich ist, diese Blumen zu verzehren beziehungsweise sie direkt auf blaue Flecken aufzulegen.

Rezepte

Blütenpanade

Nicht nur Fisch und Fleisch lassen sich panieren, sondern auch Scheiben von frischer Tomate, vorgegartem Sellerie, den man wie Schnitzel zubereitet, altbackenes Brot und vieles mehr. Wird dafür diese Blütenpanade genommen, wertet das die ganze Angelegenheit optisch und geschmacklich auf.

150 Gramm Paniermehl oder geriebene altbackene Brötchen
Vollwertiges Salz, frisch gemahlener Pfeffer
3 Esslöffel gemischte frische Kräuter und Blüten
1 gehäufter Esslöffel Sesamsamen (darf entfallen)

Das Paniermehl mit den Gewürzen und den Kräutern und Blüten (gewaschen, trocken getupft und klein geschnitten, zum Beispiel Stiefmütterchen, Majoran, Salbei, Lavendel oder Klee…) und eventuell mit dem Sesam vermischen. Was paniert und in der Panade gebraten werden soll, erst in verquirltem Ei, dann in der Panade wenden und bei mittlerer Hitze braten.

Blauschimmelkäsedressing mit Stiefmütterchen

Dieses Dressing verleiht einem einfachen Salat ästhetisch und aromatisch einen besonderen Pfiff. Weil es intensiv würzig schmeckt und nahrhaft ist, kann man sehr gut Brot hineintunken. So wird aus Dressing, Salat plus Brot eine volle Mahlzeit. Wenn man es in diesem Sinne versteht, gelten die folgenden Angaben für 1 Person.

1 Becher Joghurt
3 gehäufte Esslöffel zerkrümelter Blauschimmelkäse (Gorgonzola)
1 Teelöffel oder mehr frisch gepresster Zitronensaft
Vollwertiges Salz und frisch gemahlener Pfeffer
1 gehäufter Esslöffel Stiefmütterchenblüten

Joghurt, Käse und Saft gut miteinander verrühren, mit Salz und Pfeffer abschmecken. Die gewaschenen, trocken getupften und eventuell durchgeschnittenen Blüten untermischen. Weil es sich um eine schwere Soße handelt, sollte man sie möglichst mit einem robusten Salat kombinieren, zum Beispiel Eisbergsalat, Rucola oder Tomaten.

➤ EXTRA: Luxuspizza – Blütenpizza

Im September 2010 wird in einem Sonderteil der Zeitschrift *essen & trinken* mit dem Titel »Pizza der Luxusklasse« Interessantes zu dieser Leibspeise unzähliger Italiener, Deutscher oder Nordamerikaner präsentiert. Und es wird das Rezept für den optimalen Teig gebracht. Sie finden es weiter unten.

Vorformen des italienischen Gerichts, nämlich Fladenbrot, gab es schon tausend Jahre vor unserer Zeitrechnung. Perser, Ägypter und Römer mochten es sehr. Die Idee, das Fladenbrot vor dem Backen zu belegen, entstand später in Neapel.

Die Geschmäcker der »Publikümer« sind verschieden. In den USA bevorzugt man heute Pizza mit sehr dickem Boden und noch viel dickerem Belag. In Italien muss der Teig hauchdünn, der Belag ebenfalls wie hingehaucht sein. Zwischen diesen beiden Extremen ist alles möglich. Auf jeden Fall aber mundet sie am besten, wenn sie knusprig daherkommt. Und das gelingt, wenn sie bei hoher Temperatur kurz gebacken wird.

Den Ofen vorheizen, die Ofentür während des Backens möglichst geschlossen halten. Für Vielbäcker lohne sich die Anschaffung eines Pizzasteins, auf dem der Teig liegt (statt auf dem Blech), schreiben die Experten. Er könne die Hitze sehr gut speichern und die Feuchtigkeit aufnehmen. Das Ergebnis: kross und köstlich! Ein solcher Stein ist für 20 bis 30 Euro in Küchenstudios erhältlich.

»Auf keinen Fall gehört Butter in den Pizzateig«, steht da. »Es muss Olivenöl sein. Und auf die Pizza gehört kein anderer Käse als Büffelmozzarella oder Fontina.« Außerdem sei es wichtig, bestimmte Zutaten erst nach dem Backen daraufzulegen: Roher oder luftgetrockneter Schinken, Thunfisch, Sardellen, frische Kräuter wie Basilikum und Rucola. Und –

was allerdings nicht in dem Text erwähnt wird, sondern eine Ergänzung speziell für dieses Buch bedeutet – essbare Blüten. Es ist ja beabsichtigt, dass sie dem Körper mit ihren kostbaren Inhaltsstoffen nutzen. Zum anderen sollen sie klasse schmecken. Und nicht zuletzt sollen sie schmücken. All das haut nur dann hin, wenn sie nicht früher als direkt vor dem Servieren aufgelegt oder aufgestreut werden.

Genau dies gilt auch für der Pizza nachempfundene Gerichte wie mit Käse überbackenes Brot, Toasts, belegte und überbackene halbe Baguettebrötchen und Ähnliches. All dies bildet eine hervorragende Unterlage für essbare Blüten, all dies wird durch sie zum kulinarischen Juwel.

Nun das Rezept der Rezepte für den Pizza-Grundteig. Am besten sollte man dafür spezielles Pizzamehl Typ 00 verwenden. Es enthält extra viel Klebereiweiß, welches dafür sorgt, dass der Teig aufgeht, elastisch wird und sich optimal knusprig bäckt. Die Zubereitung dauert etwa 30 Minuten, danach muss er 2 ½ Stunden lang gehen, also sind 3 Stunden Vorbereitungszeit einzuplanen. Die Mengenangaben gelten für 6 kleine Pizzen oder 6 Personen.

10 Gramm frische Hefe
600 Milliliter Wasser
1 Kilogramm Pizzamehl, Typ 00, gesiebt
Vollwertiges Salz
Mehl zum Verstreuen

Die Hefe per Hand in das kalte Wasser bröckeln und etwa 5 Minuten lang rühren, bis sie ganz aufgelöst ist. Erst das Mehl, dann das Salz hinzufügen. Mit den Händen einen Kloß daraus machen, 10 bis 15 Minuten lang geschmeidig kneten. Den Kloß in eine Schüssel legen, luftdicht mit Klarsichtfolie bedecken und 1 ½ Stunden lang bei Zimmertemperatur gehen lassen. Dann daraus auf der mit Mehl bestreuten Arbeitsfläche eine Rolle formen, dabei aber nicht zu viel von dem verstreuten Mehl aufnehmen. In 6 gleiche Stücke zerteilen und daraus Kugeln machen. In eine Wanne legen, die leicht mit Mehl bestäubt wurde, auch die Kugeln ganz leicht bestäuben. Mit Folie oder einem Küchentuch bedecken. 1 weitere Stunde lang gehen lassen.

Den Backofen mit einem Pizzastein oder Backblech auf der untersten Schiene auf 250 Grad (Gas Stufe 5 bis 6, Umluft 250 Grad) vorheizen.

Die Teigkugeln mit den Händen nacheinander auf der mit Mehl bestäubten Arbeitsfläche von innen nach außen drücken, so dass ein natürlicher Rand entsteht. Der Durchmesser sollte etwa 25 Zentimeter betragen. Das Ausziehen ist empfehlenswerter, als den Teig auszurollen, denn so bleibt er locker und geht nicht zu stark auf. Pizzen belegen und etwa 10 Minuten lang bei 250 Grad backen. Zum Belegen eignen sich Annie Somervilles Paprikasoße (siehe Seite 272), in Scheiben geschnittene Tomaten, vorgegartes, gut abgetropftes Gemüse, Käse, Kapern, Oliven, eingelegte Paprikaschötchen, eingelegte Artischocken und vieles mehr.

Um daraus Blütenpizzen werden zu lassen, erst direkt vor dem Servieren mit gewaschenen und gründlich trocken getupften essbaren Blüten(blättern) bestreuen, zum Beispiel Stiefmütterchen, Veilchen, Gänseblümchen, Thymian, Salbei … allen in den vorigen und noch folgenden Kapiteln besprochenen kleinen Kostbarkeiten.

Ein Kindergeburtstag, eine Sommerparty, ein Essen für zwei oder auch ein »Dinner for one«, wo solche Blütenpizzen angeboten werden, wird für die Beteiligten mit Sicherheit ein unvergessliches Erlebnis.

Thymian

Lateinischer Name: Thymus vulgaris. *Thymus* leitet sich wahrscheinlich vom griechischen *thýein* her, was »rauchen, räuchern, Rauchopfer darbringen« heißt. Genau dafür wurde und wird das Kraut ja unter anderem verwendet. *Vulgaris* bedeutet »(all)gemein, gewöhnlich«.

Was ist es? Ein mehrjähriger Lippenblütler (Labiatae).

Wächst gern: Auf trockenem Boden. Mag die Sonne, keine Kälte. Lässt sich in Töpfen, die man ins Haus holen kann, über den Winter bringen. Der Thymian blüht üppig, sieht wunderschön aus und duftet würzig. Zudem ist er eine Bienenweide.

Was verwendet man? Blüten und Blättchen. Die Blüten sind weiß oder blassrosa. Für medizinische Zwecke werden die blühenden Sprossspitzen abgeschnitten und entweder in Bündeln hängend oder einzeln auf Papier gelegt getrocknet.

Blüten schmecken gut: In Füllungen, Marinaden, Salatdressings, Fleisch-, Fisch- und Gemüsegerichten, Suppen und Salaten, ausnahmsweise sogar in süßen Speisen (siehe Rezept weiter unten). Besonders gut passt der Geschmack zu allem mit Tomaten und Käse. Thymian hilft bei der Verdauung fetter Speisen, beispielsweise auch von Bratkartoffeln. Im Gegensatz zu den meisten anderen Kräutern verträgt Thymian langes Kochen. Blüten und Blätter lassen sich gut trocknen oder einfrieren, sie würzen sogar noch stärker als das frische Kraut.

Heilende Wirkung: Antiseptisch, reinigend, hustenlindernd, schleimlösend, verdauungsfördernd, gegen Blähungen, gegen Regelschmerzen. Unterstützt die Funktion der Leber. Kann auch ein Wurmmittel beziehungsweise Bestandteil eines

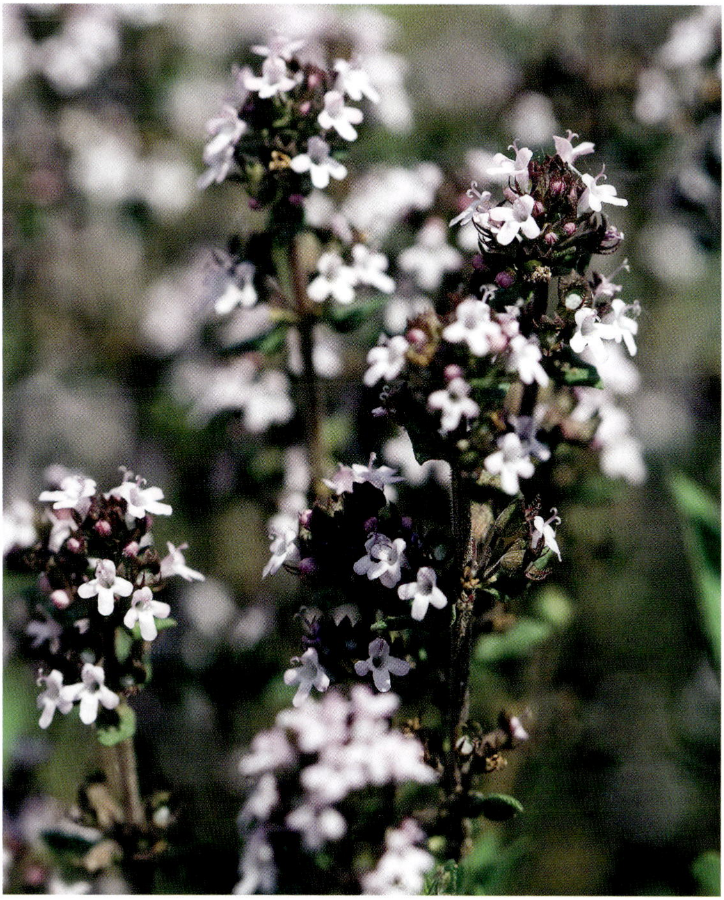

Wurmmittels sein. Wirkt beruhigend und stärkend. Gegen Höhenkrankheit.

Thymian ist Bestandteil vieler Teegemische, auch von Hustensäften und Elixieren. Beim Thymian handelt es sich um ein natürliches Antibiotikum.

Der amerikanische Heilpflanzenspezialist Dr. James Duke empfiehlt, etwa 30 Minuten vor dem Verzehr oder Trinken von Thymian scharfe Gewürze wie Knoblauch, Meerrettich, Chili oder Wasabi zu sich zu nehmen. Dann wirkten die Heilkräfte des Thymians besonders intensiv, schreibt er.

Achtung: Nicht in der Schwangerschaft, bei hohem Blutdruck oder einer Überfunktion der Schilddrüse verwenden!

Es gibt eine homöopathische Zubereitung, Thymus vulgaris, die aus der frischen blühenden Pflanze hergestellt wird und gegen Magenbeschwerden und Husten hilft.

Ätherisches Öl, heilende Wirkung: Per Wasserdampfdestillation wird aus dem blühenden Kraut ein ätherisches Öl hergestellt, dessen wesentliche Bestandteile Thymol, p-Cymen und Terpinene sind. Es wirkt antiseptisch, schleim- und krampflösend, entzündungshemmend, schmerzlindernd, immunstärkend, gegen Müdigkeit, regt an, fördert Konzentration und Merkfähigkeit. Es fördert die Bildung weißer Blutkörperchen.

Besonders bei Erkrankungen der Atemwege und bei Entzündungen im Mund und am Zahnfleisch empfiehlt sich die Anwendung von Thymianöl. Es ist in manchen Zahnpasten und Mundspülungen enthalten.

Achtung: Nicht anwenden darf man das Öl in der Schwangerschaft, bei Babys, Kleinkindern und bei einer Neigung zur Epilepsie.

Das Öl wirkt als extrem starkes Antiseptikum, es ist noch viel wirksamer als synthetische Desinfektionsmittel. Auch deswegen macht es sich als Erste-Hilfe-Mittel sehr gut in der Haus- und Reiseapotheke. Man kann es beispielsweise gegen Brand- und Schnittwunden, Haut- und Muskelprobleme einsetzen.

Pflanzenporträt

Schon die alten Ägypter bauten Thymian an. Sie nutzten seine Heilkräfte zur Behandlung von Wunden und für das Einbalsamieren Verstorbener. Er ist ein heiliges Kraut und gilt als Attribut von Aphrodite, Maria und den Musen. Die Pflanze wuchs in großer Menge auf dem Berg Hymettus bei Athen. Dort hielten sich viele Poeten auf. Wenn man jemanden für seine Schreibkunst loben wollte, sagte man daher: »Er duftet nach Thymian.« Die Dichter priesen die Emsigkeit der Bienen, die von den Thymianblüten Nektar sammelten. Nicht nur die kleinen Brummer, sondern auch der Thymian wurde daraufhin zum Sinnbild für Fleiß.

Der griechische Begriff *thymós* bedeutet »Kraft, Stärke, Mut«. Man glaubte, der Verzehr von Thymian unterstütze die Entwicklung dieser Tugenden. Auf jeden Fall ist seine desinfizierende Wirkung stark und kräftig, ebenso sein positiver Einfluss auf das Konzentrations- und Erinnerungsvermögen. Das wurde bereits im Kapitel über Aromatherapie und über die »Dufte Schule« erwähnt (siehe Seite 81 bis 86).

In Thymianbüschen sollen Naturgeister leben. Früher reservierte man in den Gärten ein Stückchen Land, auf dem Thymian wachsen durfte, damit für ein behagliches Zuhause der Naturgeister gesorgt war.

Die Pflanze gelangte erst im 11. Jahrhundert unserer Zeitrechnung über die Alpen nach Mitteleuropa. Deren Heilkräfte erwähnte zuerst Hildegard von Bingen in ihrer *Physica*. Volksnamen sind »Immenkraut« (von »Imme« [»Biene«]), »Demut« oder »Römischer Quendel«.

Es gibt fast 350 verschiedene Thymianarten. Viele davon eignen sich nicht zum Verzehr. Der Test: Die Blätter müssen duften, wenn man sie mit den Fingern zerreibt. Blüten und Blätter passen geschmacklich zu fast allem. Außerdem machen sie Gerichte länger haltbar. Der Duft ist sehr ansprechend. Daher passen getrocknete Thymianblätter und -blüten gut in Potpourris. Mit Thymian gefüllte kleine Kräuterkissen wirken gegen Insektenbefall von Wäsche.

Anwendungen

Anti-Pilz-Suppe

Wer immer wieder an lästigen Hefepilzinfektionen (Candidosen) leidet und wem Zwiebeln plus Knoblauch schmecken und bekommen, der kann dem amerikanischen Heilpflanzenspezialisten Dr. James Duke zufolge vom Verzehr folgender Suppe Hilfe erwarten. Die Mengenangaben gelten für 2 Personen.

4 Tassen Wasser
2 mittelgroße, fein gehackte Zwiebeln
4 fein gehackte Knoblauchzehen
Thymian- und Salbeiblätter und -blüten, fein gehackt
Gemahlene Gewürznelken
Vollwertiges Salz, frisch gemahlener Pfeffer
Naturreiner Joghurt

Wasser, Zwiebeln und Knoblauch in einem mittelgroßen Topf zum Kochen bringen. Hitze reduzieren und etwa 5 Minuten lang köcheln lassen beziehungsweise so lange, bis die Zutaten gar sind. Mit den Kräutern, Blüten und Gewürzen abschmecken und die Suppe mit 1 Esslöffel Joghurt servieren.

Thymiantee

1 Teelöffel voll frische oder getrocknete Thymianblüten und -blätter pro Tasse mit heißem Wasser übergießen, 8 bis 10 Minuten lang ziehen lassen und durchseihen. Als Getränk hilft der Tee gegen Erkältungen, Husten, Leber- und Darmbeschwerden. Gurgeln kann man damit gegen Husten, Halsschmerzen und Entzündungen im Mund oder am Zahnfleisch. Äußerlich angewendet werden kann dieser Tee bei Brandwunden und Verletzungen, wo er keimtötend und schmerzlindernd wirkt. Er eignet sich auch zum Inhalieren.

Thymianbad

Dieses Bad hilft gegen Husten, Nervenschwäche, Darmbeschwerden und rheumatische Schmerzen.

100 g frische oder getrocknete Thymianblätter und -blüten mit 1 Liter kochendem Wasser überbrühen. 15 bis 20 Minuten ziehen lassen, abseihen und dem Wasser für ein Wannenbad hinzufügen. Nach dem Baden die Wanne gründlich reinigen, um eventuelle Rückstände zu entfernen.

Aromatherapie mit Thymianöl

Der Aromatherapie-Spezialist Axel Meyer, Initiator der »Duften Schule«, empfiehlt Bäder mit Thymianöl gegen Nervenschwäche, rheumatische Schmerzen und Schwellungen. Das Öl gering dosiert mit Salz oder Honig emulgieren.

In seinem Buch *Antibiotika aus der Natur* empfiehlt der Heilpraktiker Wolfgang Möhring, an von Fußpilz befallenen Füßen die entsprechenden Stellen direkt mit Thymianöl zu beträufeln, und zwar mindestens 1 Woche lang zwei- bis dreimal täglich jeweils nach einem Fußbad.

Die amerikanische Aromatherapeutin Jade Shutes empfiehlt folgende Mischung zum Inhalieren, wenn man an einer Nasennebenhöhlenentzündung leidet.

20 Tropfen Eukalyptusöl
16 Tropfen Rosmarinöl
8 Tropfen Zitronenöl
5 Tropfen Thymianöl

Öle in einem Fläschchen vermischen, den kleinen Deckel aufschrauben und etwa 4 Minuten lang verschütteln. Ein Etikett mit Angabe des Inhalts daraufkleben.

Wasser in einem Topf zum Kochen bringen. 2 bis 3 Tropfen der Mischung hineingeben. Ein Handtuch über den eigenen Kopf und über den Topf legen. Vorsichtig, aber tief durch die Nase ein- und durch den Mund ausatmen, etwa 10 Minuten lang. Das Dampfbad zwei- bis dreimal täglich wiederholen.

Rezepte

Annie Somervilles Paprikasoße

Annie Somerville, die Kochbuchautorin und Küchenchefin des vegetarischen Restaurants »Greens« in San Francisco, wurde schon im Zusammenhang mit dem Farmers Market erwähnt, den sie gern besucht. Von ihr stammt dieses Grundrezept für eine Paprikasoße mit Thymian, die hervorragend auf Pizzateig, Bruschette oder als Nudelsoße schmeckt. (Ein Grundrezept für Pizza finden Sie auf Seite 264.)

3 bis 4 große rote Paprika, der Länge nach durchgeschnitten, von Kernen und weißer Innenhaut befreit
1 sehr große Tomate, entkernt und halbiert
Olivenöl
Vollwertiges Salz und frisch gemahlener Pfeffer
4 frische Lorbeerblätter
4 Zweiglein frischer, blühender Thymian

Den Backofen vorheizen. Die Paprika- und die Tomatenhälften mit Öl bepinseln, mit Salz und Pfeffer bestreuen und auf ein Backblech legen. Von dem Thymian einige Blüten aufbewahren. Die Zweige und den Lorbeer auf das Gemüse geben. Backen oder rösten, bis sich die Haut von dem Paprika ablöst, etwa 15 bis 20 Minuten lang. So weit abkühlen, dass die Haut sich entfernen lässt, pürieren und nochmals mit Pfeffer und Salz abschmecken. Die Soße hält sich 2 bis 3 Tage lang im Kühlschrank.

Melone mit Thymianblüten

Dies ist eine spezielle sommerliche Nachspeise mit der überraschenden Kombination der Geschmacksrichtungen »süß« und »würzig-scharf«. Die Mengenangabe gilt für 4 Personen.

1 große oder 2 kleine Melonen, zum Beispiel Honigmelonen, im Kühlschrank gekühlt
4 Zweige frischer Thymian und etwa 1 Handvoll Thymianblüten
8 Esslöffel Portwein, Sherry oder Marsala

Die Melone schälen, entkernen und das Fruchtfleisch würfeln. Thymian waschen, die Blättchen von den Stängeln zupfen und abtrocknen. Blüten ebenfalls waschen und abtrocknen. Die Melonenstückchen in 4 Sektkelchen oder anderen Glasgefäßen anrichten, mit Blättchen und Blüten dekorieren und mit Wein beträufeln. Eventuell vor dem Servieren nochmals kurz in den Kühlschrank stellen.

Cheddar French Toast

Dass dies ein Rezept aus dem englischsprachigen Raum ist, braucht nach dem Namen wohl kaum erklärt zu werden. Ein Leckerschmecker! Die Mengenangaben gelten für 4 Personen.

2 große Eier
1 ½ Tassen Sahne oder Milch
Vollwertiges Salz
1 ½ Tassen geriebener Cheddar- oder anderer würziger Käse
1 Esslöffel frische oder getrocknete Thymianblätter und -blüten, einige Blüten zum Garnieren
8 dicke Scheiben leichtes Grau- oder Weißbrot
4 Esslöffel Butter
2 Tomaten, in dicke Scheiben geschnitten
Frisch gemahlener Pfeffer
1 Esslöffel Olivenöl

Vermischen Sie Eier, Sahne/Milch und etwas Salz mit einer Gabel. Geben Sie den geriebenen Käse und den Thymian dazu. Lassen Sie in der Mischung je 2 Brotscheiben 1 bis 2 Minuten lang ziehen. Einmal wenden. Inzwischen 1 Esslöffel Butter in einer beschichteten Pfanne bei mittlerer Hitze schmelzen lassen. Legen Sie das Brot in die Pfanne und verteilen Sie darauf noch ein bisschen von der Eier-Käse-Mischung. Das Brot pro Seite 3 bis 4 Minuten lang backen. Auf eine Platte legen und warm halten. Backen Sie alle Brotscheiben auf die beschriebene Art. Am Schluss würzen Sie die Tomaten mit Salz und Pfeffer. Putzen Sie die Pfanne aus. Geben Sie das Öl hinein und braten Sie die Tomaten darin pro Seite etwa 2 Minuten lang. Servieren Sie sie zusammen mit dem Toast und dekorieren Sie alles mit Thymianblüten.

Veilchen

Lateinischer Name: Viola odorata. *Viola* ist der Pflanzenname, er geht wahrscheinlich auf Io zurück, eine Geliebte des Zeus. Das Wort *viola* bedeutet gleichzeitig »violett«. Genau wie das englische Wort *violet* gleichzeitig »Veilchen« und »violett« heißt. *Odorata* bedeutet »duftend«.

Was ist es? Ein mehrjähriges Veilchengewächs (Violaceae).

Wächst gern: Im Schatten oder Halbschatten und auf nährstoffreichen Böden. Im Frühling findet man Veilchen an vielen Stellen in freier Natur, an Zäunen, Hecken und Waldrändern; manchmal blühen sie im Herbst ein zweites Mal. Sie entwickeln kleine Zugwurzeln und entfalten so ein breites Polster um die Mutterpflanze herum.

Was verwendet man? Für kulinarische Zwecke die Blüten. In medizinischen Zusammenhängen Blüten, Blätter und Wurzeln. Zum Trocknen in einem luftigen, warmen Raum werden die Blüten kurz vor dem Aufblühen ohne Stiel abgepflückt. Veilchentee aus dem Kräuterhandel wird häufig mit getrockneten wilden Stiefmütterchen versetzt, was aber nicht tragisch ist. Denn deren Heilkräfte gleichen denen von Veilchen. Beide Pflanzen sind ja auch eng miteinander verwandt.

Blüten schmecken gut: In Salaten, Blütenbutter und -mayonnaise, über Suppen gestreut, auch kalte Suppen, in Desserts, Kuchen, Likören und Mixgetränken. Weil sie so klein, kostbar und noch dazu höchst aromatisch sind, nur in geringen Mengen verwenden. Die französische Luxus-Teemarke Mariage Frères bietet unter dem Namen »French Blue« einen mit Veilchen aromatisierten Earl-Grey-Schwarztee an.

Heilende Wirkung: Veilchenblüten wirken hustenlindernd, erweichend und abschwellend, außerdem blutreinigend und

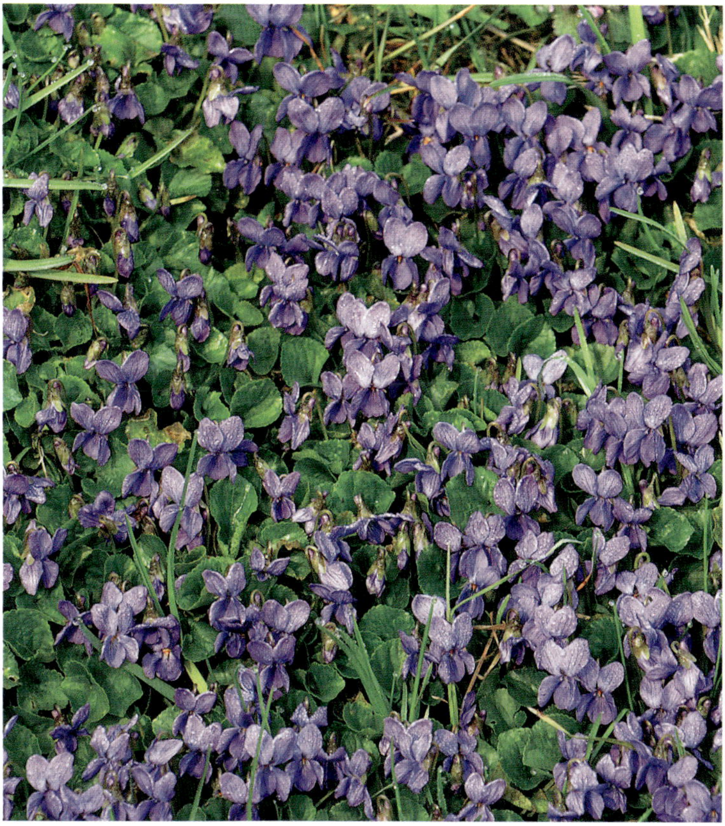

wundheilend. Sie erleichtern die Schweiß- und Urinsekretion und regulieren die Darmfunktion. Außerdem helfen sie bei Hautausschlägen von Kindern.
Aus der frischen, blühenden Pflanze wird das Homöopathikum Viola odorata hergestellt. Man gibt es gegen Ohrenschmerzen, rheumatische Beschwerden, Asthma, Keuchhusten und Hautunreinheiten.
Ätherisches Öl, heilende Wirkung: Zwar existiert ätherisches Öl vom Veilchen, es ist aber sehr selten, einfach weil die Blüten so klein sind und die Ausbeute daher sehr gering

wäre. Die Wahrscheinlichkeit, dass es sich bei einem Veilchenöl um eine Fälschung handelt, ist sehr groß. Deswegen liefern die meisten aromatherapeutischen Fachbücher keine Informationen dazu. Auch hier an dieser Stelle entfallen sie.

Pflanzenporträt

»Komm, lieber Mai und mache / die Bäume wieder grün. / Und lass uns an dem Bache / die kleinen Veilchen blühn. / Wie möcht ich ja so gerne / ein Veilchen wieder sehn. / Ach, lieber Mai, wie gerne / einmal spazieren gehn.« – Schöner kann man den Zauber einer kleinen Blume nicht besingen. Den Text für das entzückende Frühlingslied schrieb im Jahr 1775 Christian Overbeck; die Melodie stammt, was nicht unbedingt jeder weiß, von Wolfgang Amadeus Mozart höchstpersönlich.

Die Farbe des Blümchens, vor dem kräftigen Grün seiner Laubblätter besonders leuchtend wahrzunehmen, hat ihren Namen nach der Blüte erhalten. Oder wurde diese nach der Farbe benannt? »Viola« heißt wie gesagt »die Violette«. Dann gibt es auch noch ein Musikinstrument mit dem Namen »Viola« – welch eine Sinfonie von verschiedenen bunten und klingenden Assoziationen, vom typischen, intensiven, leicht bitteren Duft ganz zu schweigen!

Stamm, Klasse, Ordnung, Familie, Gattung, Art. So kennt man es aus dem Biologieunterricht. Die Viola odorata ist die Art. Von der Gattung Veilchen gibt es rund 450 Arten, dazu gehört auch das Stiefmütterchen. Und zur Familie der Veilchengewächse, Violaceae, gehören 850 Arten, die von den Tropen und Subtropen bis in kalte arktische Gefilde hinein vertreten sind.

Persephone ging auf einer Veilchenwiese spazieren, als Hades sie raubte und in die Unterwelt verschleppte. So wurde das Veilchen zum Sinnbild der unsterblichen Seele, zum Symbol der Wiederauferstehung und des Frühlings.

Das antike Athen wurde als veilchenbekränzte Stadt besungen. Die Griechen schmückten ihre Gäste und ihre Götterstatuen mit Veilchenkränzen.

Mohammed erklärte die Blume zum Symbol seiner Lehre. Er schrieb: »Die Herrlichkeit der Veilchen ist wie die Herrlichkeit des Islams über alle Religionen.« Er hatte allerdings auch eine ganz weltliche Schwäche für etwas, das mit dieser Blüte im Zusammenhang steht, nämlich für das Veilchen-Sherbet, eine Leckerei aus der islamischen Küche: »Das wundervolle am Veilchen-Sherbet, das ihn vor allem anderen auszeichnet, ist, dass er kühlt im Sommer und wärmt im Winter.«

Das Duftveilchen wurde erst im 9. Jahrhundert aus dem Mittelmeerraum zu uns nach Mitteleuropa eingeführt.

Im Mittelalter band man das erste Veilchen des Jahres an eine Stange und tanzte darum herum einen Frühlingstanz.

Trotz ihrer außergewöhnlichen und intensiven Farbe und ihres lieblichen Duftes ist das Veilchen eine kleine, zarte Blume. Daher steht es für Bescheidenheit und Demut, Tugenden, die Maria zugeschrieben werden. So wurde es zu einer Marienblume, die auf vielen entsprechenden Gemälden auftaucht. In ihrem Buch *Marienpflanzen* erklärt Simone Widauer, dass man Demut, wie sie der mittelalterliche Mensch verstand, am besten mit Vertrauen in und Hingabe an Gott umschreiben kann. Der Kirchenlehrer Origenes (185–254 n. Chr.) definiert die Demut Marias als Oberbegriff für die vier Kardinaltugenden Gerechtigkeit, Tapferkeit, Weisheit und Mäßigung. So gesehen ist Demut also etwas Kraftvolles, wir haben es bloß vergessen.

Interessanterweise wählten besonders viele eitle Menschen das »bescheidene« Veilchen als ihre Lieblingsblume: Rousseau, Goethe, Churchill, Napoleon. Napoleons »Fans« hängten Veilchensträuße an ihre Haustür und streuten Blüten auf Straßen, wenn er in der Nähe war.

Anwendungen

Veilchenblütentee

Gegen Husten und Entzündungen der Atemwege empfiehlt es sich, diesen Tee zu trinken. Äußerlich kann man ihn zum Gurgeln und zum Waschen gegen Quetschungen, Verbrennungen und Hautkrankheiten verwenden.

1 gehäuften Teelöffel frischer oder getrockneter Veilchenblüten mit 150 Milliliter Wasser übergießen, zum Kochen bringen, vom Feuer nehmen, 5 Minuten lang zugedeckt ziehen lassen und abseihen.

Veilchen zur Nervenberuhigung

Im *Großen Buch der Heilpflanzen* empfiehlt der Apotheker Mannfried Pahlow, frische Veilchenblüten zur Nervenberuhigung anzubieten, und zwar in Kombination mit Orangenmarmelade. Nähere Erklärungen liefert er nicht, aber man stelle sich bloß diese faszinierende Farb-, Duft- und Geschmackskomposition vor: Dunkelviolette, balsamische Veilchenblüten auf herzhaft zitrusfruchtiger, leicht bitterer Orangenmarmelade – das muss doch einfach guttun! Vielleicht hat sich ein Kind verletzt, oder es ist wegen eines anderen Erlebnisses aufgeregt und durcheinander. Bestimmt kann man da mit einem Butterbrot, liebevoll bestrichen mit Orangenmarmelade und dekoriert mit Veilchenblüten, wahre Wunder wirken.

Rezepte

Kandierte Veilchenblüten

Um die süßen kleinen Blüten ein wenig haltbarer zu machen und vielleicht auf einer prunkvollen Torte zur Geltung zu bringen, kann man sie zuckern. Dafür werden sie vorsichtig mit einem Pinsel mit halb steif geschlagenem Eiweiß bestrichen und mit feinem Zucker dünn bestreut. Über Nacht trocknen lassen. Auf diese Weise behandelt halten sie zwar auch nicht sehr lange, aber doch ein, zwei Tage.

Frühlingsgemüsesalat mit Veilchen

Dieser Salat ist eine Augenweide und lässt die Geschmacksknospen aufblühen. Die Zutaten dürfen Sie mit anderen austauschen, wenn Sie die angegebenen nicht bekommen. Die Mengenangaben gelten für 4 Personen (als Beilage).

150 g Zuckerschoten
6 Babyzucchini
10 Radieschen
10 kleine Tomaten
100 g frische Sprossen, etwa von Radieschen
Etwas frischer Schnittlauch oder frische Petersilie
4 Esslöffel frisch gepresster Zitronensaft oder Essig
4 bis 5 Esslöffel Pflanzenöl
1 Prise Zucker oder eine winzige Menge Honig
1 Teelöffel vollwertiges Salz
Frisch gemahlener Pfeffer
20 Veilchenblüten zum Dekorieren

Zuckerschoten und Zucchini waschen, 5 Minuten lang in Wasser kochen, abkühlen lassen. Radieschen und Tomaten waschen und abtrocknen. Zucchini und Radieschen in Scheiben schneiden, Tomaten vierteln. Das Gemüse und die Sprossen in Gläsern oder Glasschälchen anrichten. Schnittlauch oder Petersilie waschen und trocken tupfen, sehr klein schneiden. Zusammen mit den anderen entsprechenden Zutaten zu einer Vinaigrette verarbeiten. Das Gemüse damit beträufeln und mit den Veilchenblüten dekorieren. Gleich servieren.

Trinkbare Blütenträume

Prächtig bunte und köstlich aromatische Drinks mit einem floralen Kick

Aperol, das ist ein knatschorangefarbener norditalienischer Aperitif. Süß, nur 15 Prozent Alkoholgehalt: »Er … gehört zur Gattung der Bitterliköre, deren leichte, von Enzian geprägte Bitterkeit den Appetit anregen soll. Neben weiteren bitterlikörtypischen Ingredienzien wie Chinarinde, Pomeranze und diversen Kräutern enthält Aperol auch Rhabarber und reichlich Zucker.« Das erklärt Stefan Gabányi in der *Süddeutschen Zeitung* vom 21./22. August 2010, und dann singt er ein Loblied auf den Aperol Spritz oder »Sprizz«, das Modegetränk des Sommers 2010. Dieser süffige Drink besteht aus Aperol, mit Weißwein oder Sekt plus Soda aufgegossen, serviert auf Eis und dekoriert mit einer Orangenscheibe.

Doch gebe es ernsthafte Konkurrenz, räumt der Autor ein. »Die besten Chancen werden dabei Mischungen auf der Basis von Holundersirup oder -likör eingeräumt, meist unter Verwendung von Weißwein und Zitrusaromen, Minze, Vermouth oder Soda. Auch damit lassen sich sommerlich leichte Drinks fabrizieren, ganz abgesehen davon, dass Holunder in London und New York gerade zum Hipster-Aroma hochgejubelt wird. Seine zart-duftige Süße dürfte Ansprüchen der Aperolgemeinde durchaus Genüge leisten …«

Ach ja, der Holunder ist doch wirklich ein Wunderbaum! Sogar die Schickimicki-Szene lässt sich aktuell von ihm verzaubern.

Wie man Holunderblütensirup selbst herstellt, wurde im entsprechenden Kapitel ja schon beschrieben. Es gibt ihn aber auch in hervorragender Qualität zu kaufen, sogar im Reformhaus und/oder Bioladen. Damit hätte man schon mal eine bestens geeignete Zutat für alle möglichen trinkbaren Blütenträume.

Die Deutsche Blütensekt-Manufaktur im Rheingau bietet noch wesentlich mehr in dieser Richtung an. Sie stellt Blütensirupe, -extrakte und -schaumweine nach streng regulierten ökologischen Richtlinien her, nicht nur vom Holunder, sondern auch noch von zahlreichen anderen Blüten wie Jasmin, Lavendel, Löwenzahn, Minzeblüte, Ringelblume, Rose, Salbei, Schafgarbe, Sonnenblume und Veilchen. Bei der Firma decken sich Gourmetköche und Chef-Barmixer ein, die offerierten Köstlichkeiten sind aber für jeden zugänglich (siehe »Adressen« am Ende des Buches).

Hydrolate von Rose, Orangenblüten, Lavendel und anderen Blüten kann man in der Apotheke kaufen oder im Fachhandel bestellen, absolut natürliche und hinreißend intensiv schmeckende Blütenauszüge, die sich zum Aromatisieren von Süßspeisen und Fruchtsalaten ebenso perfekt eignen wie zum Hineinmischen in Trinkbares.

*

Wenn Sie Ihre Augen schließen und sich zum Thema »Cocktails« etwas vorstellen, dann könnte das möglicherweise in diese Richtung gehen: Das Glas hat eine ästhetische Form. Vielleicht ist es bauchig oder tulpenförmig, ähnelt einer Schale oder einer Flöte, hat etwas Kristallines, weil es geschliffen, oder etwas Stabiles, weil es gepresst wurde. Außen hat sich eine Schicht von Raureif gebildet, innen klingeln

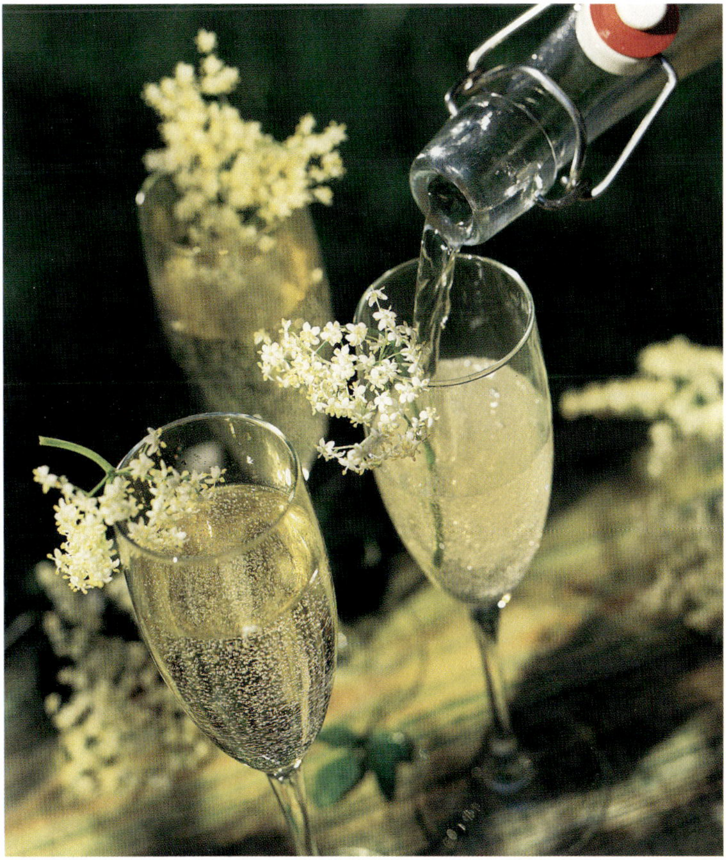

Eiswürfel. Das Getränk kann alle möglichen Farben haben, von Himbeerrot über Champagnerfarben-Blassrosé bis hin zu Curaçao-Knallblau und einer Mischung aus allem möglichen Denkbaren. Eventuell schimmert oben ein Zuckerrand, es locken Fruchtscheiben, Rosenblüten, ein Stiel mit Lavendelähren, der leuchtende Stern einer Borretschblüte … Auf jeden Fall duftet es nach Blumen, Kräutern, Gewürzen, Früchten, geheimnisvollen Aromata.

Hier haben wir das sprichwörtliche Fest für die Sinne.

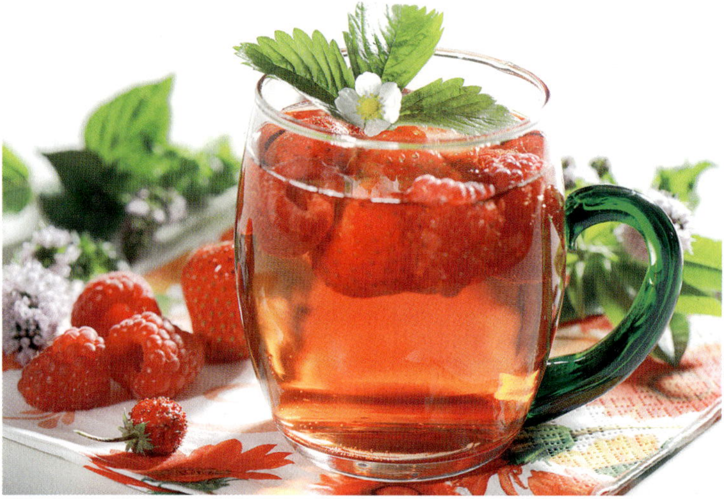

Auge, Ohr, Geruchs- und Geschmackssinn werden stimuliert, die Hand spürt Form und Kälte des Glases, das Herz geht auf, und alles hat mit Sommer, Sonne, Süffigkeit zu tun.

Eine solche begnadete Situation, in der man dies erlebt, muss nicht mit Alkohol oder Zucker zusammengehen, das sei ausdrücklich betont. Das kostbare und prächtige Erlebnis, einen Cocktail angeboten zu bekommen und ihn in all seinen Dimensionen zu genießen, steht jedem offen, auch Menschen, die keinen Alkohol und/oder Zucker zu sich nehmen dürfen. Im Fall der Fälle, zum Beispiel wenn jemand krank ist und starke Medikamente nehmen muss, können beispielsweise folgende Zutaten zu einem hinreißenden Sommercocktail werden: ein schönes Glas. »Rocks«, vielleicht mit eingefrorenen Blüten. Sprudelndes oder stilles Mineralwasser. Gekühlter Pfefferminz-, Katzenminze-, Kamillen-, Rosmarin-, Salbei-, Lavendel-, Holunderblütentee. Ein paar Tropfen gepresster Zitronensaft. Eine Beere oder Kirsche als Farbtupfer. Eine Blüte am Glasrand zur Dekoration. Alles traumhaft schön und köstlich, aber keine Kalorien, kein weißer Zucker, keine Prozente.

Übrigens kann jeder nach ein, zwei, drei freiwilligen oder unfreiwilligen Fastentagen spüren, wie umwerfend ein solch pures Getränk mundet, angereichert nur mit Spuren von fruchtig-blumigen Beigaben.

Apropos Sommer. Freilich steht dem Genuss eines Cocktails mitten im Winter an irgendeiner Hotelbar, in einer Skihütte oder sonst wo absolut nichts im Wege. Aber eigentlich passen bei fröstelige Außentemperaturen besser heißer Apfelsaft, Glühwein, Grog, scharf gewürzter Tomatensaft. Eine Garnitur mit frischen, naturbelassenen Blüten ist im Winter bei uns auch nicht so einfach zu organisieren. Daher verknüpft sich die ganze Angelegenheit also tatsächlich mehr oder minder untrennbar mit Sonnenschein, Urlaubs- oder Wochenendstimmung.

*

Der deutsche Karikaturist Peter Gaymann hat sich auf das Zeichnen von zum Gackern komischen Hühnern spezialisiert, wobei ab und zu auch mal ein Hahn auftaucht. So liegt ihm das Thema »Cocktails« (das bedeutet wörtlich »Hahnenschwänze«) am Herzen. In seinem Buch *Peter Gaymann mixt Cocktails & Co.* bringt er Rezepte für viele Klassiker und illustriert sie mit witzigen Zeichnungen.

Miami

Hier als Zitat aus dem Buch der »Miami«, in den Minze gehört. Gemeint sind Pfefferminzsirup plus Blättchen zur Dekoration, es dürfen aber auch Blüten von der Katzenminze

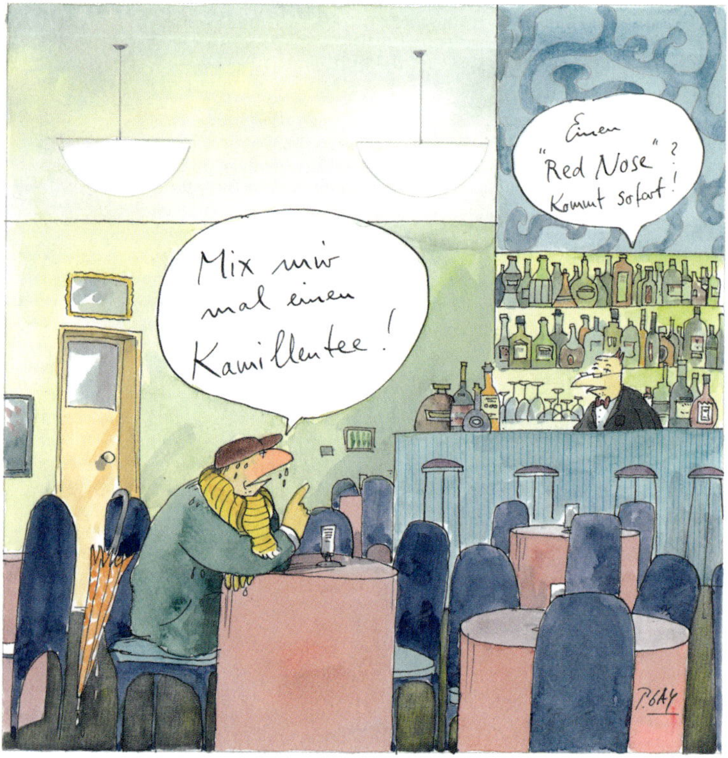
Mix mir mal einen Kamillentee!
Einen "Red Nose"? Kommt sofort!
P. GAY

sein. Die Mengenangaben beziehen sich auf 1 Glas. Dieser Drink enthält keinen Alkohol.

14 Zentiliter Ananassaft
1 Zentiliter Zitronensaft
1 Zentiliter Pfefferminzsirup
1 Zentiliter Zuckersirup
Eiswürfel
Pfefferminzblättchen oder -blüten zur Dekoration

Die Säfte, den Pfefferminz- und den Zuckersirup zusammen mit den Eiswürfeln in einen Shaker geben und kräftig schütteln. Die Mischung durch ein Sieb in ein Longdrinkglas gießen. Dekorieren.

*

Cocktails mit Blüten, Blütenauszügen und so weiter sind das Allerneueste. Deswegen findet man in den meisten Büchern mit Cocktailrezepten noch kaum etwas oder gar nichts dazu. Auf jeden Fall kann man aber Klassiker mit Blüten garniert servieren, zum Beispiel die beiden folgenden.

American Beauty

Ein Cocktailglas zum Kühlen ins Eisfach stellen. Die Mengenangaben gelten für 1 Glas.

Eiswürfel
2 Esslöffel Weinbrand
2 Esslöffel trockener Vermouth
2 Esslöffel frisch gepresster Orangensaft
½ Esslöffel Grenadine
½ Esslöffel rubinroter Portwein (Ruby Port)
1 kleine ungespritzte Rosenblüte zum Garnieren

Einen Shaker mit Eiswürfeln füllen. Alle Zutaten außer der Rosenblüte über das Eis gießen, kräftig durchschütteln. Durch ein Sieb in das Cocktailglas gießen und mit der Blüte garniert servieren.

Strawberry-Margarita

Weil die Vorbereitungen für diesen Drink aufwändig sind und sich für 1 Portion kaum lohnen, gelten die Mengenangaben diesmal für 4 Gläser.

400 Gramm Erdbeeren
100 Milliliter Tequila
60 Milliliter Orangenlikör
100 Milliliter Zitronensaft
6 Eiswürfel
Zum Dekorieren: Zitronensaft, Zucker, Blüten

Die Erdbeeren putzen, in Stücke schneiden und fein pürieren. Das Püree für etwa 3 Stunden ins Gefrierfach stellen. Das gefrorene Erdbeerpüree zusammen mit dem Tequila, Orangenlikör, Zitronensaft und den Eiswürfeln in einen Blender oder Mixer geben und kräftig durchmixen.

Für die Dekoration Zitronensaft und Zucker jeweils auf eine kleine Untertasse geben. Die Ränder der Gläser erst in den Zitronensaft tunken, dann in den Zucker. So entsteht ein attraktiver Zuckerrand.

Die Strawberry-Margaritas in die Gläser füllen. Den Rand mit einer Blüte dekorieren, eventuell noch mit einer Erdbeere. Damit alles hält, kann man hölzerne Zahnstocher oder kleine Spießchen aus Bambus zum Aufspießen verwenden.

Blütenaperitif

Kinderleicht »geht« dieser Aperitif: Weißwein, Sherry, hellen Portwein oder Marsala kühlen. In jedes Glas eine Blüte legen und mit dem Wein auffüllen. So servieren, dass die Blüte den Gast »anschaut«. Es eignen sich beispielsweise kleine Rosen, Stiefmütterchen oder Gänseblümchen. Mit Blüten von

Kräutern sollte man lieber vorsichtig sein, weil ihr starkes Aroma das Bukett des Weins stören könnte.

*

Der weltbekannte britische Koch Jamie Oliver weiß selbstverständlich darüber Bescheid, dass Blütencocktails im Trend liegen. In seinem Magazin *Jamie* vom Mai 2010 empfiehlt er einen Cocktail mit Thymian. Vermutlich ehrt er mit dem Namen einen Freund.

Thyme for Johnny

Die Angaben beziehen sich auf 1 Glas.

10 Milliliter Limoncello

10 Milliliter Ingwerbier

2 Stängel frischer, blühender Thymian, einer davon »entblättert und entblütet«, der andere zum Garnieren

Eiswürfel

4 Milliliter Whisky

Limoncello, Ingwerbier, Thymian und einen Eiswürfel in ein Mixglas geben und eine Minute lang schütteln, bis das Eis zerbricht. Whisky und einen weiteren Eiswürfel hinzufügen und nochmals 1 Minute lang schütteln. In ein gekühltes Martiniglas füllen und garnieren.

*

Diese Rezepte sollen nur eine Idee davon vermitteln, was alles möglich ist. Wer sich ein bisschen mit dem Thema auskennt, wird bestimmt inspiriert sein und wissen, wie er noch

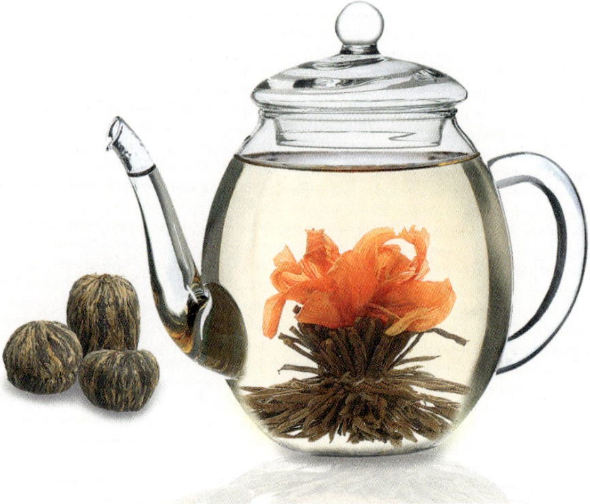

viel weiter gehen kann. Cocktailneulinge können Kurse belegen, die von Volkshochschulen, Hotels und Bars angeboten werden. Es gibt sogar Fachleute, die zu Ihnen nach Hause kommen und dort eine Cocktailparty für Sie ausrichten!

Dabei müssen aber, wie gesagt, bei trinkbaren Blütenträumen weder Alkohol noch Zucker eine Rolle spielen. Bereiten Sie beispielsweise einen starken Jasmintee zu, schütten Sie ihn in mit Eiswürfeln gefüllte Gläser, mischen Sie einen Schuss Rosenwasser dazu und streuen Sie auf das Eis Jasminblüten oder Rosenblätter. Schon haben Sie den König der Eistees, der keine Prozente und Kalorien enthält. Sie wissen ja, Kalorien sind die kleinen Tierchen, die nachts im Schrank die Kleider enger nähen …

Überhaupt kalter Tee – Lavendel-, Kamillen-, Salbei-, Rosmarintee –: auf Eis serviert, mit einer Blüte dekoriert, das perfekte Sommergetränk.

Einen ausgefallenen und delikaten Blütentee kann man

übers Internet bestellen (siehe »Adressen« am Ende des Buches): In Kugeln sind exotische Blüten kunstvoll eingebunden. Werden sie mit kochendem Wasser übergossen, öffnen sie sich langsam und entfalten ihre Schönheit, was in einer gläsernen Teekanne oder in gläsernen Tassen besonders gut zur Wirkung kommt. Einzeln kann man diese Kugeln in Teefachgeschäften kaufen.

Oder füllen Sie Fruchtsaft mit etwas Holunderblütensirup, frisch gepresstem Zitronensaft plus Wasser auf, geben Sie ihn auf Eis und dekorieren Sie ihn mit frischen Früchten und Blüten. Ein wohlschmeckendes und farbiges Getränk für eine Kinderparty oder ein Fest, bei dem Erwachsene Champagner schlürfen und die eingeladenen Kinder ebenfalls etwas Besonderes bekommen sollen. Für diesen Zweck geeignet ist auch, was jetzt folgt:

Frucht-Blütenwasser

Bei dem spritzigen und blumig-fruchtigen Getränk handelt es sich um etwas ganz Tolles; nicht nur, weil es fein aussieht und herrlich schmeckt, sondern auch deswegen, weil es fast keine Kalorien enthält. Dabei ist es mehr als einfach in seiner Herstellung. Alle Zutaten dürfen Sie nach Belieben und Verfügbarkeit variieren. Die Mengenangaben gelten für 1 Liter, also für 4 Personen je ein ¼-Liter-Glas. Wollen Sie mehr Gäste bewirten oder wird voraussichtlich mehr getrunken, ist es eine gute Idee, zwei oder mehr Variationen herzustellen, bei denen andere Blüten und Früchte ihre Aromata einbringen dürfen, zum Beispiel Orangen, Limonen, Stachelbeeren und andere Beeren, Kiwis, Lavendel-, Salbei-, Holunder-, Veilchenblüten …

2 Stiele frische Minze, möglichst mit Blüten
1 Stück frischer Ingwer
1 Stück Honigmelone
1 Passionsfrucht
4 Erdbeeren
3 dicke Scheiben ungespritzte Zitrone
Einige Rosenblütenblätter, von denen die bitteren weißen Stellen entfernt wurden
Eventuell einige Jasminblüten

Die Minze waschen und etwas andrücken, so dass sie ihr Aroma hergibt. Den Ingwer schälen und in sehr dünne Scheiben schneiden. Melone und Passionsfrucht schälen und in große Stücke zerteilen. Die Erdbeeren waschen und halbieren. Alles zusammen mit den Zitronenscheiben in eine Karaffe mit 1 Liter kaltem Wasser füllen. Im Kühlschrank mindestens 2 Stunden lang ziehen lassen. Auf keinen Fall Zucker hinzufügen, weil er den Geschmack verderben würde. Wenn überhaupt, dann erst nach der Fertigstellung ganz leicht zuckern oder mit etwas in lauwarmem Wasser aufgelöstem Honig süßen.

Vor dem Servieren durchsieben. Zusammen mit Eiswürfeln, in die Blüten oder Fruchtstückchen eingefroren wurden, in Gläser füllen. Eventuell noch zusätzlich mit einer Blüte oder einem Stängel mit Blüten servieren.

Eisblumen

Die erwähnten Eiswürfel mit eingefrorenen Blumen kühlen süße oder pikante Drinks und sehen hübsch aus, ihr Inhalt ist essbar.

Die Zubereitung geht so: Füllen Sie einen rechteckigen Eiswürfelbehälter aus dem Kühlschrank etwa zur Hälfte mit

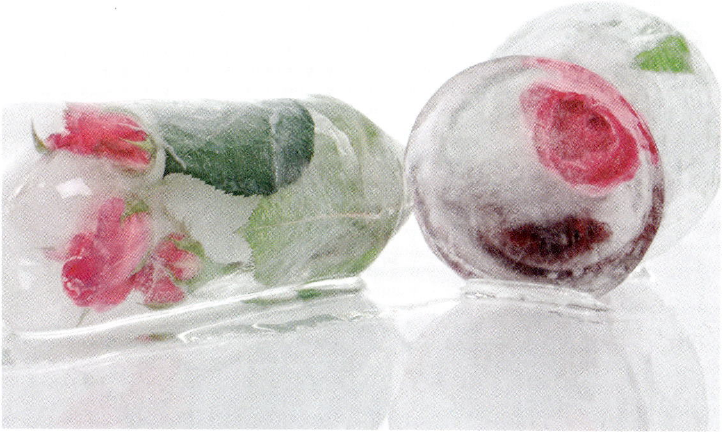

Leitungs- oder stillem Mineralwasser. Mit Letzterem werden die Eiswürfel durchsichtiger als mit Ersterem.

Legen Sie in jede Unterteilung eine ganze Blüte, beispielsweise ein Gänseblümchen, ein Veilchen, eine Borretsch- oder Salbeiblüte – oder ein Blütenblatt, zum Beispiel von der Rose oder der Ringelblume. Blättchen von der Minze, vom Salbei, vom Thymian dürfen Sie ebenso einfrieren wie Stückchen von Zitrusfrüchten, ganze Erd-, Blau-, Johannisbeeren und so weiter.

Ordnen Sie, was Sie einfrieren wollen, mit Hilfe eines Essstäbchens oder Zahnstochers mittig an. Stellen Sie den Behälter kalt, bis das Wasser gefroren ist, und füllen Sie ihn dann bis obenhin auf, sodass die Würfel wirklich zu Würfeln werden können. Durch die zwei Schritte des Einfrierens werden Blüten und Früchte daran gehindert, an die Oberfläche zu schwimmen. Sie bleiben so in der Mitte.

Am besten lässt man zwischen Herstellung und Verbrauch nur wenig Zeit vergehen, weil sich Aroma und Farbe der

»Einlage« schnell verlieren. Wenn Sie größere Mengen dieser Eiswürfel brauchen, können Sie sie vorproduzieren und in Gefrierbeuteln im Kühlschrank beziehungsweise im Eisfach aufbewahren. Schüsseln aus Glas, mit solchen Eiswürfeln gefüllt, geben bei Festen eine wunderschöne Tischdekoration ab.

*

Ebenfalls ohne Zucker und Alkohol kommen Tomatensaft und andere Gemüsesäfte aus, die, je nachdem, wie man sie würzt, klasse schmecken können. Notfalls mit Tabasco- oder Worcestersoße und frisch gemahlenen oder gemörserten Gewürzen wie Pfeffer, Muskat, Piment oder Koriander nachhelfen. Solche Säfte, auf Eis serviert und mit Blüten dekoriert – Kapuzinerkresse, Salbei, Thymian, Katzenminze –, werden zu einem pikanten trinkbaren Blütentraum. Als Idee dafür, wie man im Hinblick auf Gemüsesäfte selbst aktiv werden kann, statt fertige zu kaufen, hier zwei Rezepte.

Vitamin-C-Bombe

Für 1 Glas von diesem erfrischenden Drink, der neben Vitamin C noch weitere Vitamine und Mineralstoffe liefert, nehmen Sie:

Gestoßenes Eis
150 Milliliter Tomatensaft
25 Gramm Salatgurke, geschält
Zitronensaft
Worcestersoße
Vollwertiges Salz, frisch gemahlener Pfeffer
Eis und einige essbare Blüten(blätter) zum Bestreuen

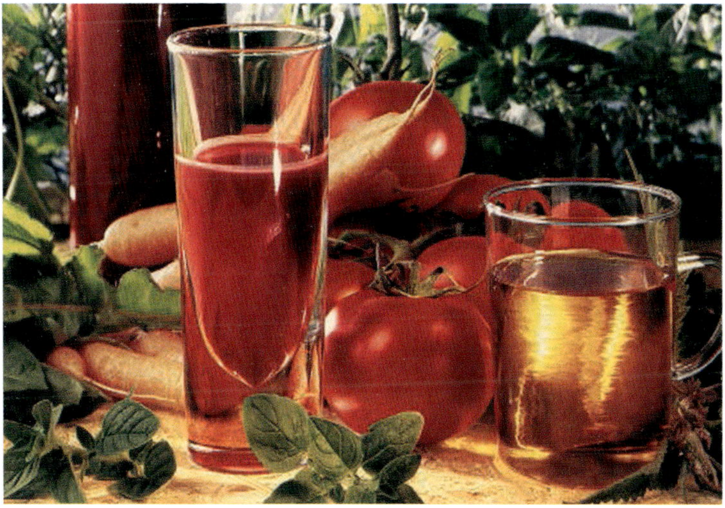

Etwas gestoßenes Eis in einen Mixer geben. Alle Zutaten außer den Blüten hinzufügen und mixen. In ein Cocktailglas füllen und mit Blüten bestreut servieren.

Scharfer Gemüsesaft

Auch dieses Getränk enthält viele wertvolle Inhaltsstoffe. Vor allem dank des Meerrettichs kann es sogar Infekte bekämpfen. Die Menge bezieht sich auf 1 Glas.

Eiswürfel
300 Gramm Tomaten
100 Gramm Stangensellerie
1 Stückchen Ingwerwurzel
1 Stückchen frischer Meerrettich
1 Knoblauchzehe
Blüten(blätter) zum Dekorieren

Alle Zutaten außer den Blüten entsaften, mit Eiswürfeln mixen und in ein Glas füllen. Mit Blüten dekoriert servieren.

*

Wie gesagt, all dies sind nur Anregungen, es besteht die Möglichkeit zu unendlich vielen Variationen.

Hier – by the way – noch eine Idee für ein kleines visuelles und auditives Vergnügen im Zusammenhang mit Cocktails. Es handelt sich um einen etwa fünfminütigen Clip, in den das Cocktail-Feeling sozusagen musikalisch und visuell hineingepackt wurde. Der Song heißt »Kokomo«, und der Text lässt sich auch nachvollziehen, wenn die Englischkenntnisse nicht auf dem optimalen Stand sind. Denn die Lyrics werden wie beim Karaokesingen eingeblendet.

Was das Ganze so speziell macht, ist, dass statt der Beach Boys die Muppets diejenigen sind, die singen.* Kermit, der Frosch, lässt sich am Mikrofon begeistert über »a place called Kokomo« aus, »that's where we wanna go to get away from it all«. Und ebendort fließen Cocktails in Strömen, was im Text genau wie im Videoclip mehr als deutlich wird. Für Miss Piggy gibt es kein Halten mehr …

Dies ist nichts für ernsthafte Gemüter. Aber wer's mag und gern mit einem solchen »Sprizz« seine Laune aufbessern möchte, dem sei's empfohlen. Lachen ist bekanntlich gesund – und ja, »die Erde lacht Blüten«.

*

* Sie finden den Clip sofort, wenn Sie in der Suchmaschine: »Kokomo performed by The Muppets« eingeben.

Hier geht nun der Text über trinkbare, essbare, duftende, heilkräftige Blüten zu Ende, womit dieses vielfältige und vielschichtige Thema längst nicht ausgeschöpft ist. Außerdem gibt es noch viel mehr entsprechend verwendbare Blüten, hierzulande in unserem Raum und erst recht in anderen Ländern.

Wenn Sie also Blut – oder besser Blütennektar – geleckt haben, liebe Leserinnen und Leser, werden Ihnen mit Sicherheit auf unterschiedlichsten Wegen weitere Informationen und Ideen zufliegen. Und Sie werden andere mit dem floralen Virus infizieren, das akut-pandemisch auf dem gesamten Globus unterwegs ist. Dieses Virus verursacht wiederkehrende Erlebnisse der Freude, der Lust und des Wohlbefindens sowie ansteckende Gesundheit.

Da kann man nur sagen: Wohl bekomm's!

Adressen

Die Autorin ist folgendermaßen erreichbar:
Über ihre Webseiten: *www.randomhouse.de/dalichow*, *www.irene-dalichow.de*
Per Mail: *irene.dalichow@gmx.de* oder *c/o Lektorat Arkana, Goldmann Verlag, Neumarkter Straße 28, 81673 München*

Die folgenden Adressen sind nach der Themenreihenfolge dieses Buches geordnet.

Die Webseiten von Kathy Gehrt haben diese Adresse: *www.discoverlavender.com*

Mit der »Blumenschule« in Schongau, die auch Töpfe mit essbaren Blüten verschickt, kann man hier Kontakt aufnehmen: *Blumenschule, Augsburger Straße 62, 86956 Schongau, www.blumenschule.de*
Im dortigen Blumenladen gibt es im August traditionelle Kräuterbüschel zu kaufen. Außerdem bietet die »Blumenschule« das ganze Jahr über interessante Seminare an.

Die Kunsthistorikerin und Autorin Simone Widauer gibt im Kräutergarten des ehemaligen Frauenklosters und heutigen Museums Kleines Klingental, Basel, Führungen: *www.kleines-klingental.ch*

Die Webadresse von Margret Madejsky lautet: *www.natura-naturans.de*

Unmittelbar am Mittleren Ring nahe der Einfahrt zur Autobahn Salzburg liegt die Ramersdorfer Kirche in München mit ihrem Mariengarten. Auch mit öffentlichen Verkehrsmitteln kommt man dort sehr gut hin. Man findet sich in dem »Himmelsgärtlein« sehr gut zurecht, denn es gibt einen Informationskasten mit detaillierten Beschreibungen:
www.maria-ramersdorf.de

Die Mischung ätherischer Öle von Axel Meyer, die er bei seinem Projekt »Dufte Schule« eingesetzt hat, kann man bei der Firma Taoasis bestellen: *www.taoasis.com*

Man kann sie aber auch in jeder Apotheke ordern, die Firma besitzt »Apothekenexklusivität«. Die Mischung heißt »Dufte Schule«.

Absolut reine Hydrolate, die keinerlei Konservierungsstoffe enthalten, zur kosmetischen Anwendung und/oder für die Küche, zum Beispiel von Orangenblüten und Rosen, gibt es ebenfalls bei Taoasis.

Mehr und jeweils aktuelle Informationen zum Thema »Guerilla Gardening« finden Sie unter folgender Adresse in englischer Sprache: *www.guerillagardening.org*
Und in Deutsch: *www.guerillagaertner.com*

Die Firma Aries bietet fertige »Samenbomben« an.
www.aries-online.de

Ein von Tom Newmark in der Zeitschrift *Organic Gardening* besonders empfohlenes Modellprojekt für einen Heilkräutergarten liegt in Costa Rica und nennt sich Finca Luna Nueva:
www.fincalunanuevalodge.com

Dies ist die Webadresse von Findhorn: *www.findhorn.org*

Eine Webadresse zum Thema Slow Food lautet so: *www.slowfood.de*

Das allererste vegetarische Restaurant Europas ist heute eine der besten Adressen der Stadt Zürich und bietet nach wie vor eine rein vegetarische Küche an: *Haus Hiltl, Sihlstraße 28, 8001 Zürich, www.hiltl.ch*

The International Herb Association, die in den USA das jeweilige Heilkraut des Jahres bekanntgibt, hat folgende Adresse: *P.O. Box 5667, Jacksonville, FL 32247.5667 USA, www.iherb.org/hoy2010.htm*

Der Lieblingstee von Kaiserin Elisabeth, »Sisi«, der Sonnenblumen-Blütenblätter enthält, kann beim Wiener Teehaus Demmer bestellt werden: *www.demmer.at*

Einen mit Veilchenaroma versetzten Earl-Grey-Tee kann man unter dieser Adresse bestellen: *www.mariagefreres.com*

Blütensirupe, -extrakte und -schaumweine, produziert nach streng ökologischen Richtlinien, gibt es hier: *www.bluetensekt.de*

Die Webadresse von Jamie Olivers Magazin *Jamie* lautet: *www.jamiemagazine.com*

Die erwähnten Teekugeln, in denen sich kunstvoll eingebundene exotische Blüten befinden, die sich in kochendem Wasser langsam entfalten, kann man unter dieser Adresse bestellen: *www.tomwet.com*

Unter folgenden Adressen werden hin und wieder neue, aktuelle Rezepte mit essbaren Blüten veröffentlicht:
www.anonymekoeche.net
www.kuechengoetter.de
www.chefkoch.de
www.essen-und-trinken.de

Eine gute Adresse für ungespritzte getrocknete Kräuter und essbare Blüten, z.B. Kräuter der Provence, die auch sonst eine hervorragende Qualität besitzen, ist folgende:
www.culinarico.de

Literatur

Bänziger, Erica/Bossardt, Ruth: *Blüten für die Küche.* Hädecke, Weil der Stadt 2010

Beuchert, Marianne: *Symbolik der Pflanzen.* Insel, Frankfurt 1995

Bürger, C. F.: *Die Blumensprache.* Stürtz, Würzburg 1995

Caplin, Adam: *New Kitchen Garden.* Ryland, Peters and Small, London/New York 2003

Cohnen, Catrin/Lawniczak, Diana: *Blütenmythen.* Natur, Mensch, Medizin Verlags GmbH, Bad Boll 2005

Dalichow, Irene: *Zimt für ein gesundes Leben.* Herbig, München 2006

–, *Krafttiere – Boten der Göttin. Mit Krafttieren zu Energie und Heilung.* Goldmann Arkana, München, 3. Aufl. 2007

–, *Die Gewürzapotheke. Gesund und glücklich mit scharfen Sachen.* Goldmann Arkana, München, 3. Aufl. 2009

–, *Bienengeheimnisse. Wie Bienen uns nützen und welche Gefahren ihnen heute drohen.* Goldmann Arkana, München 2009

Dalichow, Irene/Booth, Mike: *Aura-Soma.* Trias, Stuttgart, vollst. überarb. Neuaufl. 2010

Davis, Patricia: *Aromatherapie von A bis Z.* Knaur, München 1990

Die große Enzyklopädie der Heilpflanzen. Neuer Kaiser Verlag, Klagenfurt 1994

Duke, James A.: *Heilende Nahrungsmittel.* Goldmann Arkana, München 2010

Evelegh, Tessa: *Vom Zauber des Lavendels.* Grüne Erde, Scharnstein, 2000

Fagner, Annabelle/Schempp, Tilman: *Kräuterwissen weiser Frauen.* Jan Thorbecke, Ostfildern 2007

Farrow, Joanna: *Zauber-Drinks.* Neuer Umschau Buchverlag, Neustadt an der Weinstraße 2005

Fiedler, Chrystle: *Natural Remedies.* Alpha-Books/Penguin, New York 2009

Fischer-Rizzi, Susanne: *Himmlische Düfte.* AT Verlag, Aarau, 4. Aufl. 2008

Fleischhauer, Steffen Guido: *Enzyklopädie der essbaren Wildpflanzen.* AT Verlag, Baden, 3. Aufl. 2006

–, *Wildpflanzen-Salate.* AT Verlag, Baden 2006

Francia, Luisa: *Weidenfrau und Wiesenkönigin.* Nymphenburger, München 2009

Fröhlich, Hans Horst: *Der Naturgarten des Sebastian Kneipp.* Hugendubel, München 1997

Gaymann, Peter: *Peter Gaymann mixt Cocktails & Co.* Goldmann, München 2010

Gehrt, Kathy: *Discover Cooking with Lavender.* Florentia Press, Seattle 2010

Haas, Tim/Beane, Jan: *Herb Garden Gourmet Sourcebook.* Sourcebooks, Naperville 2009

Hawkey, Sue: *Simple Herbal Remedies.* Southwater Books, London 2008

Heilmeyer, Marina: *Die Sprache der Blumen.* Prestel, München/London/New York 2000

Hiller, Karl/Melzig, Matthias F.: *Lexikon der Arzneipflanzen und Drogen.* Spektrum Akademischer Verlag, Heidelberg, 2. Aufl. 2010

Hoffmann, David: *Das Findhorn-Kräuter-Heilbuch.* Heyne, München, 2. Aufl. 1995

Kettenring, Maria M.: *Ätherische Öle.* Südwest, München 2009

Kiefl, Walter: *Lexikon Wellness, Gesundheit und Erholung.* MentaLibre, München 2010

Kramer, Jack: *The Art of Flowers.* Watson-Guptill Publications, New York o. J.

Lawless, Julia: *Die illustrierte Enzyklopädie der Aromaöle.* Scherz, München 1996

Lotz, Brigitte/Rausch, Andrea: *DuMonts kleines Kräuterlexikon.* Edition Dörfler im Nebel-Verlag, Eggolsheim o. J.

Madejsky, Margret: *Alchemilla.* Goldmann, München 2000

–, *Lexikon der Frauenkräuter.* AT Verlag, Baden/München 2008

McVicar, Jekka: *Essbare Blüten.* BLV, München/Wien/Zürich 1998

Meyer, Axel: *Lexikon der Düfte.* Akademie der Düfte/Taoasis Verlag, Aachen, 10. Aufl. 2007

–, *Dufte Schule.* Kösel, München 2010

Meyers Enzyklopädisches Lexikon. 25 Bände. Bibliographisches Institut, Mannheim/Wien/Zürich 1972

Möhring, Wolfgang: *Antibiotika aus der Natur.* Ludwig, München 1999

Nesbit, Edith: *Der verzauberte Garten.* Cecilie Dressler, Hamburg 1983 (Original von 1911)

Norman, Jill: *Kräuter und Gewürze.* Dorling Kindersley, München, 4. Aufl. 2007

O'Connor, Siobhan/Spunt, Alexandra: *No More Dirty Looks.* Da Capo Press, New York 2010

Pahlow, Mannfried: *Das große Buch der Heilpflanzen.* Weltbild, Augsburg 2004

Paquin, Marianne: *Frisch gepflückt.* Christian, München 2006

Powell, Claire: *The Meaning of Flowers.* Shambhala, Boulder 1979

Price, Shirley: *Aromatherapie bei Beschwerden.* Mosaik, München 1992

Rattelmüller, Paul Ernst: *Bairisches Brauchtum im Jahreslauf.* Süddeutscher Verlag, München 1985

Reinhold, Guido: *Die neueste Blumensprache.* Eduard Eisenach, Leipzig 1836

Somerville, Annie: *Fields of Greens.* Bantam, New York 1993

–, *Everyday Greens.* Scribner, New York 2003

Stumpf, Ursula: *Kräuter zum Wohlfühlen.* Gräfe und Unzer, München 2001

Treben, Maria: *Gesundheit aus der Apotheke Gottes.* Eigenverlag »Verein Freunde der Heilkräuter«, Steyr o.J.

Tresidder, Jack: *Dictionary of Symbols.* Chronicle Books, San Francisco 1998

Waggerl, Karl Heinrich: *Heiteres Herbarium.* Otto Müller, Salzburg 1950

Walker, Barbara: *Die geheimen Symbole der Frauen.* Sphinx/Hugendubel, München 1997

Waters, Alice: *In the Green Kitchen.* Clarkson/Potter, New York 2010

Wells, Diana: *100 Flowers and How They Got Their Names.* Algonquin Books of Chapel Hill, 1997

Wichtl, Max (Hg.): *Teedrogen und Phytopharmaka.* Wissenschaftliche Verlagsgesellschaft, Stuttgart, 3. Aufl. 1997

Widauer, Simone: *Marienpflanzen.* AT Verlag, Baden/München 2009

Zimmermann, Eliane: *Aromatherapie für Pflege- und Heilberufe.* Sonntag, Stuttgart 1998

Zacharias, Irmgard: *Die Sprache der Blumen.* Rosenheimer Verlag, Rosenheim 1982

Register der Symptome

A

Abführmittel 28
Abnehmen s. Übergewicht
Abstillen 237
Abwehr s. Immunsystem
Aggressivität, Gereiztheit 82, 84, 197
Allergie 26, 28, 84, 87 f., 157, 211, 245
Alterungsprozess 76
Alzheimersche Krankheit 237, 240
Angst 85, 141, 154, 180
Anspannung 125, 152, 154, 179, 197
Antibiotikum
Resistenzbildung 68
natürliches 74 ff.,79, 88, 140 f., 146, 157, 167, 179, 197, 211, 231, 237, 246, 267
Aphrodisiakum 223
Appetitlosigkeit 76, 130, 132
Arterienverkalkung 136, 230, 258
Arthritis 197, 234
Asthma 26, 178, 197, 199, 277
Atem, schlechter s. Mundgeruch
Atemwege
Verschleimung 116, 122, 130, 146, 197, 202, 238, 258, 266, 268
Erkrankung 116, 167, 172, 268, 280
Augenkrankheit 152, 261

B

Babyöl 223
Bauchschmerzen 121, 158, 197, 202, 205, 213, 234, 248
Beschwerden, rheumatische 116, 130, 146, 192, 197, 231, 246, 271, 277
Bestrahlung 70
Bindegewebsschwäche 130, 144, 192, 234
Bindehautentzündung 218
Blähungen 121 f., 157 f., 161, 197, 202, 237, 266
Blasenentzündung 68, 71, 74, 167, 249
Blutdruck
– erhöhter 87, 197, 231, 268
– niedriger 87
Bluterguss 261

Blutreinigung 130, 174, 190, 192, 217, 246, 258, 276
Blutstillend 246 f.
Brechreiz 121
Bronchitis 122, 126, 141, 172, 197, 199
Brustkrebs 70, 174

C

Cholesterinspiegel 167

D

Darmbeschwerden, -entzündung 52, 88, 157, 160, 167, 204, 222, 231, 237, 246, 252, 271, 277
Depression 117, 141, 154, 177, 180, 196, 217, 231
Diabetes 230, 233
Durchblutungsstörung 179
Durchfall 116, 158, 159 f., 172, 217

E

Entgiftung 54, 148, 179, 258
Entschlackung 134, 141, 346
Entzündung 73, 76 f., 86 f., 122, 130, 141, 157 ff., 168, 172, 178 f., 210, 217, 222, 230 f., 237, 246, 249, 258, 266, 268
Epilepsie 268
Erinnerungsvermögen 83 f.
Erkältung 90, 141, 161, 169, 179, 186, 202, 205, 231, 234, 271
Kinder, Säuglinge 146
Erschöpfung, chronische 69

F

Fehlgeburt 70
Fettverdauung 191, 266
Fieber 66, 116, 146, 148, 252, 255 f.
Frauenleiden 66 ff., 88, 174 f., 196, 231, 246 f.
Frigidität s. Unlust, sexuelle
Frostbeulen 210, 213
Fruchtbarkeit 66, 69 ff.
Fußpilz 241, 272

G

Gallenerkrankung, -funktion 76, 157, 172, 179, 190, 192 f., 204, 210, 213, 230, 237, 246
Geburt, Geburtshilfe 66, 68 ff., 88, 121, 127, 130, 153, 218

Gedächtnisschwäche 54, 134, 202, 231, 240
Geschlechtstrieb, Männer 197f.
Gicht 192, 202, 246
Gleichgewicht, seelisches 91

H

Haarpflege 90f., 227
Halsschmerzen 117, 125, 159, 234, 271
Hämorrhoiden 148, 162, 261
Harnfluss fördernd 116, 121f., 146, 190, 210, 217, 222, 230, 233, 258, 277
Harnwegsinfektion, -erkrankung 179, 190
Haut
-ausschlag, Ekzem 89, 134, 158, 161f., 172, 184, 258, 261
-entzündung, Furunkel 70, 148, 256
Fistel 210
Gerstenkorn 168
-jucken 161f., 222, 249
Kindheit
– Milchschorf 258, 261
– Ekzem 141, 258, 261, 277
-probleme 87f., 90, 108, 141, 143, 152, 157, 161f., 185, 210, 217, 258, 261, 269, 280
-pilz 162
-pflege 57, 81, 89ff., 108, 116, 172, 179, 185, 217, 222, 226f., 233, 266
-reizung 116
-unreine, Akne 54, 134, 141, 158, 178, 184, 222, 261
Heiserkeit 153
Herz-Kreislauf-Erkrankung 76, 122, 178f.
Herzstärkung 85, 217
Heuschnupfen 26, 202
Höhenkrankheit 267
Hormonstörung, -regulation 69, 71f., 87, 141, 146, 172, 174, 237
Husten 116f., 153, 172 , 174, 178f., 196, 202, 205, 231, 233f., 261, 266, 268, 271, 276, 280

I

Impotenz, Sexualstörung, männliche 123, 152ff., 198
Infekt, grippaler 122, 126, 141, 231
Infektion, Infekt 73, 87, 122, 148, 158, 167, 187, 210, 213, 233

Immunsystem 121, 126, 141, 146, 167, 217, 268
Insektenabwehr, -stich 89, 134, 141, 179, 186, 213, 270

K

Kaiserschnitt 69
Kater 31
Keuchhusten 172, 230, 277
Kinderkrankheiten, Kinderheilkunde 66, 157
Knochenabbau 172, 174
Kolik 125, 157 f., 179, 193, 197
Konzentration, -schwäche 81 ff., 86, 136, 179, 240, 268 f.
Kopfläuse 182
Kopfschmerzen 31, 56, 121, 123, 158, 179, 183 f., 186, 197, 202, 217, 234, 248
Krampfadern 210, 234, 246, 261
Krämpfe 121 f., 152, 157 f., 177 f., 197, 202, 210, 217, 230, 237, 246, 268
Krebs 76, 172, 174
Krebserkennung, gynäkologische 69
Kreislauf, anregend 74, 230, 246

L

Lebererkrankung, -funktion 56, 69, 76, 157, 172, 179, 190, 192, 217, 231, 237, 246, 266, 271
Lernverhalten 81 ff., 218, 269, 271
Lippenherpes 130, 143
Lungenkrankheit, -versagen 116, 130, 252

M

Magenbeschwerden, -schmerzen 52, 76, 121 f., 130, 157, 161, 168, 190, 197, 199, 204, 237, 246, 252, 268
Masern 141
Menstruationsschmerzen s. Regelschmerzen
Migräne 34, 69, 182, 196
Milchfluss, -bildung 66, 121, 196,
Milz 192
Müdigkeit 268
Mumps 172
Mundentzündungen, -geschwüre 56, 77, 121, 125, 157, 179, 184, 210, 213, 217, 222, 237, 241, 249, 268, 271
Mundgeruch 121, 179, 237

Muskelschmerzen, -kater 90, 153, 158, 167, 179, 186, 197, 231, 234,269
Myom 68 ff.

N

Nagelbettentzündung 210
Narben 70, 313
Nasenbluten 248
Nasennebenhöhlenerkrankung 161, 179, 272
Nervensystem 122, 141, 179, 199, 217, 230 f., 237 f., 248, 271
Nervosität 85, 87, 121, 157 f., 164, 179, 184, 196, 248, 267, 280
Neuralgie, Nervenschmerzen, -entzündung 197 f., 248
Neurodermitis 116, 258
Nierentätigkeit, -leiden 54, 190, 192, 237
-beckenentzündung 167

O

Ödem 234
Ohrenschmerzen 56, 277

P

Phytoöstrogene 174
Pilzinfektion 167, 179, 198, 213, 246, 270
Potenzprobleme s. Impotenz
Prellung 167
Psyche s. Nervensystem

R

Regelschmerzen, -beschwerden 68, 70 f., 121, 157, 179, 196 f., 202, 205, 213, 248, 266
Röteln 116
Rückenschmerzen 205

S

Schädlingsbekämpfung 100 ff., 181, 204
Scharlach 116
Scheidenentzündung 198
Scheidenpilz 68, 167, 187, 196, 198, 249
Scheidentrockenheit, -entzündung 71, 174 f., 213, 258 f.
Schilddrüsenüberfunktion 268
Schlafstörung 56, 69, 121 ff., 163, 179, 184, 197, 202, 205, 246

Schlaganfall 237
Schleimbeutelentzündung 205
Schluckauf 121
Schmerzen 88, 90, 141, 148, 157 f., 177, 179, 181, 186, 205, 210, 231, 237, 268, 271
Schnupfen s. Erkältung
Schuppenflechte 162, 172
Schwäche 152, 197
Schwangerschaft 88, 122, 127, 153, 168, 196, 231, 245, 268
Übelkeit 69
Schwellung 130, 210, 213, 248, 271, 276
Schwermut s. Depression
Schwindel 202
Schwitzen, Schweiß
Pubertät 71
– fördernd 114, 116, 146, 148, 230, 259, 277
– unterdrücken, Nachtschweiß 162, 178 f., 184, 238 f., 241 f., 258
Sexualstörung, Frauen s. Unlust, sexuelle
Sonnenbrand 162, 313
Stärkung, Aufbau 217, 231, 233, 238, 242, 267
Stimmungsaufheller 82, 186, 223
Stoffwechselstörung 87, 130, 192, 258
Störung, psychische 87, 237
Stress 141, 184
Sucht 152
Syndrom, prämenstruelles 68, 70

T

Traurigkeit 117

U

Übelkeit 179, 186, 202, 233, 241
Überanstrengung 130
Übergewicht 29, 54, 190
Unlust, sexuelle 69, 152 ff., 197

V

Venenentzündung 210
Verbrennung 148, 158, 179, 186, 210, 213, 269, 271, 280
Verdauungsstörung 122, 125 f., 130, 157, 161, 164, 196, 199, 248
fördernd 76, 136, 158, 190, 230, 233, 246, 266

Verkrampfung, Verspannung 88, 90, 186
Verletzung 168, 179, 182, 210, 280
Verrenkung 234
Verstopfung s. Verdauungsstörung

W

Warzen 213
Wechseljahre 68, 71, 116, 141, 148, 174, 196, 198, 205 f., 237, 249, 259
Wehen
fördernd 71, 88
hemmend 69, 71
Windelausschlag, -dermatitis 158, 213
Windpocken 213
Wochenbettfieber 66
Wundheilung 70, 130, 132, 134, 158, 172, 174, 178, 185 f., 198, 210, 213, 217, 241, 246 f., 249, 269, 271, 277
Wurmerkrankung 152, 266 f.
Wutanfälle, kindliche 158

Z

Zahnschmerzen, Zahnfleischentzündung 202, 230, 237, 271
Zellulitis s. Bindegewebsschwäche
Zyklusstörung 69 ff., 88, 196, 213, 217, 230, 234, 246

Bildnachweis

AKG Images, Berlin: 35 li. (British Library), 35 r. (N.N.), 41 (Sotheby's), 53 (Rabatti-Domingie)

Irene Dalichow, München: 65

Fotolia, New York: 189 (diligent)

Flora Press, Hamburg: 21 (Gisela Caspersen), 58, 69 (GAP Photos), 67 (Otmar Diez),

iStockphoto Calgary, Canada: 12 (rarpia), 17 (Anastasiya Zolotnitskaya), 20 (Carmen Marínez Banús), 22 (fotolinchen), 25 (audaxl), 26 (Hilary Brodey), 31 (Yula Zubritsky), 32 r. (George Tsartsianidis), 37 (Domenico Leoci), 42 (Sandra Caldwell), 62 (Prill Mediendesign & Fotografie), 78 (Elena Elisseeva), 108 (Gabriela Schaufelberger), 120 (Nobilior)

Agentur und Verlag Siegfried Liebrecht, Hannover/Peter Gaymann: 288

Mauritius Images, Mittenwald: 107 (Garden World Images/T Sims), 139 (Garden World Images), 151 (Garden World Images/ Rowan Isaac), 177 (Jessic Walker)

D. Orendi, Epfenhausen: 45 li., 46 li.

Panther Media, München: 29 (Jan Bache), 33 (Angela Kail), 43 (Evelyn Kasper), 50 u. (Sikiru Adebiyi)

Picture Alliance, Frankfurt: 51 (Bildagentur Huber/R. Schmid), 59 (Rolf Haid), 93 (dpa/Tobias Kleinschmidt), 201 (K. Wothe)

Richard Reynolds, London: 95

Shutterstock Images, New York: 15 (Sternstunden), 23, 145 (LianeM), 24 (Ana Marques), 30 (Lilyana Vynogradova), 32 li, 277 (Kuttelvaserova), 36 (Karel Gallas), 40 (Theodore Scott), 45 r. (Petr Bukal), 46 r. (Elzbieta Sekowska), 49 (Stefan Fierros), 50 o. (Genotar), 52 o., 253 (N.N.), 52 u. (Christopher Walker), 54 (Dhoxax), 56 (Gudrun Muenz), 68 (Lezh), 73 (Sherjaca), 75

(Madlen), 80 (Brunno Sinnah), 83 (Olga Miltsova), 86 (Subbotina Anna), 89 (Photosani), 90 (Tatiana Belova), 112 (MA Ford), 129 (aleks.k), 156 (Wallenrock), 166 (Igumnova Irina), 171 (Elenamiv), 195 (jacglad), 209 (ultimathule), 216 (Kletr), 229 (Frank Fischbach), 244 (Brzostowska), 259 (prizzz), 267 (Peter Radacsi), 286 (Ingrid Balabanova), 295 (Zurijeta)

Südwest Verlag, München: 60 o. li., 60 o. r., 61 li., 61 r., 72, 74, 114, 236 (Joachim Heller), 60 u., 297 (Dirk Albrecht), 63 (Barbara Bonisolli), 77 (Michael Nagy), 91 (Claudia Rehm/Achim Sass), 285 (Michael Holz), www.tomwet.de: 292